教育部职业教育与成人教育司推荐教材
全国卫生职业院校规划教材

供护理、涉外护理、助产等专业使用

# 急危重症护理

## （第三版）

**主　编**　邹玉莲
**副主编**　周　薇　余尚昆　邓　辉
**编　者**　（按姓氏汉语拼音排序）

邓　辉　重庆三峡医药高等专科学校
李国平　岳阳职业技术学院
李　璐　河北联合大学秦皇岛分院秦皇岛市卫生学校
李秀青　济宁市卫生学校
屈　忠　长沙卫生职业学院
王立星　曲阜中医药学校
余尚昆　长沙卫生职业学院
喻爱芳　广西医科大学护理学院
周　薇　广西中医药大学护理学院
邹玉莲　岳阳职业技术学院

科 学 出 版 社
北 京

## 内 容 简 介

本书是教育部职业教育与成人教育司推荐教材及全国卫生职业院校规划教材之一,主要供卫生职业院校的护理、涉外护理、助产专业学生使用。全书分 17 个章节,内容以全国护士执业资格考试大纲为框架,贯穿运用"护理程序"工作方法,着重介绍了急诊科的设置与管理、急危重症抢救的护理技术、重症监护室的监护与管理及常见急危重症的护理。

本教材在内容安排上力求与急危重症护理工作的临床实际接轨,讲述最基本的急危重症护理知识和技能。通过在章前加上引言,引入案例分析,使学生身处学习情境,让知识点学习与临床实践深度融合;章后增加本章小结、自测题等对主要知识点做简要总结,图文并茂,帮助学生回忆归纳正文的内容,掌握内容框架及要点,以使学生能更好地掌握和复习本门课程。

**图书在版编目(CIP)数据**

急危重症护理 / 邹玉莲主编 . —3 版 . —北京:科学出版社,2012.6
教育部职业教育与成人教育司推荐教材·全国卫生职业院校规划教材
ISBN 978-7-03-034170-9

Ⅰ. 急… Ⅱ. 邹… Ⅲ.①急性病-护理学-中等职业教育-教材 ②险症-护理学-中等职业教育-教材 Ⅳ. R472.2

中国版本图书馆 CIP 数据核字(2012)第 115690 号

责任编辑:许贵强　丁海燕 / 责任校对:林青梅
责任印制:赵　博 / 封面设计:范璧合

**科 学 出 版 社** 出版
北京东黄城根北街 16 号
邮政编码:100717
http://www.sciencep.com

**北京天时彩色印刷有限公司** 印刷
科学出版社发行　各地新华书店经销
*
2004 年 8 月第　一　版　　开本:787×1092　1/16
2012 年 6 月第　三　版　　印张:12 1/2
2015 年 12 月第二十三次印刷　字数:297 000

**定价:45.00 元**
(如有印装质量问题,我社负责调换)

# 前　　言

根据新形势下社会对护理职业人才的需求状况,本教材吸收了现有各种同类教材的合理创新之处,本着"必需、够用"原则,紧扣最新的全国护士执业资格考试大纲,力求与急危重症护理工作的临床实际接轨,讲述最基本的急危重症护理知识和技能,既传承经典的技能知识,又体现了其实用性和应用性,使之成为一本贴近临床的供中高职护理、涉外护理、助产等专业使用的教科书。本教材具有以下特点:

1. 内容精练　以全国护士执业资格考试大纲为框架,立足于更好地在卫生职业教育中体现职业教育的发展与改革趋势,体现"以就业为导向,以能力为本位,以发展专业素质为核心"的职业教育培养理念,突出实用性,真正体现以学生为中心的教材编写理念。

2. 与时俱进　本教材在编写过程中,编者进行了大量的临床调研,淘汰了与临床不相适应的护理措施与操作方法,增补了 PICC 置管术、酒精中毒的护理及中暑的护理等。从培养学生发散性思维和课程间的联系的角度出发,开阔学生视野,扩大知识面,提高学生学习兴趣,以安全形式激发知识点,以链接形式拓宽知识面。

3. 便于教学　本教材突出"案例版"教材的编写理念,符合护理专业职业教育教学的现状和要求。在每一章节前附有引言,在文中设有"案例"、"链接"、"考点"、"护考链接"、"小结"等栏目。在书后附实训内容、自测题,并提供课程全部的教学内容的多媒体课件的网上下载。

4. 图文并茂　彩色版教材,整套教材取用了大量编者拍摄的真实照片,扩大学生的视野,增强真实感,使学生感同身受,易于接受和理解。

本教材在编写过程中,得到了各编者所在单位的大力支持,同时也得到了各协作医疗机构的鼎力相助,在此一并表示感谢!同时感谢上一版编者蔡雁斌、陈伟桓、程雅玲、丁效华、黄秋杏、黄薇、贾丽萍、罗侨端、马文华、王虹、王小翠、张妙兰等所做的工作!

尽管编者在本教材编写过程中付出了诸多辛劳,但由于能力和水平有限,难免存在错误与疏漏之处,恳请各专家、同行、读者指正。

编　者

2012 年 3 月

# 目　　录

并促进了重症监护病房(intensive care unit,ICU)在欧美地区的发展。1956 年,美国 Baltimore City 医院建立了较为规范的综合性监护病房。1962 年,美国 Bethany 医院建立了冠心病监护病房(coronary care unit,CCU),对急性心肌梗死患者进行连续心电监测,发现心律失常,立即采取措施。有关文献报道,由于 CCU 的出现,使急性心肌梗死病死率由 39% 下降至 19%。

20 世纪 60 年代,由于电子仪器的蓬勃发展和急危重症医学的进步,对危重症的监护治疗进入了一个飞速发展时期,监护仪器设备和技术日新月异,监测手段和方法不断更新,有创监测技术正在被无创监测技术所取代,监测指标愈来愈客观和精确,特别是计算机的广泛应用,使监护治疗更加科学化、智能化,管理更方便、快捷,ICU 的功能不断扩大。急救护理技术和重症监护技术进入了有抢救设备配合的新阶段。

1969 年,美国创立重症加强护理学会,1971 年正式命名为美国危重症护理学会(American association of critical care nurses,ACCN),并出版美国危重症护理杂志。医学界对危重症的理论研究更广泛深入,不仅研究各种疾病,更着眼于研究各种致病因素引发的复杂的临床综合征,强调对临床的动态变化进行早诊断、早治疗,维护全身器官的正常功能和内环境的稳定,避免发展为严重的器官衰竭,从而提高救治成功率,重症监护治疗理论和技术日臻完善。

20 世纪 70 年代,有些国家组织了急救医疗体系,训练各行各业的人员作为二线急救组织成员,重视现场抢救,重视急救护理教育。当人们遇到了外伤、烧伤等人身伤害事故时,能做到边抢救边电话报警,来救援的是配备了带有急救设备的专用救护车和急救医护人员,有些国家甚至还用直升机作为运送患者的工具,随时以报话机与有关医院急诊科联系,并在有关专家指导下进行必要的处理,这些对降低死亡率及致残率起到了重要的作用。1975 年 5 月,国际红十字会在联邦德国召开了现代社会要求委员会(COMS)有关高级保健指导研究的急救医疗会议,提出了急救事业的国际化、国际互助和标准化方针,讨论了急救车必要的装备内容,急救电话号码的国际统一,急救情报方面的交流等急救基本建设问题。护理专业理论与基础医学、危重症医学和急诊医学有机结合,监护技术与护理技术紧密结合已成为必然趋势,急危重症护理的专业队伍逐步形成,历经 100 多年的发展,急危重症护理学进入了日趋成熟的阶段。

## 三、我国急危重症护理的发展状况

我国的急危重症护理事业也经历了从简单到逐步完善并形成学科的发展过程。早在 20 世纪 50 年代,我国医院病房就普遍将危重患者集中安置在危重病房,靠近护士站,以便护士密切观察病情和护理。20 世纪 70 年代末期,心脏手术的开展推动了心脏术后监护病房的建立,各专科或综合监护病房相继成立。

1980 年 10 月,卫生部颁发了《城市医院急诊科建设方案》,1986 年 11 月通过了《中华人民共和国急救医疗法》,北京和重庆已正式成立急救中心,各医院先后成立急诊科。

20 世纪 80 年代以后,我国急危重症护理工作有了很大发展。中华护理学会等学术团体多次举办急救护理和重症监护治疗学习班,并从 2002 年起启动了国内 ICU 专业护士培训工作,许多综合医院相继设立急诊科、综合或专科 ICU 病房,以适应急危重症患者和学科发展的需要。

# 第2节　急危重症护理的范畴

## 一、急危重症护理范畴

1. 院前急救护理　主要任务是专业护士到达现场与医师协同进行现场急救、灾难处理，包括脱离危险地点、包扎、止血、搬运、骨折固定、初步复苏处理等措施，使急危重症患者转危为安或生存率得到提高，避免二次损伤或延误治疗时机的情况发生。

2. 医院急诊护理　包括一般急诊患者的护理和急危重症患者的护理，涵盖心肺复苏、休克、昏迷、中毒、多发创伤以及心血管、呼吸、消化、神经、内分泌等各系统的急救救护。

3. 危重症护理　危重症监护学是20世纪50年代以后发展起来的一门多学科互相交叉互相渗透的新学科，以机体在遭受严重的伤病打击下引发的全身病理改变，特别是威胁生命的情况为主要研究对象。危重症监护病房(ICU)作为其主要的医疗护理组织形式，集具有抢救危重患者经验的专业人员和现代化的监测与治疗仪器为一体，加强对危重症患者的集中治疗护理，以取得最为有效的救治效果。因此，ICU主要是处理危及生命，但又有可能挽救的疾病(图1-2)。

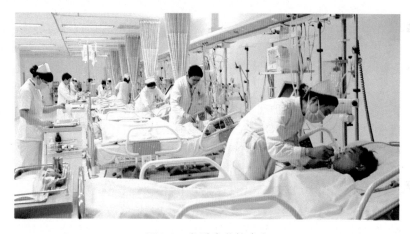

图1-2　危重症监护病房

## 二、研　究　对　象

急危重症护理的研究范围很广，包括内、外、妇、儿等各临床科室的急危重症患者的急救护理，其主要对象如下：

1. 急性危重症患者　由于意外事故、灾难等原因所致的各种严重创伤，重度中毒以及突发的各种重症，直接威胁患者生命或容易引起致命性并发症，只要经过有效的抢救、监测、治疗和护理，就可能转危为安。

2. 麻醉和复杂大手术后患者　如颅脑手术、心脏直视手术等患者围术期需要监测器官功能者，防止麻醉意外及各种术后并发症的发生。

3. 慢性疾病危重期的患者　慢性疾病最终进入危重阶段，也是急危重症护理学的工作对象。由于ICU往往需要昂贵的医疗资源投入，如果用于病情极重而原发病又不可逆转的患者,虽然能够推迟患者的死亡,但无助于改变患者死亡的最终结局,这对于发展中国家来说,也是限于资源力所不能及的。目前,已有一些发达国家成立慢性危重症监护病房研究慢性危重症患者的监测、治疗和护理等问题。

4. 急诊医疗体系管理学(emergency medical service system,EMSS) 由院前急救、医院急诊科处理、综合性或专科性危重病抢救监护病房组成。EMSS是一个有严密组织和统一指挥的急救网,需要地方行政、卫生、公安、交通、通讯等部门共同协作才能落实措施,做好急救抢救工作。作为急诊急救护理从业人员,要做好现场急救、途中急救和医院内急救,提高医疗护理质量,研究和改进急救措施,以便逐步健全EMSS。

## 三、工作特点

1. 起病急,病情变化快 急危重症患者通常起病急,病情变化快,以急性中毒、意外伤害、突然发病或病情急剧变化就诊或呼救,因此抢救过程应争分夺秒。"时间就是生命",迅速做出判断并正确处理是抢救成功的关键。

2. 随机性大 急危重症情况随机性大,难以预测的情况时有发生,如急救的时间、人数、病种、危重程度及现场救治环境等。因此必须制订完善的各种应急预案,随时做好救治准备。

3. 护理工作繁重 重症患者往往病情危重、生活不能自理,常出现严重的生活和心理反应,抢救护理工作任务重。尤其遭遇严重交通事故、急性食物中毒及传染性疾病暴发流行等情况,患者常集中就诊,故急危重症护理工作十分繁重,要求护士务必做到忙而不乱,紧张有序。

4. 多学科性 急诊和危重症护理工作的对象广泛,几乎涉及临床各个科室,需要护士熟练掌握各科疾病护理知识并灵活运用到护理实践中去。同时还需要多科人员的协作治疗。因此,建立高效能的指挥组织系统和协作制度也是必不可少的。

5. 易感染性 因护士在接诊急危重症患者的过程中无选择性,常遇到传染病,易发生交叉感染,故要求护士在操作中严格遵循无菌原则,并严格执行消毒隔离制度。

6. 工作风险系数大 危重患者及家属易出现焦虑、情绪激动,尤其急诊科工作涉及法律及暴力事件多,故护士应自觉遵守医疗法规,具有高度的责任心和自我控制能力及奉献精神,防止发生医护患冲突。

# 第3节 学习急危重症护理的目的与方法

## 一、学习急危重症护理的目的

学习急危重症护理,目的在于培养护士树立全心全意为患者服务的思想,高度的责任感,科学、严谨的工作作风,以及团队作战精神和善于与人沟通的人际交往能力,着重培养护士的急救意识、应变能力和急救技能,牢固掌握本学科的基本理论、基本技能,提高专业理论水平。

## 二、学习急危重症护理的方法

1. 随时复习有关基础医学模块知识,加深对本课程的理解,系统学习急危重症护理的基本概念,重点掌握急危重症护理理论、方法、技术和护理实施以及健康教育。

2.坚持理论联系实际,运用理论与实践相结合的认识论原则。一方面认真学习理论知识;一方面参加临床急危重症护理实践。在实际工作中,要善于观察、发现问题,并且能独立思考,综合分析和逻辑推理,把感性认识与理性认识紧密结合,针对患者的具体特点和实际需要作出判断,确定患者存在的健康问题,并不失时机的采取相应的护理措施。

3.加强基本技能和急危重症护理技术的训练,练习急救技术,不仅要苦练,而且要巧练,思考操作要领,举一反三,并付诸科学的护理实践。只有这样,才能培养出具有扎实的理论基础和精湛技术的高级护理人才。

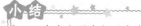

**小结**

　　本章主要介绍了急危重症护理发展的历史、护理范畴、护理特点及学习急危重症护理的目的和方法。急危重症护理在抢救患者生命、提高抢救成功率、促进患者康复、减少患者伤残率及提高生命质量等方面发挥着重要的作用,急危重症护理正式成为一门专门学科的历史尚短,实践及理论经验相对薄弱,展望未来,任重道远,作为护士生或临床护理工作者要信心百倍、刻苦学习、深入研究、总结经验、不断创新,为提高急危重症护理水平,更好地服务于患者而努力。

## 自测题

A₁ 型题

1.急危重症护理学(　　)

　　A. 是研究急危重症医学的学科

　　B. 是研究急诊急救护理学的学科

　　C. 是研究危重症护理学的学科

　　D. 是研究急危重症护理技术的学科

　　E. 包含了急诊急救护理学和危重症护理学、研

究急危重症患者抢救治疗过程中的护理实施与护理行为的学科

2.《中华人民共和国急救医疗法》通过的时间是(　　)

　　A. 2002 年 10 月　　　B. 1986 年 11 月

　　C. 1980 年 10 月　　　D. 1979 年 11 月

　　E. 1971 年 11 月

(邹玉莲)

# 第2章

# 急诊科的设置与管理

急诊科是医院的窗口,是抢救患者生命的重要场所。急诊医疗工作是医院管理、医疗技术水平、服务质量的集中反映。如何做好危重患者的抢救及护理工作,是医院管理工作的重要环节。急诊科管理必须突出一个"急"字,工作人员应树立"生命第一,时效为先"的观念,具有高度的责任心和熟练的抢救技能,做到既安全,又高质量、高水平、高效能、及时准确的抢救患者。

> **案例2-1**
>
> 患者,男,56岁,农民。当天上午李某和其儿子在田间劳动,由于高温,俩父子劳动约2个小时后均大汗淋漓,李某更是全身衣服都湿透了,并说头痛、恶心,李某的儿子劝其回家休息,李某让儿子先回家,自己再坚持一会儿,以便将上午的农活做完。李某的儿子回家半个多小时后到田间叫父亲吃午饭,只见父亲倒在田地里,呼唤不醒,全身发烫,颜面潮红,小腿一阵阵抽搐。李某的儿子马上将父亲背往当地中心医院急诊科。
>
> **问题:**如果你接诊该患者,应如何按护理程序对其进行急救护理?

## 第1节 急诊科的布局与设置

医院急诊科收治的多是突发性急、危、重症患者,一切医疗护理过程均以"急"为中心,所以布局也应从"急"出发。我国医院急诊科(室)的组建始于20世纪80年代初。一般情况下,500张床位以下的医院设急诊室,500张病床以上的医院应设急诊科。急诊科的面积应与全院总床位数及急诊就诊总人数的比例相适应。对急诊患者实行分科式急诊;对急救患者实行集中式抢救、监护、留观,好转或病情稳定后酌情收入院。

## 一、布 局 原 则

1. 急诊科应设在医院邻街的显著位置,成相对独立的医疗单元,位于医院的一侧或前部,占地宽敞,并与门诊和病房相连。建设布局及人物流向合理,有独立的进出口。

2. 急诊科日间、夜间都应有醒目的急诊标志,建立绿色通道。

3. 门口应方便汽车出入和停放,有电话警铃等设施。

4. 急诊大厅要宽敞,可以停放运送急诊患者的推车和轮椅等。

5. 各诊室和辅助科室应有明显的标志,光线明亮、空气流通、温度适宜、通道宽敞,以便于治疗和观察患者。

6. 患者就诊程序合理、便捷,内部单元安排既要考虑医疗护理工作流程,也要考虑人员的有效利用,如分诊、抢救室、治疗室应毗邻。抢救室、留观室和医护办公室应相近,以便对患

6

者的病情观察。分诊挂号处、交费处、取药房应分开,因此,三处为急诊科人流集中点。

7. 儿科最好能单设,急诊传染隔离病房独立成区。

# 二、急诊科的设置

急诊科设有分诊处、各科诊疗室、急诊抢救室、观察室、传染隔离室、治疗室、处置室、输液室、急诊手术室、急诊 ICU 等。同时设有相应的辅助科室,如挂号室、收费室、检验室、放射科、功能检查室、药房、检验科、心电图室、B超室、X线检查、CT 室等。

## (一)预检分诊处

预检分诊处应设在急诊科入口明显位置,它是急诊患者就诊的第一站(图 2-1)。

预检处应配备以下设施:

1. 各种检查用物如血压计、听诊器、手电筒、体温表、检查床、候诊椅、平车、轮椅、常规化验用品等。

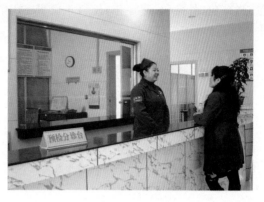

图 2-1　预检分诊处

预检分诊员一般由有经验的护士担任,具体责任是本人或组织人员迎接救护车或自行来诊的急诊急救患者,对伤患者进行生命体征测定并进行分类,指导患者就诊并通知医师。预检分诊护士是急诊就诊环境与诊疗过程中的主要组织管理者。

2. 各种书写表格、常规化验单、患者就诊单、患者登记本。

3. 通讯设备电话机、对讲机,呼叫设备,有条件的医院可装闭路电视装置,持续显示抢救患者的情况和各科室的工作状态。

4. 诊查床和候诊椅应便于预检护士给患者做初步护理检查和明确分诊目标。患者在此测试体温和等候急诊化验结果。

## (二)诊疗室

综合性医院设内科、外科、小儿科、妇产科、耳鼻喉科、口腔科、皮肤科等诊疗室。诊疗室的医师由专职和各科派值班医师轮值相结合。外科诊疗室附近设清创室,骨科患者多可设石膏房。在诊疗室内除了必要的诊查床、桌、椅外,尚需按各专科特点备齐急诊需用的各种器械和抢救用品,有条件的医院每个诊室应配电脑,以便与相关部门联网,提高工作效率。

## (三)抢救室

抢救室是急诊抢救患者的场所,设在靠近急诊科(室)的入口最近处,应有足够的空间和充足的照明,为紧急抢救危重患者所用。室内备有抢救患者必需的仪器设备物品和药品,综合大型抢救室面积应在 65 平方米以上,以便同时抢救几名患者,设有 1~3 张多功能抢救床;有条件的医院可设立各专科小型抢救室,如洗胃抢救室、脑血管病抢救室、心血管病抢救室、外科创伤抢救室等。

1. 墙上挂各种疾病的抢救程序。

2. 仪器设备如呼吸机、除颤器、洗胃机、心电监护仪、血压监护仪、临时起搏器、心电图机、低温治疗机、输液泵、充气式床垫,有中心供氧、负压吸引、压缩空气、电源接口的设备(图 2-2)。

3. 器材如简易呼吸机、开口器、各种通气导管、气管插管、喉镜、洗胃管、森斯塔肯-布莱克莫尔管（三腔二囊管）、吸氧气管、一次性输液器、静脉切开包、气管切开包、开胸包、导尿包、胸穿包、骨穿包、腹穿包、外科止血带、无菌手套等。

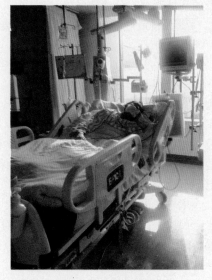

图 2-2　抢救单元

**护考链接**

下列不属于急救物品的是

A. 除颤器　　B. 吸痰器　C. 纤维胃镜

D. 电动洗胃机　E. 简易呼吸器

分析：急救物品是抢救治疗患者所需的仪器设备物品，纤维胃镜一般用于非急诊患者上消化道系统疾病的检查及治疗，而不作为抢救患者的仪器设备。

4. 常用药物肾上腺素、异丙肾上腺素、阿托品、洛贝林、尼可刹米、多巴胺、地塞米松、硝酸甘油、去乙酰毛花苷（西地兰）、硝普钠、氯解磷定，镇痛镇静药如吗啡、哌替啶、地西泮等。

5. 常用液体如 5% 碳酸氢钠溶液、低分子右旋糖酐、0.9% 氯化钠溶液、20% 甘露醇溶液、林格液等。

### （四）治疗室

其位置一般靠近护士办公室，便于为急诊患者进行各种护理操作。治疗室分为准备室（或药液配置室）、注射处置室、急诊输液室。

1. **准备室**　放置配液台和无菌物品柜以及输液架、水池。配液台上放治疗盘，内有皮肤消毒液、棉签、开瓶器等。无菌物品柜内放注射器材、针头、输液器等。

2. **注射室**　急诊患者接受护理治疗和注射药液、抽血送检。注射室一般放置治疗柜、诊查床、椅等。

3. **处置室**　设有治疗床、治疗柜，柜内存放常用无菌包，如导尿包、缝合包、无菌手套包、静脉切开包以及无菌注射器。治疗台上放置有皮肤及伤口消毒液、棉签、止血带、治疗巾、胶布等。

4. **急诊输液室**　为需急诊输液留观患者设置。现代的急诊输液室设有正式病床及相应床号，房顶安装有轨道式输液架，并在输液室配置治疗室的设备。此外，也可设立单间隔离室和专用隔离床，供传染患者使用。备有床旁桌、输液架、氧气、供氧管道装置、负压吸引装置和便器。

### （五）急诊手术室或清创室

其位置与急诊抢救室、外科诊查室毗邻。用于外科急诊危重患者，经抢救和初步处理后，生命体征仍不稳定而且随时有生命危险者，如严重胸腹外伤、腹内主要脏器破裂、重度颅脑外伤、粉碎性骨折、重度休克、血管外伤等，需在手术室进行抢救手术。急诊手术室的设置除一般手术室的仪器设备和药品外，应重点突出手术抢救设备。

1. 手术间的设置应设无菌手术间和清洁手术间各一间。并有相应附属房间，如敷料间、器械准备间、洗手间和更衣间。手术间应备有多功能的手术床、无影灯、紫外线消毒灯、转动椅、器械柜、器械车、麻醉桌、托盘、输液架、X线看片灯、治疗台等。

2. 主要手术抢救设备中心供氧和中心吸引装置、麻醉机、吸引器、心电监护仪。如有条件可备有 $CO_2$ 激光刀、显微镜、单双极电凝器等。

3. 主要麻醉、急救药物如恩氟烷、异氟烷、地西泮、异丙嗪、氯丙嗪、普鲁卡因、肾上腺素、去甲肾上腺素、异丙肾上腺素、间羟胺、多巴胺、尼可刹米、麻黄碱、洛贝林、去乙酰毛花苷等。

4. 消毒物品如常规皮肤消毒剂、伤口清洁液、清创治疗车。

### （六）留观室

对那些短时间内不能明确诊断，需较长时间治疗，病情较重需继续观察以明确诊断者或抢救处置后需要待床进一步住院治疗的患者，收入急诊留观室。留观室的设置按普通病房的设施要求，如设置治疗室、处置室、医护办公室、配餐室、库房、卫生间。病室内设立正规床位，床号固定，留观室的管理与设备基本上与普通病房相似。

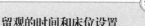

**留观的时间和床位设置**

留观的患者一般 24～72 小时内离院、转院或住院，国外留观患者平均留观时间是 24 小时。按照医院总床位的 5% 设置观察床位数。

### （七）急诊重症监护室

急诊重症监护室（EICU）是收治危重患者进行抢救、集中治疗和监护的场所，与急诊抢救室相邻（图 2-3）。床位数主要根据医院的急诊人数、危重患者数及医院其他科室有无相关 ICU 来决定，由专职医护人员对危重患者进行监护，如体温、心血管功能、呼吸功能、肝功能及脑压监护。监护室应备有多功能监护装置、心肺复苏用物、呼吸机、除颤器、心电图机、血透机、临时心脏起搏器、输液泵、微量注射泵、中心静脉压管、中心供氧和吸引装置、抢救车、各种抢救药品，抢救物品如喉镜、手控呼吸器、各种型号的通气导管和气管插管等。有条件的可增设动脉血气分析机。

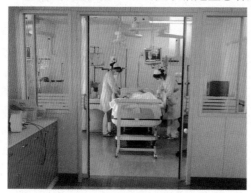

图 2-3　急诊重症监护室

### （八）隔离室

遇有疑似传染病患者，护士及时通知专科医师到隔离室内诊治，患者的排泄物要及时处理。有条件的医院应设疑似传染病患者的专用厕所。凡确诊为传染病的患者，应及时转入传染科或传染病医院。

## 第 2 节　急诊科的护理管理

加强急诊科的组织管理是提高救护质量的保证。在临床实践中应根据现代急诊急救护理特点，建立合理的管理模式、可行的工作制度，使工作规范、有章可循，保障急危重症患者得到及时、迅速、准确、有效的救护措施。

# 一、组织管理

1. 国内医院急诊科护理人员编制按床位与医师之比为1：0.3；床位与护士之比为1：0.6；监护床位与护士之比为1：3至1：4，每辆救护车配备5名护士。

2. 在护理部、科主任领导下的科护士长或护士长责任制，负责全面护理工作。

3. 在行政管理上也接受门诊部、医务科的领导和监督。

4. 急诊科应配备1～2名技术熟练、知识面广的护士长负责全面工作，三级甲等医院应配备副主任护师担任护士长。另配数名知识丰富的高年资深护士，担任各护理组的主班或组长工作，负责本组护理疑难问题的解决及护理质量管理工作。

# 二、工作制度

1. 建立健全各项规章制度　如各岗位职责、各级护理人员职责、交接班制度、抢救制度、查对制度、差错预防及处理制度、消毒隔离制度、抢救药械设备管理制度、护理工作质量管理制度、防范急诊抢救护理风险预案、护理人员培训教育制度等，使护理人员职责分明，有章可循。

2. 建立健全抢救护理常规和标准操作规程　常见急危重症如 CPCR、昏迷、出血、休克、中毒、呼吸衰竭、心力衰竭、脑出血、心肌梗死等护理常规；CPR、心脏除颤、气管插管配合、呼吸机使用、心电监护仪、电动洗胃机洗胃、吸痰等标准护理操作规程，使抢救工作标准化、规范化、急救护理人员抢救配合程序化。

3. 建立健全各项护理工作质量控制标准　如分诊迅速准确率、危重患者抢救工作效率及成功率、抢救药品器材完好率、抢救组织严密人员及时到位率、防止差错事故发生、防止交叉感染的发生、护理记录完整等。

考点：急救药品器材的管理制度

关于抢救药品及设备的管理，哪项错误

A. 专人管理　　　B. 定品种数量

C. 定期检查　　　D. 定位放置

E. 外借时一定要登记

分析：抢救药品及设备一律不准外借。

4. 建立急救药品器材的管理制度　要求急救物品性能良好，完好率100%。急救物品必须做到专人负责、定期检查、及时补充；无药品过期、失效、变质；消耗性物品要定位、定量及不过期；抢救药品及设备一律不准外借。

# 第3节　急诊护理的工作程序

## 一、急诊护理工作流程

### （一）预检分诊护理工作流程

链接

**预检分诊的方法和意义**

预检分诊是根据患者主诉及主要症状、体征，分清疾病的轻重缓急及隶属专科，进行初步诊断，安排救治程序及分配专科就诊的急诊护理技术。

其意义在于对所有急诊患者先通过分诊护士分诊后，得到与疾病相应的专科医生的诊治。缺点是如果分诊错误，则有可能延误抢救治疗时机，甚至危及生命。

1. 一般急诊的预检分诊　患者到达急诊室后,分诊护士热情接待患者,通过"一看、二问、三查、四分诊"对患者的病情及所属专科进行初步的判断,指引患者到相应的专科接受诊治。

> **链接**
>
> **预检分诊方法**
>
> 　　一看:用眼睛观察,了解患者全身及局部表现,主诉的症状表现程度如何;同时注意观察患者的神志是否清醒,面色有无苍白、发绀,颈静脉有无怒张,双侧瞳孔是否等大等圆;还可以观察呕吐物、排泄物和分泌物的色、量、质的改变所代表的临床意义。
>
> 　　二问:通过询问患者、家属、朋友或其他知情人,了解发病经过及当前的病情,得到患者的主观资料。同时询问患者相关的既往史、用药史、过敏史、个人史等。根据病情有目的地进行问诊,并注意识别倾向性的表述,使收集的资料真实、全面。
>
> 　　三查:借助听诊器和仪器,听患者的呼吸、咳嗽音,有无哮鸣音、痰鸣音、心音、肠鸣音等;通过嗅觉,闻患者呼出的气味有无异常:如酒精味、大蒜味、烂苹果味等;通过触诊脉搏,了解心率、心律及周围血管充盈度,触摸疼痛的部位,了解疼痛的范围、程度等;检查患者的体温、脉搏、呼吸、血压、胸腹部及各种反射等情况;叩诊胸腹部,可用于确定肺尖的宽度和肺下界的定位,胸腔积气积液量,心界的大小与形态,肝脾的边界,腹水的有无等。

2. 危重症急诊的预检分诊　对于病情危急,濒临死亡或需要立即救治的患者开启"急救绿色通道"进行救治(图 2-4)。"绿色通道"是指对危急重患者一律实行优先抢救、优先检查和优先住院原则,医疗相关手续按情补办的原则,即"先抢救后挂号,先抢救后付费"的制度。"边问、边查、边抢救、边护送"至抢救室,与抢救室医生及护士交接班后再返回分诊处进行挂号、报告急诊科主任及相关抢救人员到位,协助患者联系家属或单位等,起到判断患者的病情、进行早期抢救及组织协调抢救工作开展的重要作用。

考点:"急救绿色通道"的概念

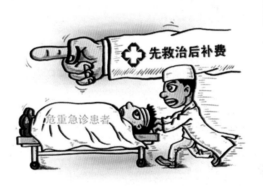

图 2-4　急救绿色通道

### (二)急危重症急诊抢救护理工作流程

1. 急危重症患者来诊后分诊护士立即将患者送入抢救室,无论是自行来诊还是院前急救程序送来的危重患者均应如此,如院外已经确诊急需手术者,则立即送入手术室。

2. 在医师到达之前,立即实施抢救流程护理常规,根据病情安置合适体位,做好吸氧、建立静脉通道、输液、测量血压、脉搏、呼吸,接好心电监护仪的抢救护理工作。

3. 协助医师做好各种进一步的生命支持抢救工作,完成必要的各项辅助检查工作。

4. 如需要其他科协助抢救时,协助急诊抢救指挥系统通知有关人员,并协助各科进行抢救。

5. 记录要及时、详细,时间、内容要准确。详细确切记载有关患者及抢救人员到达时间、各项诊断及治疗措施执行时间;出入水量及生命体征等一系列病情变化;在抢救过程中观察、交谈、护理体检,评估患者尚未诊断的潜在生命危险的健康问题。

6. 抢救后根据病情需要送留观察室、手术室、ICU病房等继续治疗(图 2-5)。

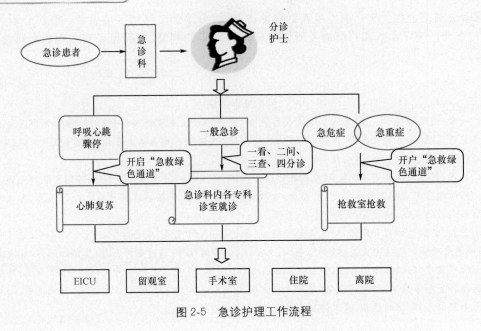

图 2-5 急诊护理工作流程

# 二、急诊护理的工作程序

## （一）护理评估

1. 了解主述，通过短时间简明地与患者、家属或陪同者交谈，了解患者急诊的原因。

2. 评估危及生命的问题如是否有：①呼吸道阻塞；②换气不足；③急性大出血；④休克；⑤抽搐；⑥昏迷；⑦心脏骤停等。

3. 评估上述问题出现可能引起的原因，以利于对因处理，确保抢救质量。在做好上述紧急处理的同时，应积极配合医师做各种检查及标本采集。

## （二）护理诊断

1. 组织灌注量改变与大量失血、严重感染中毒、心肌梗死所致的心排血量减少有关。表现为脉搏细数、血压下降、尿量减少、面色苍白、四肢发凉等。

2. 体温调节无效与严重疾病、创伤、下丘脑损伤等有关。表现为体温的波动在正常范围之上或之下。

3. 清理呼吸道无效与气管、支气管、肺部感染、分泌物不易排出有关。表现为痰多、咳嗽伴气促、口唇和指（趾）端发绀、鼻翼扇动、三凹征、烦躁不安等。

4. 低效性呼吸型态与神经肌肉损伤、疼痛、肌肉骨骼受损等有关。表现为呼吸困难、震颤、动脉血气分析异常、发绀、咳嗽、鼻翼扇动、胸廓前后径增加、使用辅助呼吸肌等。

5. 不能维持自主呼吸与呼吸肌疲劳有关。表现为呼吸困难、烦躁不安、潮气量减少、心率增快、血氧分压下降、二氧化碳分压上升、血氧饱和度下降等。

6. 有窒息的危险与意识障碍、无力咳嗽、咯血不畅，血液阻塞喉头、气管有关。

7. 有误吸的危险与意识水平降低，咳嗽、吞咽和呕吐反射减弱，胃肠道分泌物、口咽分泌物吸入气管有关。

8. 组织完整性受损与化学、温度、机械、放射线等损伤有关。表现为皮肤、黏膜、皮下组织等受到损伤或破坏。

9. 有皮肤完整性受损的危险与温度过高或过低、化学物质、机械因素、排泄物或分泌物刺激、营养状况异常等有关。

10. 疼痛与生物、化学、物理、心理等因素损伤有关。表现为痛苦面容、呻吟、烦躁不安等。

11. 焦虑与受疾病的威胁或害怕死亡、损伤性检查、手术和各种治疗措施等有关。表现为忧郁、害怕、坐立不安、失眠等。

12. 恐惧与身体部分功能丧失、疾病或死亡的威胁等有关。表现为恐怖、受惊、畏惧感等。

### （三）护理目标

1. 防止病情恶化。
2. 消除引起并发症的因素。
3. 消除心理不良反应。
4. 缓解疼痛不适。
5. 增进卫生保健知识。

### （四）护理措施

1. 配合抢救治疗。
2. 病情观察。
3. 疾病护理。
4. 心理护理。
5. 保健指导。

### （五）效果评价

1. 病情及时缓解，症状减轻。
2. 患者能较快适应角色的转变，身心得到休息。
3. 患者获得有关疾病的预防保健知识。

急诊科在医院中占有重要地位，是医院管理水平、服务质量的窗口，由于它处在抢救工作的第一线，各种危重患者多，抢救必须分秒必争，工作十分繁重。因此，护理人员应树立"生命第一，时效为先"的观念，具有高度的责任心和熟练的抢救技能，做到既安全又高质量、高水平、高效能、及时准确地抢救患者。

**考点:** 掌握急诊护理的工作程序

 **小结**

　　医院急诊科收治的多是突发性急、危、重症患者，一切医疗护理过程均以"急"为中心，所以设置和布局也应从"急"出发，并建立健全各项工作制度，确保抢救工作顺利开展，防止差错事故发生，防止交叉感染的发生。对急危重症患者有严格的时间观念，高度的责任心和熟练的抢救技能，按照护理评估、护理诊断、护理计划、护理实施和护理评价的程序实施抢救护理。

## ⓞ 自 测 题

A₁ 型题

1. 下列中哪些不属于急诊科布局限性原则（    ）

　　A. 应设在医院邻街的显著位置，相对独立。

　　B. 日间、夜间都应有醒目的急诊标志，建立绿色通道。

　　C. 门口应方便汽车出入和停放。

　　D. 急诊传染隔离病房独立成区。

　　E. 内部单元安排只需考虑各必备的单元分布，无需考虑医疗护理工作流程和人员的利用。

2. 急诊科急救物品准备完好率应为（    ）

　　A. 70%以上　　　　B. 80%以上

　　C. 90%以上　　　　D. 100%

E. 95%以上

3. "绿色通道"的正确概念是(　　)
   A. 实施挂号—就诊抢救—付费—检查处置制度
   B. 实施就诊抢救—付费—检查处置制度
   C. 实施先抢救—交押金—检查处置制度
   D. 实施先抢救后挂号,先抢救后付费的制度

4. 下列预检分诊工作中错误的是(　　)
   A. 分诊护士分诊时遇到困难要请有关医生协助。
   B. 危重患者应迅速办理手续后送入抢救室。
   C. 对传染患者,应安排到隔离室就诊。
   D. 对传染患者,应填写传染病疫情报告。
   E. 必须坚守工作岗位。

5. 下列哪项不符合急救室工作制度(　　)
   A. 医护人员要坚守工作岗位。

B. 急救室的各种抢救设备、器械、物品禁止外借和挪用。
C. 急救室应固定一定品种和数量的急救药品,设专人保管,每天交班。
D. 抢救患者用药时,医生必须有书面医嘱,护士方可执行。
E. 急救室的各种抢救设备要定期维修和更新。

6. 危重症急诊的预检分诊正确方法是(　　)
   A. 一看、二问、三查、四分诊。
   B. 边问、边查、边抢救、边护送至抢救室。
   C. 先挂号、报告急诊科主任及相关抢救人员到位,协助患者联系家属或单位后送入抢救室抢救抢救。
   D. 先进行护理评估,作出护理诊断,定出护理计划再送入抢救室进行抢救。

(邓　辉)

# 第3章

# 常用的救护技术及护理

常言道,时间就是生命。熟练掌握常用的急救护理技术是提高急危重症患者抢救成功率的关键。在这一章,我们一起来学习几种常见的救护技术。

## 第1节 气管内插管术及气管切开置管术的护理

气管内插管术和气管切开置管术是抢救急危重症患者的重要措施,是解除呼吸道梗阻、维持呼吸道通畅和进行辅助呼吸的有效途径。

### 一、气管内插管术

#### (一)适应证

1. 呼吸、心搏骤停行心肺脑复苏者。
2. 呼吸困难综合征或呼吸功能不全需进行辅助呼吸者。
3. 呼吸道分泌物不能自行咳出,需行气管内吸引者。
4. 头面部严重创伤,颈部、颌面部大手术不能保证呼吸道通畅者。
5. 各种全麻或静脉复合麻醉的患者。
6. 婴幼儿气管切开前需进行气管插管定位者。
7. 咽喉部保护性反射减低时防止发生误吸的患者。

#### (二)禁忌证

1. 咽喉部烧灼伤、肿瘤或有异物存留者。
2. 喉头水肿、急性喉炎、喉头黏膜下血肿或有严重出血性疾病(如血友病),插管的创伤可引起严重出血。
3. 主动脉瘤压迫气管时,插管可引起主动脉瘤的破裂。
4. 下呼吸道分泌物潴留引起的呼吸困难,难以从插管内清除,应做气管切开。
5. 颈椎骨折脱位者。
6. 急性上呼吸道感染,可引起感染的扩散。

#### (三)术前准备

1. 用物准备

(1)气管插管应备气管插管盘,含以下物品:①喉镜:有成人、儿童、幼儿三种规格。镜片有直、弯两种类型,临床上多选用弯型镜片,在暴露声门时可不必挑起会厌,减轻了对迷走神经的刺激。②气管导管:导管型号取决于气管内径,其长度、粗细应根据性别、年龄进行选择(表3-1)。③导管管芯:选用长度适当的细金属条,其长度以插入导管后其远端距离导管开口

表 3-1　不同年龄、性别气管插管的选择与搭配

| 年龄 | 气管导管内径(mm) |
| --- | --- |
| 新生儿 | 3.0 |
| 18 个月 | 4.0 |
| 5 岁 | 5.0 |
| 8 岁 | 6.0 |
| 16 岁 | 7.0 |
| 成年 | 女性 7.0~9.5<br>男性 7.5~10.0 |

0.5~1cm 为宜。④其他：牙垫、喷雾器(内装局麻药)、10ml 注射器及针头、消毒凡士林、听诊器、吸痰管,鼻腔插管时还应准备插管钳。

（2）除气管插管盘外,还应准备呼吸机、吸引器等。

2. 患者准备　①患者仰卧位,颈部伸展。②清除口咽部分泌物,如有义齿也应摘除。③插管前给予患者吸入纯氧 3 分钟以上。

**（四）操作步骤**

气管内插管术根据插管途径的不同分为经口腔插管和经鼻腔插管;根据插管时是否用喉镜暴露声门,分明视插管和盲探插管。其中经口明视插管是临床上应用最广泛的一种气管插管的方法。

1. 经口明视插管术

（1）体位：患者仰卧,头向后仰,使口、咽、气管基本成一轴线,此为插管操作的标准头位。若喉头暴露不好,可在患者肩部或颈部垫一软枕,使头尽量后仰,便于插管。

（2）开口：操作者站于患者头侧,以右手拇指和食指为开口器,使患者嘴张开。若患者口腔内分泌物多时可先吸引。

（3）暴露会厌和声门：操作者左手拿咽喉镜,自患者右口角插入口腔,当镜片抵咽部后,调整镜柄的位置,扩大镜片下视野,此时可见到悬雍垂。随后顺舌背将喉镜片深入至舌根,稍上提喉镜,即可看到会厌的边缘。再继续稍深入,上提喉镜,看到声门。若喉头张开不全时,由助手把环状软骨部或气管从皮外向下压即可看清白色的声门,透过声门是暗黑色的气管,在声门下方是食管黏膜,呈鲜红色关闭状态。

（4）插入导管：声门暴露后,右手持已润滑前端的气管导管,对准声门,在患者吸气末(声门开大时),顺势轻柔地将导管插入。使用导丝者,在气管导管插入声门后,一边送导管,一边将导丝拔出。一般情况下,男性患者插入深度为距离门齿 24~26cm,而女性为 20~22cm,如图 3-1。

（5）插管后验证：导管插入气管后,在气管导管旁塞一牙垫,退出喉镜。如果患者有自主呼吸,操作者将面部靠近导管末端,感觉有无气体进出。若患者呼吸已停止,操作者可用嘴通过导管向气管内吹气,然后立即将面部靠近管口感觉有无气体排出;或用简易呼吸器挤压,观察胸部

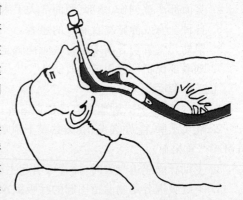

图 3-1　气管导管成功置入图

的起伏,并用听诊器听两肺呼吸音是否对称。若呼吸音不对称,可能是导管插入过深,进入一侧支气管所致,此时应缓慢退出气管导管直至两侧呼吸音对称;判断是否误插入了食管,可以在正压通气时听诊腹部,没有气流声提示置入正确。

（6）证实导管已准确地插入气管后,用胶布固定导管和牙垫。

（7）用注射器向气囊内注入适量空气(一次性硅胶管一般注气 6~8ml)。气囊充气可使气管导管与气管壁间密闭,以免呼吸机在向肺内送气时发生漏气,也可防止呕吐物、分泌物倒

流至气管内。

2. 经鼻明视插管术

（1）先用麻黄碱和液状石蜡滴鼻。

（2）适当应用诱导麻醉，应注意麻醉不宜太深，一般情况下不用肌肉松弛药物，使患者能保持自主呼吸。

（3）患者体位同经口明视插管患者的体位。将气管导管插入鼻孔，出鼻后孔至其咽

**经口明视插管术的特点**

经口明视插管术适用范围广，插管的成功率高，操作迅速、准确，一般不需要麻醉。但患者不易接受，而且导管不容易固定，口腔分泌物多，护理较困难，所以容易引起口腔溃烂，造成感染。

喉部，当插入导管的长度相当于鼻翼至耳垂长度时，从口腔插入咽喉镜，暴露患者声门，右手继续将导管送入，使其进入声门。如导管进入困难，可用导管钳夹住导管前端并挑起，然后由助手将导管送入声门。确认导管在气管内，用胶布固定。

（4）如插入后患者无法忍受，可适当加深麻醉，以免引起呛咳。

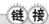

**经鼻明视插管术的特点**

该种插管法患者易于接受，而且导管容易固定，同时分泌物少，护士能较方便的对其进行口腔护理；但是单人操作有一定的困难，需助手协助，常需诱导麻醉。

3. 经鼻盲探插管术

（1）插管前先给患者吸入纯氧 3 分钟以上，向患者解释操作过程以取得配合。

（2）清洁鼻孔，后用 2% 利多卡因加 1% 肾上腺素的混合液 2～3ml 进行表面麻醉。有高血压或血管病变患者慎用。

（3）右手持导管从鼻腔插入，出鼻后孔

后，依靠导管内呼吸气流声音的强弱来判断导管口与声门间的距离（导管口距声门越近，声音越响）。继续插管，当导管内听到最清晰的管状呼吸音时，提示导管前端到达咽喉部（导管进入 14～16cm）。此时，左手托起患者枕部将头稍稍抬起前屈，右手将导管继续送入，当感觉导管推进的阻力减弱并且管内有气体呼出时，证明已进入气管内。

**（五）气管内插管术的护理**

1. 呼吸困难或呼吸停止的患者，插管前先对其进行吸氧或人工呼吸，以免因插管时间过长而加重患者的缺氧症状。

2. 插管前用物应备齐，检查喉镜灯泡是否明亮、套囊是否漏气等。根据患者的年龄、性别、身材、插管方式选择合适的导管。

3. 固定好气管导管，防止脱落移位扭曲，记录导管的深度。管理好牙垫，防止导管被咬扁。

**经鼻盲探插管术的特点**

该种插管法不需患者张口和暴露声门，适用于颌面部损伤、畸形或短颈患者；对于颈椎损伤的患者采用该种插管法不必移动颈部，有利于颈椎的固定。但对于凝血功能障碍、鼻损伤、筛板骨折、颅底骨折、颅内高压、呼吸暂停的患者禁用此种插管法。

4. 保证导管通畅。吸痰时应遵循无菌操作以减少肺部感染的机会，并且每次吸痰时间不宜超过 15 秒。

5. 做好口腔护理，注意气道的湿化，防止气管内分泌物黏稠结痂而影响通气。

6. 气囊内的充气量，以控制在呼吸时不漏气的最小气量为宜，约 5ml。

7. 导管留置时间不宜过长，若超过 72 小时病情仍无改善者，应考虑行气管切开术。

8. 拔管前充分清除气道内的分泌物，严密观察患者的反应，重症患者拔管后应检查动脉血气分析，必要时重新插管。

9. 常见并发症及预防

（1）窒息：可能由于脱管、导管堵塞或呼吸机故障等原因造成。主要应加强护理观察，发生意外及时处理。

（2）颈部皮下或纵隔气肿：管芯或喉镜插入长度适度，防止插入过深；气管套囊内的空气量适当，防止充气过度压迫局部组织。

（3）肺不张：呼吸道分泌物堵塞细支气管，或插入一侧支气管造成单侧吹气所致，应加强护理观察，及时吸痰，减少呼吸道分泌物的滞留。

（4）继发感染：主要继发于肺不张，若插管和吸痰时不注意无菌操作也是发生感染的原因。所以应严格无菌操作，观察患者的病情，若有异常及时与医生联系。

（5）插管后喉炎：与插管时间呈正比。表现为咽喉部疼痛，拔管后的声音嘶哑和刺激性咳嗽，重症患者甚至有吸气性呼吸困难。可用 0.1％肾上腺素溶液 1ml、地塞米松 5mg 加入 10ml 0.9％氯化钠溶液中对患者进行超声雾化吸入，每日 3～4 次。若发生呼吸困难，可重新更换较细的导管插入，必要时做气管切开。

# 二、气管切开置管术

## （一）适应证

1. 喉梗阻　咽喉部肿瘤、异物、炎症、外伤或瘢痕性狭窄等各种原因引起的急、慢性喉梗阻导致呼吸困难、窒息者。

2. 下呼吸道分泌物潴留　各种原因引起的昏迷、下呼吸道炎症、胸部外伤或手术后不能有效咳嗽排痰导致下呼吸道分泌物潴留，且行气管插管不能顺利吸出分泌物者。

3. 需要长时间机械通气，气管插管保留超过 1～2 周者。

4. 预防性气管切开　某些面颈、口腔等部位的手术，为了便于气管内麻醉及防止血液、分泌物流入下呼吸道，可做预防性气管切开。

5. 咽反射消失，吞咽能力丧失者。

## （二）禁忌证

1. 严重出血倾向者。

2. 气管切开部位以下占位性病变引起的呼吸道梗阻者。

## （三）术前准备

1. 用物准备　气管切开包，内有 3 号刀柄两把，尖刀片、圆刀片各 1 片，气管钩两个，有齿镊两把，无齿镊 1 把，气管套管 1 套（儿童用 0～3 号，成人用 4～6 号），气管套管垫两块，血管钳 4 把，手术剪两把（尖头、弯头各 1 把），拉钩 4 个，持针钳 1 把，洞巾 1 块，缝针及缝线，纱布数块，弯盘及小药杯各 1 个，5ml 注射器 1 支。另备无菌手套，消毒用物，1％普鲁卡因溶液，0.9％氯化钠溶液，吸引器，吸痰管，局部照明灯。

2. 患者准备

（1）术前 24 小时做普鲁卡因皮试，并将结果记录于病历上。

（2）核对解释，同时向患者介绍气管切开的有关知识，消除紧张、恐惧心理，取得患者合作。

（3）患者仰卧，肩部垫一薄垫，颈部过伸。

## （四）操作步骤

1. 患者仰卧，使其头后仰并固定于正中位，便于患者的下颌、喉结、胸骨切迹保持在同一水平线上。气管向前突出、暴露。若是儿童，可协助医生固定其头部。严重呼吸困难不能平卧者,可取半坐卧位,头向后仰,但不宜过度后仰,以免加重呼吸困难。

2. 常规消毒,局部麻醉。

3. 操作者在颈前正中自环状软骨至胸骨上凹上 1～1.5cm 处做一长 3～5cm 的纵行切口。分离各层组织,显露气管。

---

**链接**

### 喉结

　　软骨是喉的支架,主要包括甲状软骨、环状软骨、会厌软骨和杓状软骨。甲状软骨是喉软骨中最大的一块,由左、右两个四边形软骨板构成,组成喉的前、外侧壁。两板前缘以直角或钝角相连形成前角,前角上端向前突出的称喉结,可在体表摸到,成年男性特别明显,是颈部重要的体表标志。

---

**链接**

### 环状软骨

　　环状软骨在甲状软骨下方,下接气管,形似指环,前部狭窄称环状软骨弓,弓的后方平第 6 颈椎体,是颈部重要的体表标志。环状软骨是呼吸道软骨支架中唯一完整的软骨环,对支撑呼吸道的张开有重要作用,若损伤易造成喉狭窄。

---

4. 切开气管的第 3、4 软骨环,或第 4、5 软骨环,撑开气管切口,协助医生吸出气管内分泌物和血液。

5. 插入合适的气管套管,将套管的带子缚于患者颈后固定套管,切口周围填塞纱布引流条,次日取出。最后,用一块中间剪开的纱布经过套管覆盖周围的切口。

6. 如使用一次性硅胶气管切开套管,应将外套管的气囊适当充气。

7. 连接呼吸机。

---

**链接**

### 环甲膜穿刺和切开术

　　临床上若遇到上呼吸道阻塞的患者,在没有条件立即做气管切开时,可紧急进行环甲膜穿刺或切开以达到使呼吸道通畅,抢救患者生命的目的。但 3 岁以下的婴幼儿在病情允许的情况下最好选用正规的气管切开术。环甲膜穿刺应在甲状软骨与环状软骨间正中线上的柔软处进针,右手将穿刺针在该处垂直刺下,通过皮肤、筋膜进入喉腔后有落空感。环甲膜切开应在喉结下 2～3cm 环甲凹陷处,做一个长 2～3cm 的横切口,分离皮下组织,露出环甲膜部后用止血钳撑开切口,迅速插入橡胶管或气管套管建立人工气道。环甲膜穿刺或切开是呼吸复苏的一种急救措施,特别是环甲膜切开术中可能会引起出血、皮下或纵隔气肿、喉水肿、声带损伤或远期造成声门狭窄等后遗症,而且橡胶管易引起肉芽肿。因此,最好在 48 小时内排除阻塞原因或改做气管切开。

---

### （五）气管切开置管术的护理措施

1. 备齐用物　凡行气管切开术的患者,床头应备吸引器、给氧装置、止血钳、照明灯、气管切开包等,以备气管套管阻塞或脱出时急用。

2. 护理观察　严密观察伤口血性分泌物的量、颈部有无皮下气肿、患者的生命体征等,如发现异常,及时报告医生。

3. 保持创口清洁、及时更换纱布,防止感染。

4. 定期消毒内套管。

5. 导管固定松紧适宜,严防脱落,一般以在固定带和皮肤之间恰能伸进一指为宜,套管太松容易脱出,太紧则影响血液循环。

6. 保持气道湿化和通畅,病室内湿度保持在 60%,气管套口覆盖 2～4 层湿纱布。

7. 生活护理　气管切开术后的早期让患者取平卧位,头部位置稍低,以利气管内分泌物的引流;恢复期取半坐卧位,进食流质或半流质易消化的食物。因患者不能发音,可采用书写、打手势等形式加强与患者的交流,细心照顾患者的日常生活。

8. 更换外套管　术后 10 天内一般不更换,但长期带管者应 2～3 周更换 1 次,由医生实施。

**链接**

**经皮微创气管切开术**

经皮微创气管切开术是一种新型微创技术,与传统气管切开相比,后者更简便。经皮微创气管切开术可以在床边进行,该技术使用 Seldinger 技术引导设计特殊的导丝置入气管内,然后引导扩张钳扩张气管。扩张钳能有效地扩张创口以确保导管置入成功,而且创伤小。

9. 病情好转可试行拔管　先将气囊放气,再进行堵管实验,做拔管准备,逐渐将内套管管口由堵 1/3,1/2 至全堵。在此期间密切观察患者的呼吸、咳痰。如出现呼吸困难,应及时去除堵管栓子。一般全堵 24～48 小时后患者呼吸平稳,发音正常即可拔管。在堵管期间,堵管栓子要牢固,防止吸入气管。

10. 拔管后的护理　拔管后消毒伤口周围皮肤,用蝶形胶布拉拢黏合,再盖以无菌纱布,2～3 天后创口即可愈合。拔管后 48 小时内严密监测患者的呼吸,同时在床旁准备气管切开包和合适的套管,以备急用。

# 第 2 节　动静脉穿刺术、PICC 置管术及中心静脉压的监测

## 一、中心静脉穿刺置管术

### (一) 适应证

1. 外周静脉穿刺困难,需要建立静脉输液通道者。

2. 危重症患者需快速静脉输液、输血、注药或测定中心静脉压。

3. 采用穿刺法行心导管检查者。

4. 需长时间输注高渗或刺激性较强的液体及实施胃肠外营养者。

### (二) 禁忌证

有出血倾向或局部皮肤破损感染者。

### (三) 术前准备

1. 用物准备　深静脉穿刺包,合适的中心静脉导管 1 根,穿刺套针,必要时准备扩张管 1 根,消毒用物,0.9%氯化钠溶液 250ml,5ml 注射器 1 副,1%普鲁卡因溶液,1%甲紫溶液。

2. 患者准备　根据不同穿刺部位选择不同的体位。

### (四) 操作步骤

1. 锁骨下静脉穿刺置管术

(1) 患者取头低 15°仰卧位,同时头转向穿刺对侧(常选用右侧颈部穿刺)。

(2) 若选择经锁骨上穿刺,则穿刺点在胸锁乳突肌锁骨端外缘、锁骨上约 1cm 处为穿刺点;若选择经锁骨下穿刺,穿刺点在锁骨中、内 1/3 交界处,锁骨下缘约 1cm 处为穿刺点,用 1%甲紫溶液标出穿刺点。

(3) 常规消毒皮肤,铺洞巾,用 1%普鲁卡因溶液做局部浸润麻醉。

(4) 检查中心静脉导管是否完好,用 0.9%氯化钠溶液冲洗,排尽空气后备用。按上述穿刺部位及方向进针,针尖方向始终指向胸锁关节,边进针边抽回血。

（5）能抽出静脉血时,即减小进针角度。左手固定穿刺针,右手取导引钢丝,从穿刺针内插入导引钢丝,退出穿刺针。

（6）在导引钢丝的引导下置入静脉导管至预定的深度。边插管边退出导引钢丝,防止导引钢丝随导管一起送入血管内引起损伤,最后完全取出导引钢丝。

（7）将装有 0.9% 氯化钠溶液的注射器连接导管尾端,在抽吸有回血后向管内注入 3～5ml 的生理盐水,拧上肝素帽。

（8）必要时在穿刺点缝合 1～2 针,固定导管,用无菌薄膜敷贴保护穿刺点。

（9）每日消毒穿刺点周围皮肤,并更换敷料。若需输血、输液,则常规消毒肝素帽接上输血、输液装置即可。

2. 股静脉穿刺置管术

（1）患者仰卧,膝关节微屈,臀部稍垫高,髋关节伸直并稍外展外旋。

（2）穿刺点定位:在腹股沟韧带内、中 1/3 交界处下方 2～3cm,股动脉内侧 0.5～1cm 处。

（3）皮肤常规消毒,铺巾,检查并冲洗中心静脉导管和套管针。

（4）操作者站于穿刺侧,戴无菌手套后,用左手触及股动脉搏动明显部位,向内移 1cm 左右,右手持穿刺针,与皮肤呈 30°～40°角进针,边进针边回抽,抽得静脉血后,用左手固定穿刺针,右手插入导引钢丝,退出穿刺针。

（5）用尖刀切一小口,必要时用扩张管扩张,在导引钢丝的引导下插入中心静脉导管,取出导引钢丝。其余操作同锁骨下静脉穿刺置管术。

3. 颈内静脉穿刺置管术

（1）患者取头低 15°～30° 的仰卧位,头转向穿刺对侧。

（2）选择穿刺点:有三种方法可供选择:①胸锁乳突肌前缘中点或稍上方;②胸锁乳突肌的锁骨头、胸骨头和锁骨上缘三者构成的三角区的顶点;③胸锁乳突肌后缘的中、下 1/3 交界处。

（3）局麻后,进针方向与矢状面平行,与冠状面呈 30°,向下、向后及稍向外进针,针尖指向胸锁关节的后下方。边进针边抽吸,有明显回血则表明进入颈内静脉。

（4）其余操作同锁骨下静脉穿刺置管术。

**（五）注意事项**

1. 操作时严格遵循无菌原则,穿刺成功后,局部敷料每日更换一次,以防感染。

2. 如抽出鲜红色血液,提示进入动脉,拔针后加压按压穿刺点 5～10 分钟。

3. 避免反复多次穿刺,以免形成血肿。

4. 为防止导管内血液凝固,输液完毕后及时用稀释的肝素液冲管。

5. 若进行颈内静脉或锁骨下静脉穿刺置管,严防操作不当发生气胸、血胸、气栓、感染等并发症。

# 二、动脉穿刺置管术

**（一）适应证**

1. 重度休克须经动脉快速补液、输血,或需用血管活性药物进行调控的患者。

2. 某些特殊检查,如选择行动脉造影或左心室造影等。

3. 某些特殊治疗,如经动脉注射抗癌药物行区域化疗。

4. 危重症或大手术后需对患者进行有创血压监测。

5. 需要反复采集动脉血样的患者。

### （二）禁忌证

有出血倾向、局部皮肤破损、感染、侧支循环差的患者均不宜行动脉穿刺置管术。

### （三）术前准备

1. 用物准备　动脉穿刺插管包,内有弯盘 1 个,洞巾 1 块,纱布数块,动脉穿刺套管针 1 根,无菌三通开关及相关导管。另备 5ml 及 2ml 注射器各 1 副,无菌手套,1‰普鲁卡因溶液,动脉压监测仪。

2. 患者准备　术前检查患者凝血功能。

### （四）操作方法

1. 穿刺部位　股动脉、肱动脉、桡动脉等均可采用,桡动脉为首选。

2. 操作步骤

（1）暴露穿刺部位,常规消毒局部皮肤。

（2）操作者戴无菌手套,铺洞巾。若仅穿刺抽血,可不必戴手套,用碘伏、乙醇消毒术者左手示指、中指指端即可。

（3）左手示指和中指于动脉搏动最明显处上下固定欲穿刺的动脉,两指间相距 0.5～1cm 以便于进针。右手持已用肝素冲注的注射器或动脉插管套针(若用插管套针,先在穿刺处进行局麻),与皮肤呈 15°～30°的角朝向近心端刺向动脉搏动点,如针尖传来搏动感,则表明已触及动脉,再快速进入少许。

（4）若为动脉采血,见有鲜红色回血,用注射器抽足所需量血液即可拔针。若行动脉插管,如取出套管针针芯,有动脉血喷出,立即将外套管继续推进少许,以防脱出,然后根据需要接上动脉压监测仪或动脉加压输血装置等。若拔出针芯后无回血可将外套管缓慢后退,直至有动脉血喷出,甚至将套管退至皮下插入针芯,重新穿刺。

（5）操作完毕,拔针后用无菌纱布加压按压穿刺点 5～10 分钟。

### （五）注意事项

1. 预防和及时发现远端肢体缺血,密切观察远端肢体的血运。

2. 严格无菌操作以防感染。

3. 可应用持续性加压冲洗,每次经动脉导管抽取动脉血后应立即对管路进行快速冲洗(可使用含肝素的生理盐水)。

4. 管道内如有血块堵塞时应及时予以抽出,切勿将血块推入,以防发生动脉栓塞。

5. 置管时间不宜过长,待患者循环功能稳定后应尽早拔出。

## 三、PICC 置管技术

PICC 即经外周静脉置入中心静脉导管(peripherally inserted central catheter,PICC),一般选择贵要静脉、肘正中静脉和头静脉等外周静脉为穿刺点,其末端定位于上腔静脉。该导管留置时间长,可达数月至 1 年,能减少反复静脉穿刺的痛苦,且不影响患者肢体活动,可以为患者提供长时间的输液治疗。

### （一）适应证

1. 输液时间超过 2 周,但外周静脉条件差的患者,特备是新生儿、婴幼儿。

2. 需要注射刺激性强的药物,如化疗药物等。

3. 有锁骨下或颈内静脉插管禁忌证且需要长期静脉治疗者,如静脉营养。

## （二）禁忌证

1. 穿刺部位有感染或者损伤者。

2. 患者身体条件不能承受置管操作,如严重的凝血机制障碍。

## （三）术前准备

1. 用物准备　常规输液车、PICC 穿刺包一个(含 PICC 导管一条、穿刺导入针一个,BD 导管包内有软尺,其他导管需另备软尺)、10ml 注射器 2 支、肝素帽或无针正压接头 1 个、无菌无粉手套 2 副、0.9%氯化钠溶液 100ml 一袋、肝素盐水适量(成人为 100U/ml、儿童为 10U/ml)、穿刺术包一个(镊子 1 把、孔巾 1 块、治疗巾 2 块、无菌透明敷贴 1 块、胶布纱布若干)、止血带、消毒棉签、消毒剂、一次性隔离衣、一次性手术帽。

2. 患者准备　取得患者同意并签署知情同意书。彻底清洗术肢,必要时先行沐浴摆放体位,患者穿宽松的上衣,充分暴露穿刺部位,手臂外展与躯干呈 90°。

## （四）操作步骤

1. 测量预置导管长度及上臂臂围,并记录。

2. 按照无菌操作原则,使用无菌隔离衣、无菌的无粉手套、帽子、口罩、无菌大单。

3. 消毒范围以穿刺点为中心直径 20cm,两侧至臂缘。

4. 置管前检查导管的完整性,导管及连接管内注入生理盐水,并用 0.9%氯化钠溶液湿润导管。

5. 扎止血带,15°～30°实施穿刺,确定回血后,降低角度进 0.5cm 再送导入鞘,确保导入鞘进入静脉内;放松止血带,拔出穿刺针芯,再送入导管;到相当深度后拔出导入鞘。

6. 固定导管,移去导丝,用 0.9%氯化钠溶液冲洗导管,然后以肝素盐水封管。

7. 将体外导管放置呈"S"形或"L"形弯曲,用无菌敷料固定,将导管通过三通管连接输液装置。

8. 透明敷料上注明导管的种类、规格、置管深度,日期和时间,操作者姓名。

9. 床边拍 X 线片确定导管尖端位置,做好记录,如图 3-2。

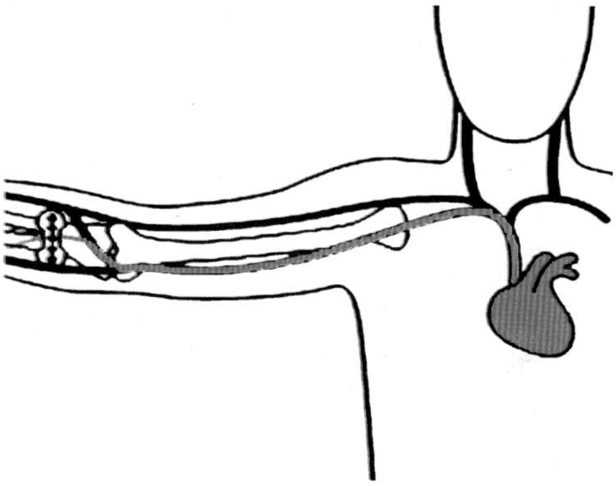

图 3-2　PICC 导管置入体内

## （五）留置 PICC 导管患者的护理

1. 记录导管刻度并严格交接班。

2. 更换敷料时严格遵循无菌技术原则,检查穿刺点有无红肿、渗出。首次更换敷料的时间应在导管置入后 24 小时内,以后每 7 天更换一次,如有渗血脱落等情况应及时更换。

3. 输液接头每周更换 1 次,如输注血液或胃肠外营养液,需 24 小时更换 1 次,经接头或肝素帽抽血后应立即更换。

4. 冲、封管遵循 SASH 原则:S:0.9%氯化钠溶液;A:药物注射;S:0.9%氯化钠溶液;H:肝素盐水(若禁用肝素者,则实施 SAS 原则)。输入高渗(脂肪乳),强刺激性药物(化疗药物)或输血前后,应及时冲管。

5. 严禁使用<10ml 的注射器冲管,否则如遇导管阻塞可致导管破裂。

6. 可以使用 PICC 导管进行常规加压输液或输液泵给药,但是不能用于高压注射泵注射造影剂。

7. 健康指导

(1) 告知患者留置 PICC 的目的、配合要点。

(2) 指导患者留置 PICC 期间穿刺部位防水、防牵拉等注意事项。

(3) 指导患者置管手臂不可过度用力,避免提重物、拄拐杖,衣服袖口不可过紧。

(4) 告知患者避免盆浴、泡浴。

# 四、中心静脉压监测

中心静脉压(central venous pressure,CVP)是指血液流经右心房及上、下腔静脉的压力,正常值为 $5\sim12cmH_2O(0.5\sim1.2kPa)$。

## (一)适应证

1. 严重创伤、各种休克及急性循环功能衰竭等危重患者。

2. 各类大、中手术,尤其是心血管、脑和腹部大手术的患者。

3. 当患者血压正常但伴有少尿或无尿症状时,可帮助区分是血容量不足还是肾衰竭,避免补液、输血的盲目性。

## (二)禁忌证

同中心静脉置管,即穿刺部位有感染或者严重的凝血机制障碍者。

## (三)操作准备

1. 用物准备 无菌中心静脉压测定包,内有带刻度的玻璃测压管,三通管或"Y"形管,延长管,套管针,5ml 和 20ml 注射器。另备颈外静脉输液用物。

2. 患者准备 留置中心静脉导管患者,取平卧位

## (四)操作步骤

1. 穿刺置管见中心静脉置管部分

2. 水压力计测压法

(1) 由于结构简单、使用方便且经济,一般医疗单位均可实施。测压管道系统由三通管或 T 形管连接患者中心静脉导管、测压管和静脉输液装置组成。置于床边,打开测压管三通开关,向管内注入液体,排气后备用。

(2) 矫正测压板的零点,使其与右心房在同一水平面上。即刻度管的零点与患者右侧腋中线第 4 肋间平齐。

(3) 静脉导管的另一端与延长管连接,转动三通开关于测压位置,当测压管内液面不再下降时,其液面所对应的刻度即为此时的中心静脉压。测压完毕,转动三通开关,开放输液通道,调节输液速度。

3. 换能器测压 应用换能器测压可连续记录中心静脉压和描计静脉压力波形,测量方法同水压力计测压法。

## (五)注意事项

(1) 严格无菌操作,防止感染,穿刺时如抽出鲜红色血液应立即拔针并加压按压穿刺点 $5\sim10$ 分钟。

(2) 排尽测压系统内的空气,防止气泡进入体内造成空气栓塞。

(3) 正确调节零点:无论患者体位如何改变,始终保持测压管的"0"刻度与右心房在同一

水平线上。如患者咳嗽、屏气、伤口疼痛可影响胸膜腔内压力而改变中心静脉压的测量值,应等患者平静后再次测量。

（4）中心静脉压测压管道内不得注入血管活性药物,常用 0.9%氯化钠溶液测压。

（5）注意保持导管通畅,每次测压后倒流入导管的血液应及时冲净。

（6）若中心静脉压超过 1.5kPa(15cmH_2O)时,补液应慎重或暂停补液。

# 第 3 节　微量电脑输液泵的使用

输液泵主要有容积控制式输液泵(容量泵)和微量注射泵(微量泵)。前者输注剂量较准确,只控制实际输入的液体,不受液体浓度的影响,应用范围 1~999ml/h,调节幅度为 1ml/h,通常称之为微电脑输液泵,简称为输液泵。后者较前者输注量更小,精确度更高,调节幅度为 0.1ml/h,简称为微量泵。血管活性药物如硝普钠、硝酸甘油、多巴胺等药物通常适合用微量泵泵注。

## 一、适 用 范 围

1. 重症患者的适量补液　尤其对婴幼儿、心力衰竭和肾功能不全的患者,需精确计算输液量,严格控制滴速,以防输液过多、过快造成的不良反应。

2. 精确和持续给药　如血管扩张药、抗心律失常药等很多药物因半衰期较短需持续滴入,或者一些化疗药物等因其毒性反应大,需精确控制剂量,均需要使用输液泵。

3. 冲洗导管,保持其通畅　对于动脉内导管的加压冲洗可使用该装置。

4. 胃肠外静脉营养。

## 二、临 床 应 用 特 点

1. 输入量严格、准确　可用于严格控制液体量的治疗,如心功能衰竭及心肌梗死等患者均需要严格控制输液量。

2. 输入量精确、均匀　输液泵最小输入速度可为 5~10ml/h,常用于特殊药物的输入。在抢救急危重症患者时,为临床准确使用抢救药物带来方便。如急性心力衰竭患者在逆转血流动力学情况时,需使用大量的多巴胺;而用于改善肾脏和内脏血流时,则使用微量的多巴胺(每分钟 2~10μg/kg),以作用于改善肾脏和内脏血管多巴胺受体,使肾血管扩张,尿量增加,超过此剂量还可作用于 α_1 受体,收缩肾及内脏血管,使肾脏和内脏血流减少。

## 三、操 作 方 法

1. 准备输液泵　检查输液泵的性能,并妥善固定。接通电源,打开电源开关。必要时先给输液泵充电。

2. 准备用物　配好待输液体。

3. 将用物携至床旁,向患者做好解释工作,取得患者的配合。

4. 安装管道　将输液管或注射器装入泵槽内并压紧,排气。但硝普钠、尼莫地平等药物需用避光注射器及延伸管。

5. 设定参数　首先设定输入液体量或输液速度。当输完设定的液体量后,输液泵会自动停止输液。若输液管内有空气,按"FAST"键排气后,输液泵自动从总液体量中减去因排气而损耗的液量,保持原有设定总量,并且设置输液每分钟滴数或每小时毫升数。

6. 将导管与患者连接,穿刺成功后按"启动键",输液泵即可工作。

7. 协助患者取舒适体位,整理床单位,清理用物。

8. 加强巡视,观察输液后反应。

9. 注射完毕,报警铃鸣响。此时应重新配药,若停止用药则撤离输液泵(图 3-3)。

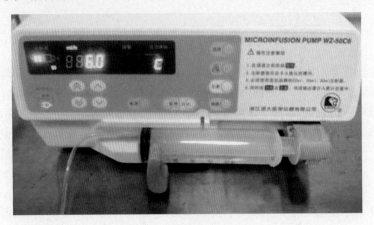

图 3-3 微量输液泵

## 四、护 理 措 施

1. 仔细观察输液泵 若出现报警应及时处理。

(1)泵不能启动:为电源不足或断电后报警,需重新充电或更换内置电池。

(2)气泡报警:输液管内若有空气,输液泵会发出报警并自动停止输液,此时应将穿刺针与输液管或注射器分开,反复按"FAST"键,排尽气泡。

(3)阻塞报警:当输液过程中有阻塞现象也可报警应立即查找原因进行疏通。

(4)输液完毕报警:输液达预定设置量后即可自动报警,此时应拔针或更换液体。

(5)墨菲滴管液面过低或感受器位置不当报警:应及时调整。

(6)泵门关闭报警:当泵门关闭不严时即时报警。

(7)当输液器或注射器与所用输液泵不兼容时,也可引起报警,应更换标准的输液器或注射器。

2. 使用注射泵 一般从小剂量开始,逐渐增加。特殊影响的药物,先调好泵,再连接患者,防止输入过多药量。

3. 微电脑输液泵的保养 用后要清洁除尘,特别应注意保持推进器和导轨摩擦处的清洁,以免影响输液泵输液速率的准确性。定期检查与更换电池,至少每月 1 次进行电池充放电,以防电池老化。

# 第 4 节 呼吸机的临床运用

人体正常呼吸动作的产生,有赖于呼吸中枢调节下的呼吸机、胸廓、气管、支气管树、肺和肺泡等器官和组织的共同协调完成。呼吸机则可以完全脱离呼吸中枢的调节和控制,人为地产生呼吸动作,满足人体呼吸功能的需要。机械通气是应用呼吸机进行人工呼吸的一种方法。主要目的是改善氧合和通气,纠正低氧血症和高碳酸血症,同时可减轻患者的呼吸作功和氧耗,维持呼吸和循环功能。

# 一、呼吸机的工作原理

正常人吸气时膈肌和肋间外肌收缩,胸腔容积增大,肺扩张,肺内的压力降到1个大气压以下,气体即可在大气压的推动下自鼻进入肺内;呼气时膈肌复位,肋间内肌收缩,胸廓和肺弹性回缩,胸腔变小,肺内压力升高至1个大气压以上,肺内气体排出体外。所以人的正常呼吸过程是负压呼吸。而使用呼吸机是利用机器将气体送入肺内,相当于吸气动作,停止送气后靠胸廓和肺的弹性回缩使气体排出体外,相当于呼气动作。所以使用呼吸机是正压通气,与人的正常呼吸过程正好相反。

# 二、使用呼吸机的适应证和禁忌证

## (一)适应证

任何原因引起的缺$O_2$与$CO_2$潴留,均是机械通气的适应证。

1. 各种原因所致心搏、呼吸停止时的心肺脑复苏。

2. 中毒所致的呼吸抑制。

3. 神经-肌肉系统疾病造成的中枢或周围性呼吸抑制和停止。如脑卒中、脑外伤、脑炎、脑部手术、癫痫持续状态、各种原因所致的脑水肿、脊髓、神经根、呼吸肌等受损造成的呼吸抑制、减弱和停止等。

4. 胸、肺部疾病　如ARDS、严重肺炎、胸肺部大手术后,包括COPD、危重哮喘等。

5. 胸部外伤　肺挫伤、开放性或闭合性血气胸、多根多处肋骨骨折所致的连枷胸,只要出现无法纠正的低氧血症,均是应用呼吸机的适应证。

6. 循环系统疾病　急性肺水肿(心源或非心源性)、急性心肌梗死所致的心搏骤停、心脏大手术后常规机械通气支持等。

## (二)禁忌证

呼吸机的应用没有绝对禁忌证,但是以下几种情况可能会导致病情加重。

1. 低血容量性休克患者在血容量未补足以前。

2. 严重肺大疱和未经引流的气胸。

3. 肺组织无功能。

4. 大咯血气道未通畅前。

5. 心肌梗死(相对)。

6. 支气管胸膜瘘。

7. 气管-食管瘘。

任何情况下,对危重患者的抢救和治疗,均强调权衡利弊。

# 三、呼吸机的类型

1. 根据呼吸机的吸气和呼气转换条件的不同　可将呼吸机分为定压型和定容型。定压型呼吸机以预设气道压力来管理通气,即呼吸机的气流进入呼吸道使肺泡扩张,随着胸廓和肺脏的扩大,当肺泡内压力达到压力预定值时,气流中止,即转换为呼气相。定容型呼吸机以预设通气容量来管理通气,即呼吸机将预定的潮气量送入呼吸道,使肺部扩张,当该容量的气体释出后,即转为呼气相。

2. 按工作动力不同 可将呼吸机分为手动、气动(以压缩气体为动力)、电动(以电为动力)三种类型。其中电动型是最经济和最容易获得的呼吸机类型。

3. 按通气频率不同 分为高频通气和常频通气。高频通气呼吸机,具有高呼吸频率、低潮气量、非密闭气路的特点。

## 四、常用的机械通气模式及其特点

### (一)辅助-控制通气(A-CV)

A-CV 模式是指通气靠患者触发,以预设条件提供通气辅助,并以 CV 的预设频率作为备用。其特点为:当吸气用力不能触发或者触发通气频率低于设备频率时,呼吸机以备用频率取代。可以保证每次通气的容量(或压力)。如果触发灵敏度和流量设置恰当,可以降低患者呼吸功。

### (二)间歇指令通气(IMV)

IMV 模式是指呼吸机按照指令、间歇对患者提供正压通气,间歇期患者行自主呼吸。其特点:避免呼吸性碱中毒,降低气道平均压力,避免患者呼吸肌萎缩和对呼吸机的依赖,利于撤机。

### (三)压力支持通气(PSV)

PSV 模式是指患者吸气时,呼吸机提供一恒定的气道正压以帮助克服吸气阻力和扩张肺脏。其特点为:配合患者吸气流速需要,减少呼吸肌用力。人机协调性好,较舒适,防止呼吸肌萎缩,有利于撤机。

## 五、呼吸机的使用(图 3-4)

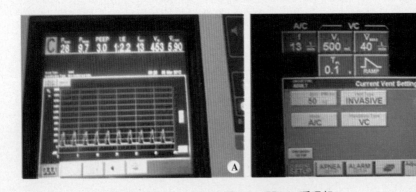

图 3-4  PB840 呼吸机
A. 监测区域;B. 设置区域

### 潮 气 量

潮气量是指静息状态下每次吸入或呼出的气量称潮气量。成人一般为 400～500ml。运动时,潮气量将增大。

### (一)呼吸机的调节

1. 各参数的调节 依据患者的血流动力学与通气、氧合状态来调整。

(1)呼吸频率(f):频率选择根据分钟通气量及目标动脉氧分压水平确定,成人通常设为 12～20 次/分。

(2) 潮气量($V_T$)：一般先根据体重选择 8～12ml/kg 设置,以后根据动脉血气分析调整。

(3) 分钟通气量(MV)：并非所有呼吸机均需设置 $V_T$ 和 MV,有的只有其中一项,MV＝TV×f。

**分钟通气量**

分钟通气量是指每分钟进或出肺的气体总量,等于呼吸频率乘潮气量。平静呼吸时,正常成年人呼吸频率 12～18 次/分,潮气量 500ml,则每分通气量 6～9L。每分通气量随性别、年龄、身材和活动量不同而有差异。为便于比较,最好在基础条件下测定,并以每平方米体表面积为单位来计算。

(4) 吸气时间与吸/呼(I：E)：机械通气患者常设置吸气时间为 0.8～1.2s,或 I：E 为 1：(1.5～2.0)；限制性通气功能障碍患者可适当延长吸气时间。

(5) 气道压力：通气时气道压力的高低以能维持满意的潮气量,又不影响循环为原则。一般成人为 1.2～2.0kPa(12～20cmH₂O),儿童为 0.8～1.2kPa(8～12cmH₂O)。若气道内压力突然降低,可能是气道漏气,如突然升高则表明气道堵塞。

(6) 吸氧浓度($FiO_2$)：一般不超过 40%,呼吸系统病变较轻者可吸入 30%～40%浓度的氧,对于中度和重度病变者,可提高到 40%～60%。60%以上浓度的氧吸入不应超过 24h,以防氧中毒。

(7) 呼吸道湿化温化：主要的目的是稀释痰液,保持呼吸道通畅,每日湿化液不少于 250ml。湿化罐内的水温应保持在 34～36℃为宜。

2. 自主呼吸和机械呼吸的同步调节　若呼吸机与患者的自主呼吸相对抗时,不仅减少通气量,增加体力消耗,还会加重缺氧和二氧化碳潴留,增加心肺负担。所以应及时调节,以使自主呼吸与机械呼吸同步进行,常用的调节方法有。

(1) 手法过渡：手压控制呼吸机或气囊,仔细观察患者的呼吸频率后,按照此频率逐步增加通气量作过渡通气来改善缺氧,有意识地降低二氧化碳分压,使患者的自主呼吸逐步变弱甚至消失后再接上呼吸机。

(2) 当患者微弱的自主呼吸不干扰呼吸机的工作时注意调节呼吸机使之与患者的呼吸合拍。

(3) 适当地应用镇静剂如地西泮、吗啡等有助于消除自主呼吸及增加患者对气管插管的耐受性。若使用镇静剂仍难使患者的自主呼吸与呼吸机合拍时,可采用肌松药如箭毒、苯可松、阿曲库铵等来消除其自主呼吸。

3. 报警参数设置和调节

(1) 容量(TV 或 MV)报警：临床意义是预防漏气和脱机。多数呼吸机监测呼出气 TV、MV 或 TV 和 MV 同时监测；设置依据：依 TV 或 MV 的水平不同而异,高水平设置与 TV 或 MV 相同；低水平能维持生命的最低 TV 或 MV 水平。

(2) 压力(高、低)报警：分上、下限,用于对气道压力的监测。高压报警参数设置正常气道最高压(峰压)上 5～10cmH₂O 水平；低压报警参数设置能保持吸气的最低压力水平。高压报警多提示咳嗽、分泌物堵塞、管道扭曲、自主呼吸与机械通气拮抗或不协调等。低压报警提示：①通气回路松脱管道脱落、传感器脱漏、气囊充气不足、气囊破裂。②使用 SIMV、CPAP、辅助呼吸时患者自主呼吸量不足。③潮气量设置小。④呼吸压力下限报警设置偏高。⑤呼吸机内部漏气。⑥压力和温度传感器连接错误。

（3）低 PEEP 或 CPAP 水平报警：临床意义是保障 PEEP 或 CPAP 的压力能在所要求的水平。

### （二）使用呼吸机的基本步骤

1. 明确患者是否有机械通气的指征。

2. 呼吸机在使用前认真检查，必要时自检。

3. 根据病情选择适宜的通气模式。

4. 设置呼吸机各参数，如 f、$V_T$、I：E、$FiO_2$ 等。不同的呼吸机调节方法不同，根据具体的机型具体调节。

5. 确定报警限　不同呼吸机的报警参数不同，可参照说明书调节。气道压力限制一般调在维持正压通气峰压之上 5～10cmH$_2$O。

6. 调节湿化器温度　一般在 34～36℃。

7. 调节同步触发灵敏度　根据患者自主吸气力量的大小进行调节。一般将触发灵敏度设置在 2cmH$_2$O 或 2L/min。

8. 调节好呼吸机后接模拟肺试运行，然后连接患者开始机械通气。

### （三）呼吸机的撤离

1. 撤离呼吸机的指征

（1）患者一般情况好转和稳定，神志清楚，感染控制，循环平稳，能自主摄入一定的热量，营养状态和肌力良好。

（2）呼吸功能明显改善：①自主呼吸增强，常与呼吸机对抗；②咳嗽有力，能自主排痰；③吸痰等暂时断开呼吸机时患者无明显的呼吸困难，无缺氧和 CO$_2$ 潴留现象，血压、心率稳定；④降低机械通气量，患者能自主代偿。

（3）血气分析的结果正常。

（4）酸碱失衡得到纠正，水电解质平衡。

2. 撤机步骤

（1）向患者做好解释工作：长期使用呼吸机的患者可能在心理上产生了对呼吸机的依赖性，要解除他们的心理负担，同时加强营养供给和进行肺功能的锻炼。

（2）间断脱机：先在白天进行间歇辅助呼吸，停机时间根据病情，从每小时停 5min 开始，逐渐增加到停机 15～20min，再逐渐过渡到夜间。当患者在自主呼吸达 1h 以上且没有呼吸困难的症状及其他指征均正常时才可完全停机。

（3）撤机：一般选择在上午，以便于观察。最初的 1～2 天夜间仍可适当使用呼吸机，经过 2 天的观察，患者自主呼吸良好时可完全撤机。

### （四）使用呼吸机的注意事项

1. 严密观察患者的生命体征和神志的变化，机械通气初期 30min 记录 1 次，病情稳定后，1～2h 记录 1 次，出现异常及时对症处理。

2. 仔细观察呼吸机的运转情况，保持呼吸机管道通畅，及时吸痰。吸痰注意事项：

（1）吸痰时动作要轻、准、快，一次吸痰时间不宜超过 15s，以免发生低氧血症。

（2）为防止吸痰时造成的低氧血症，在吸痰前、后给予吸 100% 氧气 2～3min。

（3）吸痰时注意患者心率、血压和血氧饱和度等参数的变化。

（4）气管插管患者，应注意吸痰顺序，先吸净口咽部分泌物，再换吸痰管吸引气道内分泌物，然后放松气囊再吸引气道深部的痰液，以免口咽分泌物在放松气囊时下行进入气管而发生感染。

（5）危重和分泌物较多的患者,吸痰时不宜一次吸净,应将吸痰与吸氧交替进行。

（6）对于痰液黏稠不易吸出患者,在吸痰前可给予 0.9％氯化钠溶液或 2％碳酸氢钠 2～5ml 冲洗气道,待几次通气后立即吸痰。

3. 定期监测血气,根据血气分析结果及时调整呼吸机参数。

4. 防止气管黏膜水肿、糜烂、溃疡　气管内导管和气囊压迫气管壁造成气管黏膜水肿、糜烂、溃疡以致狭窄,是机械通气的常见并发症。为减轻气囊对局部黏膜的压迫,应尽量采用高容低压套囊,避免过度充气,或采用带有双套囊的导管,交替使用减少气管黏膜局部压迫。气囊充气时,最好能用测压装置测量气囊压力。

5. 人工气道的湿化　目的就是稀释气道分泌物,并且有利于气道分泌物的排出。

6. 撤机后的护理

（1）观察患者呼吸情况,监测血气分析,做好行二次机械辅助通气的准备。

（2）停机后,患者由于长时间的气管内刺激,常有痰液黏稠,应加强气道湿化。

# 第 5 节　心电监护仪

心电监护是指持续或间断地监测心肌电活动,反映心脏功能的指标,是各种急危重症患者常规监测的项目之一。重症监护病房内,常配备心电监护系统。心电监护系统由一台中央监测仪和 4～6 台床边监护仪组成。床边监护仪的心电图信号可以通过导线输入中央监测仪。这样方便护士在中央监测仪上同时观察到多个患者的心电动态变化,减轻了护理人员的工作量,提高工作效率。

## 一、临 床 意 义

1. 及时发现和识别心律失常　是心电监测的主要目的,通过动态观察捕捉心电图变化,根据其发展规律和趋势,可预示致命性心律失常的发生。

2. 监测电解质的变化　急危重患者由于原发疾病或应激反应,会出现神经内分泌的改变,导致水、电解质及酸碱失衡而影响心脏电生理活动,使心电图的波形出现异常,甚至心律失常发生。因此,持续的心电监护能早期发现电解质紊乱便于及时进行纠正。

3. 指导抗心律失常治疗　通过心电监护不仅可及时发现心律失常,还可以有效评价各种治疗、护理措施的疗效与不良反应。

4. 术中监护　在许多手术,特别是心血管手术的术前、术中、术后及进行各种特殊的检查时,大多需要实行心电监护,以便于及时发现术中可能出现的并发症并能够迅速采取措施。

5. 观察起搏器的功能　安装起搏器的患者,监测其心电图的改变,对观察心脏起搏器的正常功能十分重要。

## 二、心电监护仪的基本结构与功能

1. 基本结构

（1）信号输入装置:分为有线和无线两种。有线信号输入是通过导线直接将贴在患者身上的电极与监护仪连接,进行心电信号的传递;有线信号的传递干扰少,失真度小,要求患者必须卧床,一般 ICU 常用。无线信号输入是先将心电信号通过电极引入一小型便携式无线信号发射装置,再通过无线电波将其传到心电监护仪或中心监护站的接收器,通过处理再还原为心电波;无线信号易受外界电波干扰,可观察患者动态活动时的 ECG 变化,适用于非绝对卧床的患者。

(2) 显示器:特点为能处理并储存信息,多为存储显示器。

(3) 记录器:大多监护仪带有记录装置,可进行延时和实时记录 ECG 变化,有些心电监护仪还可以直接打印 ECG 波形。

(4) 报警装置:心电监护仪能对监测的各种参数进行报警设置,并能对某些心律失常进行分析报警。可通过声、光和屏幕符号指示等报警。

(5) 其他附属装置:能对呼吸、血氧饱和度、血压等生命体征进行监测设置。

2. 种类和功能

(1) 心电监护系统:在 ICU 常配备综合心电监护系统,用于同时监测和记录若干个患者的心电,呼吸,有创和无创血压等数据。中心或床边监护仪具有以下功能:

1) 显示、打印和记录 ECG 波形和心率等监测数据。

2) 设置心率上、下限报警声、光、视听装置,在心脏停搏发生 4 秒以上可自动进行报警。

3) 冻结图像功能,可使 ECG 波形显示暂停于某段,以供观察和分析。

4) 分析 ECG,可分析多种心律失常,识别 T 波、ST 段等异常的改变。

5) 显示和记录数小时至 24h 的监测趋势。

6) 与除颤器组合连接,以便同步电复律和迅速除颤。

(2) 动态心电图监护仪(Holter 心电图监护仪):包括记录仪和分析仪两部分。

1) 随身携带的小型 ECG 磁带记录仪:通过胸部皮肤电极记录 24h 的 ECG 波形,可记录心脏不同负荷状态的 ECG 变化,便于动态观察分析。

2) 分析仪:应用计算机进行识别,省时省力。

Holter 心电图监护仪主要用于冠心病和心律失常的诊断,监测起搏器的功能,观察心律失常药物的疗效等。因其在记录和放像时易有伪差,故常和分析仪联合使用。

(3) 遥控心电图监测仪:患者身旁携带一个发射盒,不需要导线与心电图监护仪连接,遥控半径约 30m,中心站可同时监护多个患者。

## 三、心电监护仪的操作方法

虽然各种监测仪设备组成不同,操作步骤或程序亦不相同,但大体包括如下一些操作步骤:

1. 安装心电监测电极和选择监测导联。

2. 开启和连接监测仪器。

3. 选择各种监测参数。

4. 建立各种预监测条件和质量控制。

5. 开启报警功能和选择报警参数。

6. 持续荧光屏滚动监测和(或)走纸记录心电图分析。

7. 阶段性监测报告。

安放电极前,先做患者皮肤准备。皮肤是不良导体,要获得电极和皮肤的良好接触,患者皮肤可作一下准备:①在电极安置处剃除体毛。②用肥皂和水彻底洗净皮肤。③干擦皮肤以增加组织毛细血管血流,并除去皮肤的角质层和油脂。④在电极安放前装上弹簧夹或按钮。

行心电监护者,其胸前监护导联放置需注意如下要点:

(1) 既往无器质性心脏病的一般危重患者,应选择 P 波明显的导联,如 II 导联、$V_1$ 导联等。

(2) 既往有或疑有心脏器质性损害者,应以全导联(12 导联)心电图为基础选择最佳监护导联。

(3) 任何导联的 QRS 波振幅应足以触发心率计。

(4) 为了在需要时便于除颤电极板放置,必须留出并暴露患者的心前区。

(5) 避免干扰造成的伪差,常见为患者活动时可呈现与心室纤维性颤动相似的心电波畸形或粗条基线;若电极松脱则显示一条直线。

(6) 电极应与皮肤紧密接触,出汗时电极易于脱开,应根据波形图像显示的清晰程度随时更换。

(7) 心电监护只是为了监护心率、心律的变化。若需分析 ST 段异常或更详细地观察心电图变化,应作常规导联心电图。

链接

**安放心电监护电极与导联连接法**

1. 3 个导联装置(标准配置)的电极安放(以 HP M1722 A/B 为例)

白色(右臂)电极——放在右锁骨下第 2 肋间,靠近右肩。

黑色(左臂)电极——放在左锁骨下第 2 肋间,靠近左肩。

红色(左腿)电极——放在左下腹,或左锁骨下第 6、7 肋间。

3 个导联装置的监护仪只能监测一个 ECG 导联。

2. 5 个导联装置的电极安放(以 HP M1205A 为例)

肢体导联电极安放,如表 3-2。

表 3-2　肢体导联电极安放

| 标名 | AAMI 彩色码 | IEC 彩色码 | 电极片安放位置 |
| --- | --- | --- | --- |
| RA(右臂) | 白 | 红 | 紧挨锁骨下方处,靠近右肩 |
| LA(左臂) | 黑 | 黄 | 紧挨锁骨下方处,靠近左肩 |
| C(V)(胸) | 棕 | 白 | 放在胸前导联某一位置 |
| RL(右腿) | 绿 | 黑 | 放右下腹 |
| LL(左腿) | 红 | 绿 | 放左下腹 |

在临床实际监测工作中,多功能监护仪虽有高度自动化的监测功能,却也离不开训练有素的专业监测人员的具体工作,他们是实施监测、及时识别和诊断监测结果,并迅速做出正确有效的治疗反应的决定因素,因此对监测专业人员的培养和训练,是实现高质量临床监测的关键。

**小结**

　　1. 气管插管、气管切开及动、静脉穿刺置管、PICC 导管置管是危重患者的重要抢救措施,应掌握这些操作的适应证、操作要点及操作完毕后对患者采取的护理措施。

　　2. 中心静脉压是临床常用的监测技术。对了解血容量、心功能具有重要意义。因此,要求熟练掌握中心静脉压测量的操作方法和中心静脉压异常的判断。

　　3. 急危重症患者的抢救中常使用微量电脑输液泵、心电监护仪和呼吸机,因此,要求会使用这些仪器,并在患者使用仪器过程中对其采取正确的护理方法。

# 自测题

**A₁ 型题**

1. 气管插管常见的失败原因有(　　)
   A. 声门暴露不明显　　　B. 导管过粗
   C. 喉损伤　　　　　　　D. 上呼吸道阻塞
   E. 以上均是

2. 最常采用的动脉穿刺置管的部位是(　　)
   A. 左侧股动脉　　　　　B. 右侧股动脉
   C. 左侧桡动脉　　　　　D. 右侧桡动脉
   E. 左侧肱动脉

3. 若对患者行颈内静脉穿刺置管术,局麻后,针头要求与矢状面成什么角度进针(　　)
   A. 平行　　　　　　　　B. 30°
   C. 40°　　　　　　　　 D. 45°
   E. 60°

4. 锁骨下静脉穿刺若经锁骨下进针,则穿刺点在(　　)
   A. 锁骨中点外侧 1～2cm 的锁骨下缘
   B. 锁骨中点内侧 1～2cm 的锁骨下缘
   C. 锁骨中点外侧 2～4cm 的锁骨下缘
   D. 锁骨中点内侧 2～4cm 的锁骨下缘
   E. 锁骨中点内侧 3～4cm 的锁骨下缘

5. 选择股静脉测定中心静脉压,要求刻度管的零点与患者哪个部位平齐(　　)
   A. 左侧腋中线第 3 肋间
   B. 右侧腋中线第 3 肋间
   C. 左侧腋中线第 4 肋间
   D. 右侧腋中线第 4 肋间
   E. 左侧腋中线第 5 肋间

6. 中心静脉压升高而血压仍低于正常提示(　　)
   A. 心包填塞　　　　　　B. 容量负荷过重
   C. 心功能不全　　　　　D. 有效血容量不足
   E. 缩窄性心包炎

7. 气管切开术后,患者居住的病房对温度和湿度的要求是(　　)
   A. 温度 20℃左右,相对湿度 80%左右
   B. 温度 20℃左右,相对湿度 50%左右
   C. 温度 20℃左右,相对湿度 30%左右
   D. 温度 15℃左右,相对湿度 80%左右
   E. 温度 25℃左右,相对湿度 60%左右

8. 气管切开使用的金属内套管,通常多长时间更换一次(　　)
   A. 1～2 小时　　　　　 B. 2～4 小时
   C. 4～8 小时　　　　　 D. 6～12 小时
   E. 24 小时

9. 选择股静脉进行中心静脉压的测定,静脉导管到达上下腔静脉与右心房交界处,需插入(　　)
   A. 10～15cm　　　　　 B. 15～20cm
   C. 20～25cm　　　　　 D. 25～30cm
   E. 35～45cm

10. 若中心静脉压超过(　　),应暂停补液。
    A. 5cmH₂O　　　　　　B. 10cmH₂O
    C. 15cmH₂O　　　　　 D. 20cmH₂O
    E. 25cmH₂O

11. 气管插管留置时间不宜超过(　　)
    A. 24 小时　　　　　　B. 48 小时
    C. 36 小时　　　　　　D. 72 小时
    E. 96 小时

12. 呼吸机应用时出现低压报警的常见原因不正确的是(　　)
    A. 呼吸机管道内有积水
    B. 呼吸机管道脱落
    C. 气管导管的气囊漏气
    D. 呼吸机管道破裂
    E. 湿化罐活塞未关闭

13. 在 ICU 常用的心电监护仪是(　　)
    A. 多功能监护仪　　　　B. Holter 监护仪
    C. 遥控心电监护仪　　　D. 血氧饱和度仪
    E. 心电图机

14. 使用人工呼吸机时,潮气量一般为(　　)
    A. 1～5ml/kg　　　　　B. 5～10ml/kg
    C. 10～15ml/kg　　　　D. 15～20ml/kg
    E. 8～12ml/kg

15. 按工作动力分类,最经济和最容易获得的呼吸机类型是(　　)
    A. 手动型呼吸机
    B. 气动型呼吸机
    C. 电动型呼吸机
    D. 定压型(压力切换)呼吸机
    E. 定容型(容量切换)呼吸机

16. 定压型呼吸机需经常测定(　　)
    A. 潮气量　　　　　　　B. 呼吸频率
    C. 气道压力　　　　　　D. 吸气时间
    E. 吸气流速

17. 机械通气模式中,持续气道正压通气是指(　　)
    A. BIPAP　　　　　　　B. CPAP
    C. SIMV　　　　　　　D. PRVC
    E. A/C

18. 使用压力控制通气时,重点监测的内容是(　　)
    A. 潮气量　　　　　　　B. 气道压力
    C. 分钟通气量　　　　　D. 通气模式
    E. 触发灵敏度

19. 使用压力控制通气时,重点监测的内容不包括(　　)
    A. 呼吸频率　　　　　　B. 潮气量
    C. 吸气时间　　　　　　D. 气道压力

E. 触发灵敏度

20. 主要用于冠心病的诊断和捕捉心律失常的是(　　)
    A. 多功能监护仪　　　　B. Holter 监护仪
    C. 遥控心电监护仪　　　D. 血氧饱和度仪
    E. 心电图机

21. 呼吸机应用时出现高压报警的常见原因有(　　)
    A. 呼吸机管道脱落
    B. 呼吸道分泌物过多
    C. 高压报警上限设置过高
    D. 气管导管的气囊漏气
    E. 湿化罐活塞未关闭

22. 使用呼吸机时,气道压力的高压报警应设定在(　　)
    A. 气道最高压(峰压)上 5～10cmH$_2$O 水平
    B. 气道最高压(峰压)上 30cmH$_2$O 水平
    C. 气道最高压(峰压)上 1cmH$_2$O 水平
    D. 气道最高压(峰压)上 20cmH$_2$O 水平
    E. 气道最高压(峰压)下 5～10cmH$_2$O 水平

23. 机械通气时,吸痰操作错误的是(　　)
    A. 不将气道外微生物带入气道内
    B. 吸痰动作轻柔快速
    C. 吸痰前先给患者吸 100% 氧气 1～3min
    D. 一次吸痰时间不宜超过 15s
    E. 用吸引口鼻的吸痰管吸引气道深部的痰液

24. 使用呼吸机时出现高压报警的常见原因不正确的是(　　)
    A. 管道扭曲
    B. 呼吸道分泌物过多
    C. 支气管痉挛
    D. 高压报警上限设置过高
    E. 自主呼吸与呼吸机对抗

(喻爱芳)

# 第4章

# 心搏骤停和心肺脑复苏

2011年电影《武侠》中,金城武饰演的捕快为了骗过黑帮对甄子丹的追杀,而让他心脏突然停跳并维持一刻钟。在最后关头再通过撞击胸部叫醒甄子丹。金城武的这个计划真的切实可行吗? 对于心脏突然停跳的患者,我们正确的抢救方法又是怎样的呢?

## 第1节 心搏骤停和心肺脑复苏概述

心搏骤停(cardiac arrest)是指心脏突然停止跳动,有效泵血功能停止,主要表现为心音脉搏消失、呼吸停止、意识丧失、瞳孔散大等症状,是临床最危急的情况,而及时有效的心肺复苏对于抢救生命史是非常关键的。

> **案例4-1**
>
> 王奶奶在家中打麻将时突然倒地,意识丧失,呼吸、心搏骤停。家人急送入附近医院急救。王奶奶既往有冠心病史。经抢救后脱离生命危险。
>
> **问题:**说出王奶奶护理评估的内容? 在现场具体的抢救方法如何进行? 在医院后期的护理中最关键的措施是什么?

## 护 理 评 估

**考点:**心肺骤停的常见病因

### (一)病因

1. 心脏因素 其中冠心病最为多见,其他如心肌病、急性心肌炎、心瓣膜病等。

2. 非心脏因素 见于电击伤、溺水、自缢、严重创伤、中毒、麻醉或手术操作意外、严重的电解质紊乱、酸碱失衡等疾病。

### (二)身体状况

1. 主要临床表现

(1) 意识突然丧失,患者昏倒。

(2) 大动脉搏动消失。

(3) 自主呼吸断续或停止。

(4) 瞳孔散大,对光反射消失。

**考点:**心脏骤停的主要判断依据

(5) 面色苍白或发绀。

(6) 部分患者可有短暂抽搐或全身肌肉松软。

2. 诊断 诊断心脏骤停过程中注意不要为确诊反复听诊心音或等待心电图检查,在出现意识丧失及大动脉搏动消失即可作出心脏骤停的判断,并立即抢救,避免贻误时间。

# 第 2 节　心肺脑复苏

心肺脑复苏(cardiopulmonary cerebral resuscitation,CPCR)是一个系统的急救技术,需要时间的连续性。由于大脑在循环中止 4～6 分钟后将发生不可逆的损害,故一旦确定心脏骤停应立即进行抢救。目前 CPCR 的操作内容主要有以下三个过程:①初期复苏或基础生命支持(basic life support,BLS);②进一步生命支持或高级心肺复苏(advanced life support,ALS);③持续生命支持(prolonged life support,PLS)。

考点:心肺复苏的最佳时机

## 一、基础生命支持

BLS 是指现场的应急抢救工作,最为重要和紧迫,一般缺乏器械设备,要求时间性,因此对患者的预后非常关键(表 4-1)。主要包括三个步骤:C(circulation)为建立人工循环,A(air-way)为保持呼吸道通畅,B(breathing)为人工呼吸。

表 4-1　成人、儿童和婴儿的关键基础生命支持步骤

| 内容 | 建议 | | |
|---|---|---|---|
| | 成人 | 儿童 | 婴儿 |
| 识别 | 没有呼吸或不能正常呼吸(即仅仅是喘息) | 无反应(所有年龄)不呼吸或仅仅是喘息 | — |
| | 对于所有年龄,在 10 秒内未扪及脉搏(仅限医务人员) | | |
| 心肺复苏程序 | C-A-B | | |
| 按压速率 | 至少 100 次/分 | | |
| 按压幅度 | 至少 5cm | 至少 1/3 前后径大约 5cm | 至少 1/3 前后径大约 4cm |
| 胸廓回弹 | 保证每次按压后胸廓回弹,医务人员每 2 分钟交换一次按压职责 | | |
| 按压中断 | 尽可能减少胸外按压的中断,尽可能将中断控制在 10 秒以内 | | |
| 气道 | 仰头提颏法(医务人员怀疑有外伤:托颌法) | | |
| 按压-通气比率(置入高级气道之前) | 30:2 1 或 2 名施救者 | 30:2 15:2 | 单人施救 两名医务人员施救 |
| 通气:在施救者未经培训或经培训但不熟练的情况下 | 单纯胸外按压 | — | |
| 使用高级气道通气(医务人员) | 每 6～8 秒一次呼吸(每分钟 8～10 次呼吸)与胸外按压不同步 大约每次呼吸 1 秒时间,明显的胸廓上升 | | |
| 除颤 | 尽快连接并使用 AED,尽可能缩短电击前后的胸外按压中断;每次电击后立即从按压开始心肺复苏 | | |

注:本表不包括新生儿,因为新生儿的心脏骤停的病因几乎都是窒息

## (一)建立人工循环

心脏按压是现场急救最常用的方法,心脏按压分为胸外心脏按压和胸内心脏按压。目前现场急救多采用胸外按压,胸内心脏按压只有在胸外心脏按压无效或严重创伤(如多发肋骨骨折、张力性气胸、心包腔大量出血、严重的脊柱畸形等)而不能做胸外心脏按压时方可考虑施行。胸外心脏按压的方法如下:

1. 体位　患者平卧于硬质平板或平地上,头部不应高于心脏水平,施救者立于或跪于患者一侧。

2. 按压部位　过去指南建议,施救者将一只手掌根部置于胸骨中下 1/3 交界处(以食指、中指沿患者肋弓处向中间滑移,寻找胸骨下切迹为定位标志),另一只手掌根部叠放在前者上面,手指向上方翘起。目前建议直接将手掌置于胸部中央相当于双乳头连线水平即可。

3. 姿势　即操作者身体姿势:操作者肘关节伸直,借助双臂和躯体重量垂直下压。不能采取过快的弹跳或冲击式的按压,开始的一、二次用力可略小,以评估患者胸部的弹性,忌用力过猛,以免发生肋骨骨折、血气胸和肝脾破裂的并发症。

4. 按压频率　每分钟至少 100 次。

5. 按压深度　成人至少 5cm。

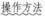考点:人工循环的具体操作方法

6. 按压与放松　按压和放松的时间要对等,放松时保证胸廓完全回弹,但手掌不离开胸壁(图 4-1)。

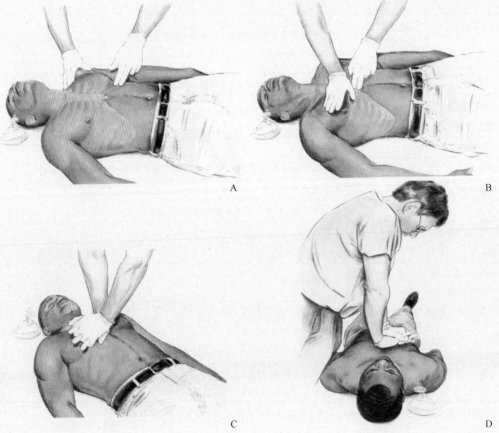

A

B

C

D

图 4-1　成人胸外按压示意图

**胸前捶击**

　　胸前捶击的操作方法是用拳头尺侧从20cm高处快速捶击胸骨下半部分,并立即缩回,以产生一次冲击样刺激。心脏骤停后采用胸前捶击的理由是,捶击产生的机械性能量转化为电能,可能足以达到转律作用。所有文献报道胸前捶击成功除颤的病例均为心室颤动发生10秒以内者。另有报道,胸前捶击可能使心律恶化,如使心动过速加速,或者使心动过速转变为心室颤动等。

### （二）畅通呼吸道

　　患者意识丧失后舌根后坠或异物(食物、呕吐物、义齿等)可造成气道阻塞,因此心肺复苏第一步必须先设法畅通气道,常用仰额举颏法、托颌法或仰额抬颈法,若有异物,可用食指成钩状清除。疑有气道异物的,可采用 Heimlich 法:施救者从患者背部双手环抱于患者的正中线脐部稍上,迅速用力挤压,可使气道异物排出。

　　1. 仰头举颏法　患者仰卧位,施救者一手放在患者前额,向后施压使头后仰,另一手轻轻抬举颏部,使头后仰 25°～45°(图 4-2)。

　　2. 托颌法　施救者用两手同时将患者左右下颌角托起,将下颌骨前移、使其头后仰。对疑有颈部损伤者,仅托举下颌不使头后仰。

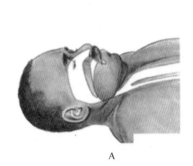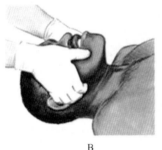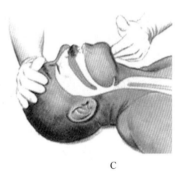

A　　　　　　　　　　B　　　　　　　　　　C

图 4-2　气道开放示意图
A. 气道梗阻;B. 托颌法;C. 仰额举颏法

　　3. 仰额抬颈法　施救者确定患者无颈部外伤时可用,用一手施压于前额,另一手置颈后抬举颈部。

### （三）人工呼吸

　　人工呼吸用人工方法借助外力来推动肺、膈肌或胸廓的活动,使气体被动地进入或排出肺脏,以保证机体氧的供给和二氧化碳的排出。常用方法有口对口、口对鼻两种方法。其中口对口最为常用,效果最好。院内急救时一般用气囊-面罩进行人工通气。

　　1. 口对口人工呼吸法　施救者在保持呼吸道通畅的前提下,用压前额那只手的拇指捏紧患者的鼻孔,防止吹气时气体溢出,平静吸气(不必深吸气)后用双唇密闭包住患者口唇外周,用力吹气,扩张患者胸廓,吹气毕与患者口部分离,同时放开患者鼻孔,以便患者的胸廓和

护考链接

　　患者,女,26岁,因车祸致伤,现场急救时发现心跳呼吸已停止约 4 分钟,复苏时首先应采取的措施是
　　A. 呼唤患者　　　B. 胸外心脏按压
　　C. 口对口人工呼吸　D. 清理呼吸道
　　E. 心内注射肾上腺素
　　分析:考察心肺复苏操作的顺序,根据 2010 美国心脏协会心肺复苏的指南,首先应该进行心脏按压。

**考点:**口对口人工呼吸的具体操作方法

肺依靠弹性自行回缩,排出二氧化碳。每次吹气大约 1 秒,使胸廓明显隆起,呼吸频率为8～10 次/分(图 4-3A)。

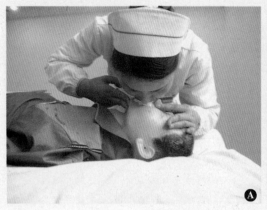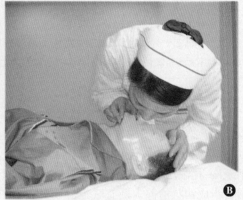

图 4-3　人工呼吸示意图

A. 口对口人工呼吸;B. 口对鼻人工呼吸

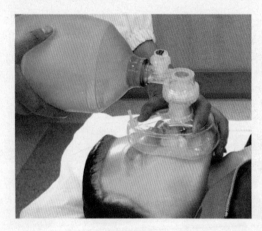

图 4-4　气囊-面罩人工通气

2. 口对鼻人工呼吸法　适用于口周外伤或张口困难的患者。保持呼吸道通畅的前提下,施救者深吸气后以口唇密闭封住患者鼻孔周围,用力向鼻孔内吹气,吹气时要使口唇闭合,呼气时放开,其他要点同口对口人工呼吸(图 4-3B)。

3. 气囊-面罩人工通气　单人进行气囊-面罩人工通气时,施救者一只手用拇指和食指扣压面罩,中指及其他手指抬起下颌,另一只手捏气囊,技术要求颇高,且易疲劳。双人操作则容易保障有效地开放气道和通气。无论单人操作还是双人操作,通气量只需使胸廓隆起即可,频率保持在 8～10 次/分,避免快速和过分用力加压通气(图 4-4)。

## (四)复苏效果判定

1. 瞳孔　复苏有效时,瞳孔由大变小,如果瞳孔由小变大,固定,则说明复苏无效。

2. 面色　面色由发绀转为红润,复苏有效;若变为灰白,说明复苏无效。

3. 颈动脉搏动　按压有效时,每一次按压可以摸到一次搏动,停止按压脉搏仍跳动,则说明心跳恢复。

4. 神志　复苏有效,可见患者眼球活动,并出现睫毛反射和对光反射,甚至出现手脚活动。

5. 出现自主呼吸　自主呼吸出现,复苏有效,但不意味着停止人工呼吸,呼吸微弱的仍要坚持人工呼吸。

## 二、进一步生命支持或高级心肺复苏

ALS主要在BLS的基础上应用辅助设备和药物进一步维持有效的通气和换气,转复心律,恢复和稳定呼吸、循环系统的功能。

### (一)氧疗和人工通气

在BLS中,口对口吹气含氧量不能达到标准,因此应尽早进行氧疗和机械通气,常用气管插管呼吸机、面罩接呼吸机或简易气囊人工呼吸器。一旦高级气道建立,2个施救者不再周期工作(即因吹气而暂停按压)。相反施救者应保持至少100次/分的频率不间断地按压,即使通气也不停止按压,此时应给予8~10次/分通气。并保证胸廓明显起伏。

### (二)除颤和电复律、体外无创起搏

80%~90%心搏骤停为心室纤颤,因此应尽早电击除颤。而自动体外除颤仪(automated external defibrillator, AED)是实现早期电除颤的重要手段。所谓早期除颤,通常将除颤的时间界定在心脏骤停发生的最初数分钟内,美国心脏协会的要求是院外除颤不超过5分钟,院内除颤不超过3分钟。AED的连贯操作是:患者取平卧位,暴露其前胸,接好电源,正确粘贴电极,开启除颤仪,按分析按钮,根据提示进行操作,如果提示是"建议除颤"则告诉大家离开患者床边,然后按压电击按钮进行除颤。关于除颤能量的选择,不同除颤仪和除颤波形所需要的电能不同,双相切角指数波用150~200J,双相直线波用120J,单相波初始及后续电击均采用360J。一般除颤器均在显著位置标明有效除颤电能,不了解所使用设备的有效剂量范围时,首次电击用200J。儿童及婴儿首次可选2J/kg,后续至少为4J/kg,但不应超过10J/kg或成人最大剂量(图4-5)。

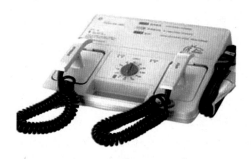

图4-5 自动体外除颤仪

**链接**

**除颤电极**

除颤器的电极有手柄式和粘贴式两种,AED多用粘贴式电极。两个电击并无左右正负之分,常用安放部位有:①胸骨心尖位,是标准安放部位,应用最为广泛,电极置于胸骨右缘第2肋间和左第5肋间腋中线。②前后位,电极位置分别为左侧心前区和背部左肩胛骨下角处。③左右侧胸壁腋中线处,较少采用。

### (三)药物治疗

1. 路径

(1)建立静脉通路:实施抢救中要迅速建立静脉通路,临床上常多用上腔静脉系统给药。

(2)气管内插管给药:可以快速吸收。

(3)心内注射:不宜首选。

2. 药物

(1)肾上腺素:为心肺复苏的首选药物,激发心脏复跳并增强心肌收缩力,增加心排血量。静脉注入1mg肾上腺素以促使心搏恢复,必要时每间隔5分钟重复注射一次,并可增加剂量。

(2)利多卡因:有抗心律失常的作用,尤其适用于室性期前收缩和阵发性室性心动过速。使用时剂量按1mg/kg计算,注射必须缓慢,可重复注射,也可按1~3mg/min的剂量做连续滴注。

(3)阿托品:对窦性心动过缓有较好的疗效,首次剂量为0.5mg,每隔5分钟可重复注射,

直至心率恢复到 60 次/分以上为止。

**考点:**复苏
常用药物

（4）碳酸氢钠:是复苏时纠正代谢性酸中毒的首选药物,成人静脉注射碳酸氢钠的速度以 15ml/min 左右为宜。

**护考链接**

患者,女,因车祸导致呼吸心搏骤停经抢救初期复苏成功后立即送往医院进行二期复苏及后期复苏。

1. 该患者使用复苏药物的最佳途径是
   A. 皮下注射　　B. 静脉注射　　C. 肌内注射　　D. 心内注射　　E. 气管内给药
2. 该患者应用复苏药的目的不包括
   A. 预防感染　　B. 防治脑水肿　　C. 防治心律失常　　D. 纠正急性酸中毒
   E. 激发心脏复跳并增强心肌收缩力
   分析:心肺复苏的药物如肾上腺素可激发心脏复跳并增强心肌收缩力,碳酸氢钠可纠正急性酸中毒,利多卡因可防治心律失常,甘露醇和激素等可防治脑水肿。
3. 该患者监测血压过低,应选用的药物为
   A. 阿托品　　B. 肾上腺素　　C. 去甲肾上腺素　　D. 利多卡因　　E. 碳酸氢钠
   分析:肾上腺素为心肺复苏首选用药,可使心肌收缩力增强,心排血量增加。

### （四）其他

心电监护有利于观察心律失常的性质,了解复苏情况。

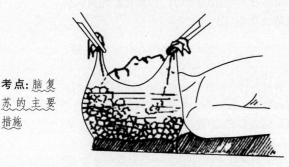

**考点:**脑复
苏的主要
措施

图 4-6　塑料薄膜冰帽降温

# 三、持续生命支持

PLS 主要指脑复苏及复苏后的治疗和护理,在这里主要介绍脑复苏,当患者心跳停止后,脑组织缺血易导致脑缺氧和脑水肿,因此,脑复苏的关键在于脑水肿的防治,具体措施:

1. **保持低温**　低温疗法可使大脑对缺氧的耐受性增强,减轻脑水肿,降低颅内压,因此降温应越早越好,降温前使用人工冬眠法消除寒战反应,随后用冰帽对头部重点降温(图 4-6),再将冰袋置于颈、腋、腹股沟、腘窝等大血管经过处,使体温降至 35～33℃为宜。复温时先停物理降温,再停冬眠药物,复温过程宜缓慢。

2. **脱水疗法**　为减轻脑水肿的主要措施,可用 20% 甘露醇,每次 200～250ml 静脉滴注,15～30 分钟内滴完。也可应用呋塞米、甘油制剂。

3. **激素**　肾上腺皮质激素可减轻脑水肿,因此宜尽早用药,地塞米松为首选药物。

4. **其他**　①促进脑细胞代谢药:如 ATP、辅酶 A、细胞色素 C 等;②高压氧治疗。

**护考链接**

患者,男,65 岁,有心脏病史,结肠术后第 2 天,突然出现意识丧失,颈动脉搏动摸不到,诊断为心脏停搏,立即行心肺复苏术,5 分钟后恢复心跳和呼吸,该患者心肺复苏后,脑复苏的主要措施是

A. 确保呼吸道通畅　　B. 治疗原发病　　C. 维持有效循环　　D. 加强基础护理

E. 降温和脱水疗法

分析:考察脑复苏的主要措施。

小结

心搏骤停是临床上急危的情况,现场抢救至关重要,因此必须注重现场及时正确地抢救,在学习过程中要注意掌握好急救技术,同时要做好培训,反复练习,做到熟练的操作,这样可以在急救现场争分夺秒,挽救患者的生命。

## 自测题

**A₁ 题型**

1. 心肺复苏中首要的措施是( )
   - A. 通畅呼吸道
   - B. 测量血压
   - C. 人工呼吸
   - D. 注射药物
   - E. 胸外按压

2. 早期判断心搏骤停的主要依据是( )
   - A. 心音、脉搏消失,血压测不到
   - B. 瞳孔散大
   - C. 呼吸停止
   - D. 意识丧失伴大动脉搏动消失
   - E. 心电图提示心室颤动

3. 为成年人做人工呼吸的吹气频率是( )
   - A. 4～5 次/分
   - B. 8～10 次/分
   - C. 14～16 次/分
   - D. 20～25 次/分
   - E. 60～100 次/分

4. 婴儿在进行胸外按压时,按压深度应为( )
   - A. 2cm 左右
   - B. 3cm 左右
   - C. 大约 4cm
   - D. 4～5cm
   - E. 5cm

5. 成人心肺复苏时心脏按压与人工呼吸的比例是( )
   - A. 3∶1
   - B. 10∶2
   - C. 20∶2
   - D. 30∶2
   - E. 15∶2

6. 有关成人胸外按压叙述不正确的是( )
   - A. 患者平卧于硬板板上
   - B. 选择胸骨中下 1/3 处按压
   - C. 按压次数为 80～100 次/分
   - D. 按压时两臂伸直,抢救者凭借自身重力按压
   - E. 按压时使胸骨下陷至少 5cm

7. 心肺复苏中首选给药途径与首选药物分别是( )
   - A. 肌内注射,阿托品
   - B. 静脉注射,肾上腺素
   - C. 心内注射,肾上腺素
   - D. 皮下注射,利多卡因
   - E. 气管内注射给药,纳洛酮

8. 患者,男,44 岁,车祸致心脏骤停,复苏成功后,护理时为保持呼吸道通畅最可靠的方法是( )
   - A. 口咽通气道
   - B. 鼻咽通气道
   - C. 气管插管
   - D. 喉罩
   - E. 上呼吸机

9. 患者,女,21 岁,车祸致心脏骤停,初期复苏时的正确操作顺序是( )
   - A. 胸外心脏按压→开放气道→人工呼吸
   - B. 胸外心脏按压→人工呼吸→开放气道
   - C. 人工呼吸→胸外心脏按压→开放气道
   - D. 人工呼吸→开放气道→胸外心脏按压
   - E. 开放气道→人工呼吸→胸外心脏按压

10. 患者,男,54 岁,车祸致心脏骤停,复苏成功后,为防止复苏后脑的缺氧损害,护士观察时最应引起注意的是哪种情况( )
    - A. 脑水肿
    - B. 肺水肿
    - C. 心功能衰竭
    - D. 肾衰竭
    - E. 肝衰竭

(屈 忠)

## 第5章

# 重 症 监 护

重症监护(intensive care)是指对收治的各类危重病患者,运用各种先进的医疗技术,现代化的监护和抢救设备,对其进行持续生命体征的动态监测,根据所得资料综合分析,及时采取治疗和护理措施,从而达到抢救生命,改善预后,有效防止意外事件发生的目的。重症监护病房(ICU),是专门收治危重病症,实施监测和治疗的单位(图5-1)。同学们,当你接诊到急性心肌梗死或大量脑出血患者时,是否应该将患者安排在重症监护病房? 为什么?

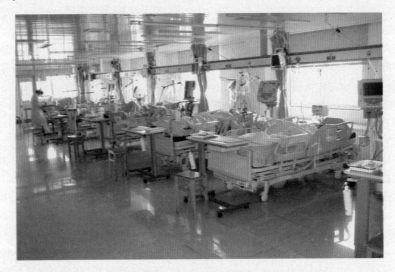

图 5-1 重症监护病房

## 第1节 重症监护病房的建立与管理

### 一、ICU 的位置与设置

#### (一)ICU 的位置

考点: ICU 的位置和设置

ICU 的位置一般设在交通方便,便于会诊和转出、转入患者,应与麻醉科,手术室,胸、心外科等相关科室毗邻。同时,ICU 也要注意与检验科、药房、放射科、血库等部门的距离不能太远,通道要宽敞、畅通无阻,便于推送患者检查,便于抢救患者和工作人员通行。

#### (二)ICU 设置

1. 床位设置 ICU 床位设置要根据医院规模、总床位数或某科室有多少患者需要监护来确定。一般综合性医院综合 ICU 床位数量占全院总床位的 3%～5%。室温要求保持在22～24℃,湿度为(60±10)%。设有中心监护站,位于所有病床的中央地区,稍高出地面,以能直接观察到所有病床为佳。ICU病室应宽敞明亮,自然光线应充足,但不可直射患者。

2. 病床单位设计　ICU 每张床位占地面积不少于 20m²,以 25m² 为宜。有足够的空间,床间距不少于 1.5m,有足够的空间,以保证各种抢救措施的实施。考 点:床间距

3. 辅助设置　ICU 应是一个独立工作的区域,除监护站和病室外,还应有辅助设施,包括治疗室、处置室、医护办公室和值班室、消毒室、仪器存放室、更衣室、沐浴室、储藏室、配膳室、卫生间等。有条件的医院可设用于教学、开会、休息的活动室以及家属探视用的接待室等。

# 二、ICU 的人员配备

## (一)医生配备

医生人数与床位数的比例在(1.5～2):1 比较合理,以 10 张床为例,医生需 15～20 名,应来自麻醉科、内科、外科、急诊科。现在设专职 ICU 医生。ICU 收治的是各专科的危重患者,因此,要求 ICU 医生具有相当的医学理论知识与业务水平,有丰富的临床经验,对患者认真负责,医德高尚。

## (二)护士配备

考 点:护士与床位的比例

ICU 护士相对固定,护士与床位之比应为(3～4):1。以 10 张床为例,需要 30～40 名护士,在班护士与床位比应保证在(2～3):1,需护士 20～30 名,这样才能保证 ICU 工作的正常运转。护士长 1 名,是 ICU 的全面管理者。

## (三)其他人员配备

ICU 还配备清洁人员、仪器的保养和维修人员等。

**链接**

### 大陆以外 ICU 工作概观

在国外和香港特别行政区的一些医院,ICU 的工作人员往往还设有专职或兼职的物理治疗师,主要是检查患者的身体,评估患者的活动能力,负责患者物理治疗。呼吸治疗师,主要是对患者的肺功能进行管理,促进排痰,保持呼吸道通畅增强呼吸功能。感染管理师,主要是控制和监测医院内感染,并监督和检查 ICU 的消毒隔离工作。心理医生的主要职责是对 ICU 患者的各种心理活动进行疏导治疗,消除患者的不良情绪,能很好地配合治疗。放射检查人员主要是对 ICU 患者进行 X 线检查和导管检查。除此还配有药剂师、营养师、文秘、社会学工作者等。这些人员都参与 ICU 患者的管理工作,共同努力,使患者得到更加专业化、科学化的治疗和护理,大大提高了 ICU 的工作质量,降低了患者的死亡率。

# 三、ICU 收治对象

## (一)ICU 患者来源

ICU 患者主要来自三条渠道:出事现场转送到医院的危重患者;急诊就诊的危重患者;各科住院的危重患者。考 点:ICU 的收治对象范围

### （二）ICU 收治对象

ICU 的收治对象是经过强化治疗和护理，能渡过危险期而有望恢复的各类危重患者。有：①创伤、休克和感染等引起多系统器官功能衰竭患者；②心肺脑复苏术后需要对其功能进行较长时间支持者；③严重的多发性复合伤患者；④物理、化学等因素导致的危急病症，如中毒、溺水、触电、虫咬伤和中暑者；⑤有严重并发症的心肌梗死、严重的心律失常、急性心力衰竭和不稳定心绞痛患者；⑥术后重患者或者年龄较大，术后易发生意外的高危患者；⑦严重水、电解质、渗透压和酸碱失衡患者；⑧严重的代谢障碍性疾病，如甲状腺、肾上腺、胰腺和垂体等内分泌器官功能障碍的危重患者；⑨各类大出血、突然昏迷、抽搐和呼吸衰竭等引起各系统器官功能不全的支持者；⑩脏器移植术后需要加强护理者。

### （三）不需收入 ICU 的患者

不需收入 ICU 的患者，主要包括：

1. 急性传染患者。

2. 明确为脑死亡的患者。

3. 无急性恶化的慢性病患者。

4. 恶性肿瘤晚期患者。

5. 精神病患者及自然死亡过程中的老年人

### （四）ICU 分类

ICU 当前主要有以下几种模式，各医院可根据规模和条件设立：

1. 综合 ICU　作为一个独立的临床业务科室，其抢救水平代表该医院最高水平，收治医院各科室的危重患者。一般设在医院内较中心的位置，并与麻醉科及各手术科室相近。

2. 专科 ICU　为收治某个专科的危重患者而设立的，多属于该专业科室管理。一般设在各专科病区内，如心内科 ICU（CCU）、新生儿 ICU（NICU）、呼吸内科 ICU（RICU）等。

3. 部分综合 ICU　介于专科 ICU 与综合 ICU 之间，即由医院内较大的一级临床科为基础组成的 ICU，一般设在各临床科较中心的位置，如外科 ICU、内科 ICU、麻醉科 ICU 等。

# 四、ICU 设备

### （一）基本设备

病床以易于推动且有多种卧位功能为好。床头应配有中心供氧、中心负压吸引、多用插座照明灯、轨道式输液架、空调、应急灯等。

### （二）监测设备

每张床必须配备床边多功能生命体征监测仪（图 5-2），可连续监测并显示体温、心率、心电图、呼吸、血压参数与波形、血氧饱和度等基本项目。ICU 还需配备：呼吸功能监测装置、血气分析仪、血流动力学监测设备、中心静脉压监测装置、脉搏和血氧饱和度监测仪、直接动脉压监测装置、颅内压监测与脑室引流装置、漂浮肺动脉导管、心电图机等。影像设备包括床边 X 线机和超声设备。

### （三）急救设备

输液泵、微量注射泵、呼吸机、心脏除颤器、临时心脏起搏器、主动脉内气囊反搏器、血液净化装置、简易人工呼吸器、直接咽喉镜与气管插管、各种急救包等。

### （四）其他辅助设备

升、降温机，降温帽，防压疮垫，紫外线照射推车，病床制动器等。

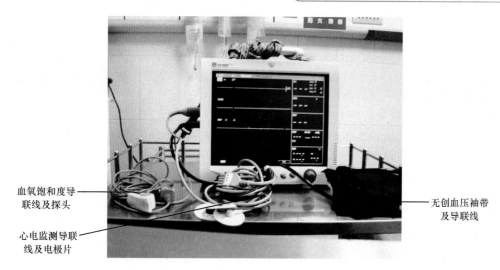

血氧饱和度导
联线及探头

心电监测导联
线及电极片

无创血压袖带
及导联线

图 5-2　多功能生命体征监测仪

## （五）急救药品

心血管系统用药、呼吸系统用药、兴奋呼吸中枢药物、血管扩张药、利尿药及脱水药、促凝血药及抗凝药、碱性药物、抗过敏药物、麻醉药物、钙制剂等。具体见表 5-1。

临床常用急救药品见表 5-1。

表 5-1　常用急救药品

| 类别 | 药物 |
| --- | --- |
| 中枢兴奋药 | 尼可刹米、山梗菜碱 |
| 升压药 | 间羟胺、多巴胺 |
| 降压药 | 利血平等 |
| 强心剂 | 去乙酰毛花苷、毒毛花苷 K 等 |
| 抗心律失常药 | 利多卡因、普鲁卡因胺等 |
| 血管扩张药 | 硝酸甘油、硝普钠等 |
| 止血药 | 酚磺乙胺、维生素 $K_1$、氨甲苯酸、垂体后叶素等 |
| 止痛镇静药 | 哌替啶、苯巴比妥、氯丙嗪、吗啡等 |
| 解毒药 | 阿托品、解磷定、氯解磷定、亚甲蓝、二巯丙醇等 |
| 抗过敏药 | 异丙嗪、苯海拉明、氯苯那敏等 |
| 抗惊厥药 | 地西泮、苯妥英钠、硫酸镁等 |
| 脱水利尿药 | 20％甘露醇、呋塞米等 |
| 碱性药 | 5％碳酸氢钠溶液、11.2％乳酸钠溶液等 |
| 其他 | 地塞米松、氢化可的松、生理盐水、各种浓度的葡萄糖溶液、氯化钾、10％葡萄糖酸钙溶液、氯化钙、代血浆等 |

# 五、ICU 的工作制度与管理

## （一）ICU 工作制度

ICU 实行院长领导下的科主任负责制。科主任负责科内全面工作。定期查房组织会诊和主持抢救任务。护士长负责监护室的管理工作。包括安排护理人员工作班次,检查护理质量,监督医嘱执行情况及护理文书书写等情况。

为了保证工作质量和提高工作效率,还需要建立和健全 ICU 的各项制度并认真执行,包括各类人员岗位责任制、交接班制度、药品管理制度、各种查对制度、消毒隔离制度、仪器使用保管制度、差错事故报告制度广护理表格书写制度、家属探视制度等。此外,还需建立和健全各项监护常规,例如,昏迷监护护理常规、气管插管或气管切开护理常规、各种导管及引流管护理常规等。

**考点:ICU 的管理措施**

## （二）ICU 的管理

1. 由于 ICU 应用多种仪器设备,安全用电是十分突出的问题,需引起足够警惕,避免发生漏电和意外事故,要注意防火。

2. ICU 病室使用带过滤装置的空调,进行室内空气消毒,湿式清扫地面,地面每日用 500mg/L 的健之素消毒液擦地 4 次以上,定期进行室内大清扫。

3. 有感染源或易感者,单间隔离,派专人护理。

4. 工作人员采用流动水洗手,做各项操作戴无菌手套。

5. 严格管理和限制人员出入 ICU。

6. ICU 的急救器械与设备专人发,专人用,专人保养,专人维护,消耗品及时报废和补充。

7. 尽量使用一次性医疗护理用品。使用过的一次性物品,使用后集中消毒处理。

8. 严格执行消毒隔离制度。凡患者使用过的器械均需进行消毒—清洗—灭菌这一流程。呼吸机湿化器的湿化液每日更换,氧气湿化瓶每日更换。各种抢救器械或监护设备在更换使用患者时应进行表面消毒,有条件时尽量浸泡消毒。加强床单位的终末消毒处理。

---

**护考链接**

1. ICU 适宜的环境是
　　A. 温度要求保持在 18～22℃
　　B. 湿度要求保持在(60±10)%
　　C. 关闭门窗及窗帘,避免阳光射入,以利于患者休息
　　D. 患者住单间病室,以保护隐私
　　E. 床间距离不要超过 1m,以利于患者交流
**分析:**ICU 病室室温要求保持在 22～24℃,湿度为(60±10)%,自然光线应充足,病床集中摆放,以利观察,床间距不少于 1.5m。

2. 湿度过高时,人体会
　　A. 神经系统受到抑制　　B. 口干舌燥、咽痛　　C. 尿液排出量增加　　D. 肌肉紧张
　　E. 出汗增多
**分析:**湿度过高时,蒸发作用减弱,出汗受到抑制,患者感觉潮湿、气闷,尿液排出量增加,加重肾脏负担。

# 第 2 节 ICU 患者的监护

**案例5-1**

患者,男,74 岁,既往身体健康。因麦秸烧伤四肢、颜面部及胸前区皮肤,急送当地县医院抢救治疗,住院 20 天后出现全身水肿,少尿 5 天,水肿加重,血肌酐升高,转上级医院。查体:T 37.1℃,P 93 次/分,R 22 次/分,Bp 140/62mmHg。神志清,精神差,憋喘貌,颜面及眼睑水肿,烧伤处已经结痂,无明显渗液。双肺呼吸音粗,可闻及干湿性啰音,心率 93 次/分,律齐,无病理性杂音,腹部膨隆,无压痛及反跳痛,肝脾肋下未触及,移动性浊音(+),双肾区无叩痛,阴囊及双下肢重度水肿。辅助检查:血常规 WBC $11.33×10^9/L$,N 0.77,RBC $3.17×10^{12}/L$,Hb 96g/L。血肌酐 473μmol/L,血尿素氮 30mmol/L,血钾 4.6mmol/L,血钠 138mmol/L,血氯 96mmol/L。血气分析:pH7.14,$PaO_2$ 53mmHg,$PaCO_2$ 67mmHg,BE −6.2mmol/L。诊断:烧伤;急性肾衰竭;呼吸衰竭。收入重症监护病房。

**问题:**应如何进行该患者的监护?

## 一、体温的监护

### (一)正常体温

正常成人体温随测量部位而异,且常受机体内、外因素的影响而稍有波动(表 5-2)。

表 5-2 正常体温范围及平均值

| 部位 | 正常范围 | 平均温度 |
| --- | --- | --- |
| 腋温 | 36.0～37.0℃ | 36.5℃ |
| 口温 | 36.3～37.2℃ | 37.0℃ |
| 肛温 | 36.5～37.7℃ | 37.5℃ |

**链接**

**生理性变化**

体温可随昼夜、年龄、性别、运动、用药等因素而出现生理性波动,但其变化范围很小,一般不超过 0.5～1.0℃。

### (二)测温部位

常用的有口腔温度、腋下温度、直肠温度等。

### (三)异常体温

有发热和体温过低两种。

1. **体温过低** 指体温低于正常范围。常见于早产儿、重度营养不良及极度衰竭的患者。长时间暴露在低温环境中使机体散热过多过快,导致体温过低;颅脑外伤、脊髓受损、药物中毒等导致的体温调节中枢功能受损也是造成体温过低的常见原因。体温过低是一种危险的信号,常提示疾病的严重程度和不良预后。

临床分级(以口腔温度为例):

轻度 32～35℃

中度 30～32℃

重度 <30℃,瞳孔散大,对光反射消失

致死温度 23～25℃

2. 发热分度及热型

(1) 临床分级(以口腔温度为例):

低热 37.5～37.9℃

中度热 38.0～38.9℃

高热 39.0～40.9℃

超高热 41℃以上

(2) 热型:临床上把各种体温曲线的形态称为热型。不同的发热性疾病可表现出不同的热型,加强观察有助于疾病的诊断。常见热型有稽留热、弛张热、间歇热、不规则热。

**链接**

稽留热:体温持续升高达 39.0～40.0℃,持续数天或数周,24 小时波动范围不超过 1℃。常见于伤寒、肺炎球菌性肺炎等。

弛张热:体温在 39.0℃以上,但波动幅度大,24 小时体温差达 1℃以上,最低体温仍超过正常水平。常见于败血症等。

间歇热:高热与正常体温交替出现,发热时体温骤升至 39℃以上,持续数小时或更长,然后很快下降至正常,经数小时、数天的间歇后,又再次发作。常见于疟疾等。

不规则热:体温在 24 小时内变化不规则,持续时间不定。常见于流行性感冒、肿瘤性发热等。

**护考链接**

1. 适宜测量口腔温度的是

A. 幼儿　　　B. 躁狂者　　　C. 呼吸困难者　　　D. 极度消瘦者　　　E. 口鼻手术者

分析:幼儿、躁狂者容易咬破体温计,不适宜;呼吸困难者张口呼吸,不适宜;口鼻手术者口腔内有伤口,或者也需要张口呼吸,不适宜。

2. 患者,女,67 岁。结肠癌入院 2 个月,现患者出现大量腹水,全身水肿,呼吸急促,端坐呼吸,近 1 周出现癌性发热。该患者出现的发热热型属于

A. 稽留热　　　B. 弛张热　　　C. 回归热　　　D. 间歇热　　　E. 不规则热

分析:考察常见热型特点

# 二、循环系统监护

循环系统功能监测可分为无创伤和有创伤两大类。无创监测,是对组织器官没有机械损伤的方法,经皮肤或黏膜等途径间接取得有关心血管功能的各项参数,如无创血压的监测(袖套测压和自动化无创动脉测压)、心电图、血氧饱和度监测等;有创监测是指经体表插入各种导管或监测探头到心脏和(或)血管腔内,利用各种监测仪或监测装置直接测定各项生理参数,如中心静脉压等。

**考点:影响心率的因素**

## (一) 心率监测

1. 正常值　正常成人在安静状态下,心率为 60～100 次/分(表 5-3),受年龄、性别、活动、情绪、药物、饮食等影响。

碍。每分钟肺泡通气量(MV)＝[潮气量(VT)－死腔量(VD)]×呼吸频率(RR)。可见呼吸频率与肺泡通气量有着明显的关系。当肺泡通气不足时,机体为了维持 $PaCO_2$ 在正常范围内,就必须增加 RR 加以代偿,但由于呼吸频率加快,死腔量增加,呼吸做功也明显增加,反而使 MV 减少。因此,监测呼吸频率变化,是一种简单而实用的呼吸功能监测手段。

2. 常见的异常呼吸类型

(1) 呼吸过速(tachypnea):又叫气促,R＞24 次/分。体温每升高 1℃,呼吸增加 3～4 次/分,见于高热、疼痛、甲亢等。

(2) 呼吸过缓(bradypnea):又叫呼吸减慢,R＜10 次/分,见于颅内高压、巴比妥类药物中毒。

(3) 深度呼吸:又叫库斯莫式呼吸(Kussmaul's),深而大的呼吸,见于糖尿病酮症酸中毒和尿毒症酸中毒。

(4) 浅快呼吸:浅表而不规则的呼吸,呈叹息样,见于呼吸肌麻痹、胸肺疾患和濒死患者。

(5) 潮式呼吸:又叫陈-施式呼吸(Cheyne-Stokes),呼吸由浅慢到深快,再由深快到浅慢,暂停后,再重复以上的周期性变化(30 秒至 2 分),见于 CNS 疾患。

(6) 间断呼吸:又叫毕奥式呼吸(Biot's),呼吸和呼吸暂停交替出现,是临终前表现。

(7) 点头呼吸:又叫胸锁乳突性呼吸,头随呼吸上下移动,呼吸中枢衰竭表现。

(8) 叹气式呼吸:间断后作大呼吸,伴叹气声,反复发作是临终前的表现。

(9) 蝉鸣样呼吸(strident):吸气时产生蝉鸣样声音,由于声带附近阻塞,空气吸入困难引起,见于喉头水肿、喉头异物。

(10) 鼾声呼吸(stertorous):呼吸时发出一种粗大的鼾声,由气管或支气管有较多分泌物引起,见于昏迷患者。

(11) 胸式呼吸减弱,腹式呼吸增强:见于胸肺疾患。

(12) 腹式呼吸减弱,胸式呼吸增强见于腹部疾患。

## (二) 呼吸功能测定

**考点:潮气量的临床意义**

(1) 潮气量(VT):因人体每分钟消耗氧量为 250ml 而排出 $CO_2$ 为 200ml,故每次吸入气量和呼出气量并不相等,除以呼吸频率即得潮气量。潮气量必须作动态监测,最后依据血气分析结果确定潮气量是否适宜。尤其是应用机械通气时,测定潮气量和呼吸频率更具实际指导意义。临床上潮气量增大多见于中枢神经性疾病,酸血症所致的过度通气。潮气量减少多见于间质性肺炎、肺纤维化、肺梗死、肺淤血等。

(2) 肺活量(VC):肺活量的测定可分为一次和多次两种。一次肺活量即深吸气和补呼气一次完成。而分次肺活量即深吸气和补呼气分次测定,然后两者相加即分次肺活量。正常人两者应相等。有阻塞性疾患者则分次肺活量大于一次肺活量。肺活量可用呼气流量表、呼吸监护仪或肺活量计在床边测定。正常肺活量为 30～70ml/kg,肺活量的预计值比较正常可有±20％的波动,同一患者可有 5％波动。临床上＜15ml/kg,即为气管插管或气管造口应用呼吸机指征。VC 大于 15ml/kg 为撤掉呼吸机的指标之一。临床上引起肺实质损害、胸廓活动度减低、膈肌活动度减低、膈肌活动受限制或肺扩张受限制的疾病均可使肺活量降低。

(3) 功能残气量(FRC):是平静呼气后肺内所残留的气量。FRC 减补呼气量即为残气量,可衡量肺泡是否通气过度,临床上应该将残气量占肺活量百分比并考虑。正常人其比值 20％～30％。肺活量降低是术后发生肺功能障碍的最常见原因,术后肺容量改变,主要是降低了功能残气量。在 FRC 严重降低情况下呼吸,可导致小气道狭窄,甚至关闭,结果是 V/Q 比例失调,肺内分流量增加,导致低氧血症发生,如果不能及时纠正,可发生肺萎陷和肺不张。

(4)每分通气量(V 或 VE):在静止状态下,每分呼出或吸入的气量,是潮气量与每分呼吸频率的乘积(正常值男性 6.6L/min,女性 4.2L/min),是肺通气功能最常用的测定项目之一,用肺量计测定。

(5)每分钟肺泡通气量(VA):在静息状态下,每分钟吸入气量中能到达肺泡进行气体交换的有效通气量为每分钟肺泡通气量。VA 的正常值为 70%ml/s。可通过潮气量减去生理性死腔量再乘以每分钟呼吸频率求得:VA=(VT−VD)·RR。正常自主增加 RR 加以代偿,但由于呼吸频率增快,死腔量增加,呼吸做功也明显增加,反而使 VA 减少。

(6)最大通气量(MVV):单位时间内患者尽力所能吸入或呼出最大气量。具体做法是:让患者在 15 秒内作最大最快的深呼吸,用肺量计测通气量,正常成年男性为 104L/min,女性为 82.5L/min,它是通气功能中较有价值的测定项目。

(7)时间肺活量(TVC):亦称为用力呼气量(FEV)或用力肺活量(FVC),为深吸气后再用最快的速度,最大的气力呼气,所能呼出的全部气量。

(8)生理无效腔(VD):即解剖无效腔+肺泡无效腔。解剖无效腔系指口鼻气管和细支气管这一段呼吸道,肺泡无效腔系指一部分在肺泡中未能与血液发生气体交换的空间。正常情况下,解剖无效腔与生理死腔量基本相等,疾病时生理性死腔量可增大,一般认为了解无效腔和肺泡通气量较潮气量和每分通气量意义更大。只要测出生理无效腔气即可求出 VD/VT 的比值(正常值为 0.20~0.35),VD/VT 比值对正确应用呼吸机有一定的指导意义。根据 Bohr 公式可以计算出 VD/VT 值:

$$VD/VT = \frac{PaCO_2 - P_ECO_2}{PaCO_2}$$

### (三)呼气末二氧化碳监测(expiratory CO2 monitoring,$P_{ET}CO_2$)

比脉搏血氧饱和度仪早问世几十年,目前临床使用的一系列的 $CO_2$ 监测仪主要根据红外线原理,质谱原理,拉曼散射原理和图-声分光原理而设计,主要测定呼气末 $CO_2$。

1. 临床应用

(1)估计 $PaCO_2$ 高低,调节肺泡通气量:对心肺功能正常的患者,$P_{ET}CO_2$ 能较准确地反映 $PaCO_2$ 高低。

(2)结合 $PaCO_2$,分析和处理异常情况:大多数情况下,$P_{ET}CO_2$ 可代替 $PaCO_2$,但由于影响因素很多,如果术中呼吸道管理不当或发生明显呼吸循环障碍和意外并发症时,此时监测的 $P_{ET}CO_2$ 不能真正代表 $PaCO_2$ 水平,如果按 $P_{ET}CO_2$ 调节通气量,则可导致判断失误,甚至引起意外。

2. 影响因素

(1)大多数情况下可代替 $PaCO_2$,但当 VD/VT 比值增大,呼吸频率增快的因素均可使 $P_{ET}CO_2$ 低于 $PaCO_2$。

(2)引起 $P_{ET}CO_2$ 异常升高的原因:$CO_2$ 产生量增加,如发热、甲亢危象等;$CO_2$ 排出障碍或再吸收增加,如呼吸机活瓣失灵等。

(3)导致 $P_{ET}CO_2$ 异常降低的原因:$CO_2$ 产生量降低,如低温及各种原因引起肺血流灌注显著减少等。

**（四）动脉血气分析**

动脉血气分析是 ICU 常用的检测指标。血气分析应用于呼吸衰竭、酸碱平衡失常的监护，以及机械通气参数调节、疗效分析和预后判断。一般可采取动脉血监测，根据需要也可在肺动脉导管中取混合静脉血进行监测。

（1）pH：为血浆中 $H^+$ 浓度的负对数，是酸碱平衡测定中的重要指标。正常 pH 为 7.35～7.45，pH＞7.45 为碱血症；pH＜7.35 为酸血症。

（2）动脉血氧分压（$PaO_2$）：指血液中呈物理状态下溶解的氧分子所产生的压力，是判断缺氧及缺氧程度的重要指标。正常 $PaO_2$ 为 12.6～13.3kPa（95～100mmHg）。$PaO_2$ 低于 8.0kPa（60mmHg）是诊断低氧血症的指标。

（3）动脉血二氧化碳分压（$PaCO_2$）：是指血液中呈物理状态下的 $CO_2$ 分子所产生的压力，是判断呼吸性酸碱平衡失常的重要参数。正常 $PaCO_2$ 为 4.7～6.0kPa（35～45mmHg）。$PaCO_2$＞6.7kPa（50mmHg）是判断呼吸衰竭的指标。

（4）动脉血氧饱和度（$SaO_2$）：是指实际血红蛋白与氧结合的氧含量和血红蛋白完全氧合时氧容量之比。正常 $SaO_2$ 为 95％～98％。

（5）标准碳酸氢盐（SB）和实际碳酸氢盐（AB）：SB 是在为标准条件下测得的血浆 $HCO_3^-$ 含量，不受呼吸因素影响，基本反映体内 $HCO_3^-$ 的含量，是代谢性酸碱平衡失常的重要指标之一。正常 SB 为 22～27mmol/L。SB 比 AB 更能准确反映体内代谢情况。

AB 是直接从血浆中测得的 $HCO_3^-$ 的真实含量，受呼吸因素的影响。正常 AB 为 22～27mmol/L，正常状态下，AB 与 SB 相等。AB 和 SB 均升高见于代谢性碱中毒，均降低见于代谢性酸中毒，AB 大于 SB 见于呼吸性酸中毒；SB 大于 AB 见于呼吸性碱中毒。

（6）碱剩余（BE）：1L 血液标本在标准条件下［T 37℃，$PaCO_2$ 5.3kPa（40mmHg）］用酸或碱滴定到 pH 为 4 时所需要的酸量或碱量。它反映缓冲碱的增加或减少，是判断代谢性酸碱平衡失常的指标之一。BE 正常值为（0±2.3）mmol/L。BE 增高提示代谢性碱中毒；降低提示代谢性酸中毒。

（7）缓冲碱（BB）：血液中一切具有缓冲作用的碱（负离子）的总和。正常 BB 为 45～55mmol/L，平均 50mmol/L。BB 降低提示代谢性酸中毒；增高提示代谢性碱中毒，并要注意是否伴有低钾血症。

（8）阴离子间隙（AG）：血浆中可测定阳离子（$Na^+$、$K^+$）总数和阴离子（$Cl^-$、$HCO_3^-$）总数的差值，$AG=(Na^++K^+)-(Cl^-+HCO_3^-)$。它反映血浆中未测定阴离子的浓度。正常 AG 为（12±4）mmol/L。AG 是判断酸碱平衡失常的指标之一。

（9）动脉血氧含量（$CaO_2$）：每 100ml 动脉血含氧的毫升数，是血液中红细胞和血浆含氧量的总和。正常值 $CaO_2$ 8.55～9.45mmol/L（19～21ml/dl）。$CaO_2$ 减少与缺氧、血红蛋白减少有关。

**（五）脉搏氧饱和度（$SPO_2$）监测**

$SPO_2$ 监测是利用脉搏氧饱和度仪（pulse oximetry，POM）测得患者的血氧饱和程度，从而间接判断患者的氧供情况。被称为第五生命体征监测。且能够无创持续经皮监测血氧饱和度，临床上 $SPO_2$ 与 $SaO_2$ 有显著地相关性，相关系数为 0.90～0.98，故被广泛应用于多种复合伤及麻醉过程中监测。

1. 正常值　96％～100％。

2. 临床意义　通过 $SPO_2$ 监测，间接了解患者 $PO_2$ 高低，以便了解组织的氧供情况。一般有以下规律(表5-5)。

表 5-5　$SPO_2$ 与 $PaO_2$ 之间的关系

| 项目 | 数值 | | | | | | | | | | | | | |
|---|---|---|---|---|---|---|---|---|---|---|---|---|---|---|
| $SPO_2$(%) | 50 | 60 | 70 | 80 | 90 | 91 | 92 | 93 | 94 | 95 | 96 | 97 | 98 | 99 |
| $PaO_2$(mmHg) | 27 | 31 | 37 | 44 | 57 | 61 | 63 | 66 | 69 | 74 | 81 | 92 | 110 | 159 |

**护考链接**

代谢性酸中毒患者的呼吸为

A. 浅快呼吸　B. 蝉鸣样呼吸　C. 鼾声呼吸　D. 叹息样呼吸　E. 深而规则的大呼吸

分析:考察异常呼吸类型特点。

# 四、肾脏功能监护

肾功能和监护主要反映肾各组成部分的功能。

**考点:少尿及无尿的概念**

## (一)尿量

尿量变化是肾功能改变的最直接的指标,在临床上通常记录每小时及 24h 尿量。当每小时尿量少于 30ml 时,多为肾血流灌注不足,间接提示全身血容量不足。当 24h 尿量少于 400ml 成为少尿,表示有一定程度肾功能损害,24h 尿量少于 100ml 为尿闭,是肾衰竭的基础诊断依据。

## (二)肾浓缩-稀释功能

主要用于监测肾小管的重吸收功能。现在临床上常采用简化的或改良的浓缩-稀释试验。方法为:在试验的 24 小时内患者保持日常的饮食和生活习惯,晨 8 时排弃尿液,自晨 8 时至晚 8 时每 2 小时留尿一次,晚 8 时至次晨 8 时留尿一次。分别测定各次尿量和比重。

**考点:尿量及尿比重改变的临床意义**

1. 正常值　昼尿量与夜尿量之比为3~4∶1,夜间 12 小时尿量应少于 750ml;最高的一次尿比重应在 1.020 以上;最高尿比重与最低比重之差应大于 0.009。

2. 临床意义　夜尿尿量超过 750ml 常为肾功能不全的早期表现。昼间各份尿量接近,最高尿比重低于 1.018,则表示肾脏浓缩功能不全。当肾脏功能损害严重时,尿比重可固定在 1.010 左右(等张尿),见于慢性肾炎、高血压病、肾动脉硬化等的晚期。

## (三)血清尿素氮(BUN)

**考点:BUN 正常值**

尿素氮是体内蛋白质代谢产物,在正常情况下,血中尿素氮主要是经肾小球滤过,而随尿排出,当肾实质有损害时,由于肾小球滤过功能降低,致使血中浓度升高。因此,测定血中 BUN 的含量,可以判断肾小球的滤过功能。

1. 正常值　2.9~6.4mmol/L(8~20mg/dl)。

2. 临床意义　血中尿素氮含量增高常见于肾脏本身的疾病:如慢性肾炎、肾血管硬化症等。肾脏功能轻度受损时,BUN 可无变化。当 BUN 高于正常时,肾脏的有效肾单位已有 60%~70% 的损害,因此,BUN 测定不是一项敏感方法。但对尿毒症诊断有特殊价值,其增高的程度与病情严重程度成正比,故对病情的判断和预后地估价有重要意义。临床上动态监测尿素氮浓度极为重要,进行性升高是肾功能进行性加重的重要指标之一。

（1）肾前或肾后因素引起的尿量显著减少或无尿时,如脱水、循环衰竭、尿路结石或前列腺肿大引起的尿路梗阻。

（2）体内蛋白质过度分解疾病:如急性传染病,上消化道出血,大面积烧伤等。

### （四）血清肌酐（Cr）

1. 正常值　83～167$\mu$mol/L(1～2mg/dl)。

2. 临床意义　肌酐是肌肉代谢产物,由肾小球滤过而排出体外,故血清肌酐浓度升高反映肾小球滤过功能减退。各种类型的肾功能不全时,血肌酐明显增高。

考点:血肌酐的正常值及临床意义

### （五）尿/血渗透压比值

1. 正常值　尿渗透压 600～1000mmol/L（600～1000mOsm/L）血渗透压 280～310mOsm/L,尿/血渗透压比值为2.50±0.8。

2. 临床意义　此比值是反映肾小管浓缩功能的指标。功能性肾衰时,尿渗透压＞正常。急性肾衰时,尿渗透压接近血浆渗透压,两者比值＜1.1。

### （六）内生肌酐清除率

肾脏在单位时间内能把若干容积血浆中的内生肌酐全部清除出去,称为内生肌酐清除率,是判断肾小球滤过功能的简便而有效的方法之一。

1. 计算方法

（1）24 小时法:

1）患者低蛋白饮食 3 天,每日蛋白质应少于 40g,并禁肉食。

2）第 3 天晨 8 时排尿,然后收集 24 小时尿液,并加甲苯 4～5ml 防腐。

3）与第 3 天任何时候采取自凝血 5～7ml,与 24 小时尿同时送检。

4）测定尿及血浆中肌酐浓度,并测量 24 小时尿量。

5）应用下列公式计算出 24 小时内生肌酐清除率:

$$24 \text{小时内生肌酐清除率} = \frac{\text{尿肌酐(mg/L)} \times 24 \text{小时尿量(L)}}{\text{血肌酐浓度(mg/L)}}$$

（2）4 小时法:即于试验当日晨收集 4 小时尿液,并取血测定尿中和血中的肌酐含量,计算出每分尿量,按下列公式计算清除率:

$$\text{肌酐清除率} = \frac{\text{尿内肌酐(mg/dl)}}{\text{血浆肌酐(mg/dl)}} \times \text{每分钟尿量(ml)}$$

2. 临床意义　正常成人内生肌酐清除率平均值为 80～100ml/min。内生肌酐清除率如降到正常值80％以下,则表示肾小球滤过功能已有减退,若降至 51～70ml/min 为轻度损伤;降至 31～50ml/min 为中度损伤;降至 20ml/min 以下为重度损伤。多数急性和慢性肾小球肾炎患者皆可有内生肌酐清除率降低。

考点:内生肌酐清除率的试验方法

### （七）酚红排泄率（PSP）

酚红是一种对人体无害的染料,经静脉注入后大部分与血浆白蛋白结合,除极少一部分从胆汁排出外,主要由肾脏排出,94％由肾小管排泌。测定规定时间内酚红排泌量,可作为肾脏排泄功能的指标之一。此实验主要反映肾小管的排泌功能,但并不是一种特异性的检查方法,因为其排泌量在很大程度上还受肾血流量的影响。

1. 正常值　酚红排泄率受年龄的影响,正常成人 15 分钟排泄率为 25％～50％;30 分钟为 40％～60％;60 分钟为 50％～75％;120 分钟为 55％～85％。判断的标准是 15 分钟的排泄率应在 25％以上,2 小时总排泄率应在 55％以上。儿童的排泄率较成人略高,老年人排泄率略低。

2. 临床意义　肾功能损害,若 15 分钟 PSP 排泄率低于 12%,2 小时总量低于 55%。而又无肾外因素的影响,则表示肯定有肾功能不全。若 2 小时排泄总量为 40%~55% 则表示有轻度肾功能损害;25%~39% 为中度损害;11%~24% 为重度损害;0%~10% 为极重度损害。

**护考链接**

1. 反映肾小球滤过功能最可靠的指标是

A. 内生肌酐清除率　　B. 血肌酐　　　　C. 血尿素氮　　　D. 血尿酸　　　　E. 尿肌酐

分析:内生肌酐清除率:肾脏在单位时间内能把若干容积血浆中的内生肌酐全部清除出去,称为内生肌酐清除率,是判断肾小球滤过功能的简便而有效的方法。

2. 患者,女性,20 岁,1 周前因感冒吃偏方鱼胆后,出现颜面及双下肢水肿,尿量 800ml/d,血压 140/90mmHg,查血肌酐 380μmol/L,尿素氮 120mmol/L,尿蛋白(++),尿沉渣可见颗粒管型,血钾 6.5mmol/L,当前护士应重点观察的内容是

A. 水电解质平衡　　B. 血压的变化　　C. 心率的变化　　D. 有无恶心、呕吐　E. 有无剧烈头痛

分析:患者血钾值较高,易出现心律失常,护士应密切观察。

# 五、中枢神经系统监护

**案例5-2**

患者,女,48 岁。患者于 2 小时前无明显诱因的突然出现呕吐,10 分钟后出现意识不清,呼之不应,被家人送往医院,颅脑 CT 显示:右侧丘脑出血破入侧脑室。以脑出血收入重症监护病房。查体:T 36.6℃,P 88 次/分,R 20 次/分,Bp 138/90mmHg。全身皮肤黏膜无紫斑及黄染,头颅无畸形,双侧瞳孔等大等圆,直径约 2mm,对光反射消失,耳鼻口腔未见异常溢液,双肺呼吸音粗,无啰音,心脏律齐,腹部无异常,脊柱无畸形,四肢无自主活动,双下肢强直,双侧巴宾斯基征(+)。因 CT 显示出血量较大,给予急症手术,在全麻下行双侧侧脑室穿刺置管体外引流术,术后经口气管插管接呼吸机辅助呼吸。

问题:该如何观察和护理这位患者?

## (一)一般观察

1. 监测意识状态,包括昏迷、昏睡、意识模糊、嗜睡、谵妄、抽搐等。

2. 感觉运动方面要检查痛觉、触觉、听觉、肢体运动、偏瘫、失语等。

3. 观察和检查患者双侧瞳孔大小、形状及对光反射,角膜反射、压眶反射、吞咽反射、咳嗽反射、各种腱反射、病理反射等。

4. 监测生命体征的变化。

## (二)颅内压监护

1. 测压方法

(1)脑室内测压:经颅骨穿孔后,将硅胶导管插入侧脑室,然后连接换能器,再接上监护仪即可测试颅内压。

(2)硬膜外测压:将压力换能器放置于硬膜外,避免压迫过紧或过松,以免读数不准,一般高 1~3mmHg(0.133~0.4kPa)。此法感染少,可长期监测,但成本高,不能普及。

(3)腰部蛛网膜下隙测压:即腰椎穿刺法,此法操作简单,但有一定危险,颅内高压时禁

用此法,同时颅内高压时,脑室与蛛网膜下隙间可有阻塞,测出的压力不能代表颅内压。

（4）纤维光导颅内压监测:是一种比较先进的检测仪器。颅骨钻孔后,将传感器探头以水平位插入 2cm,放入硬脑膜外,此法操作简单,可连续监测,活动时对压力影响不大,常使用（表 5-6）。

2. 适应证

（1）进行性颅内压升高的患者,侧脑室插管有利于诊断,必要时可引流脑脊液以降低颅内压。脑水肿、脑积液循环通路受阻,脑脊液分泌增多或呼吸障碍,及动脉压的急剧升高,颅脑外伤,颅内感染等。

表 5-6　颅内压分类标准

| 平卧时颅内压 | 压力范围 |
| --- | --- |
| 正常成人 | 10～15mmHg(1.33～2.0kPa) |
| 轻度增高 | 15～20mmHg(2～2.7kPa) |
| 中度增高 | 20～40mmHg(2.7～5.3kPa) |
| 重度增高 | >40mmHg(>5.3kPa) |

（2）颅脑手术后,颅骨骨瓣复位不当,或包扎过紧,颅脑手术后均可出现不同程度的脑水肿,或因手术疼痛引起颅内压变化,此时进行颅内压监测有重要意义,可根据压力变化波形,判断病情变化、治疗效果及患者预后。

（3）使用机械通气呼气末正压(PEEP)的患者,包括重症颅脑损伤或其他原因,可根据颅内压改变及血液气体分析数据进行调整。

3. 影响颅内压因素

（1）$PaCO_2$:$PaCO_2$下降时,pH 升高,脑血流量减少,颅内压下降,$PaCO_2$增高时,pH 下降,脑血流和脑容量增加,颅内压升高。

**考点:** 颅内压的影响因素

（2）$PaO_2$:$PaO_2$下降至 50mmHg(6.65kPa)以下时,脑血流量明显增加,颅内压增高,如长期有低氧血症,常伴有脑水肿,及时提高 $PaO_2$ 至正常水平,颅内压也不易恢复正常,$PaO_2$增高时,脑血流及颅内压均下降。

（3）其他:气管插管、咳嗽、打喷嚏均可使颅内压升高,颈静脉受压,也能使颅内压升高。血压升高时,颅内压也随着升高。体温每降低 1℃,颅内压下降 5.5％～6.7％,因此降温成为降低脑代谢、保护脑组织的重要措施。

## （三）脑血流监测

可采用非创伤性超声波技术,经颅多普勒(TCD)监测,氦-氖激光多普勒血流监测仪(LDF)等进行脑血流监测,用来了解脑部主要供血血管的状况和流量。还可行脑血管造影、放射性核素显像等,用来反映脑血管充盈状况、动脉血管壁的弹性、血流动力学变化。

## （四）脑电监测

脑电图是应用脑电图记录仪,将脑部产生的自发性生物电流放大 100 万倍后,记录获得的图形,通过脑电活动的频率、振幅、波形变化,了解大脑的功能状态。脑电图检查方法简单,经济方便,又便于在疾病过程中反复监测。不但可以通过脑电活动变化反应脑部本身疾病,还可以根据异常脑电图呈弥散性或局限性,以及脑节律变化等估计病变的范围和性质,对某些颅外疾病也有一定的诊断价值。近年来国内外更强调对复苏后脑功能的恢复和预后判断,以及在脑死亡判断方面,有重要诊断价值。

## （五）昏迷指数测定

1. 概念及意义　临床上采用国际通用的格拉斯哥(Glasgow coma scale,GCS)昏迷评分法,简称昏迷指数法。GCS采用定量的方法,对意识障碍的程度进行评分,方法简单、可靠,能客观判断脑功能,已广泛应用于临床。

2. GCS昏迷评分标准　该标准是根据患者睁眼反应、语言行为反应及运动反应进行打分,然后将三种反应得分相加,即获得 GCS 指数。GCS 满分为 15 分,8 分以下为昏迷,3 分为最低值。按 GCS 指数,13~15 分为轻度意识障碍,9~12 分为中度意识障碍,3~8 分为重度意识障碍。评分越低,说明病情越重,预后越差(表 5-7)。

**考点:** GCS 评分法

表 5-7 GCS 昏迷评分法

| 睁眼反应 | 评分 | 言语反应 | 评分 | 运动反应 | 评分 |
| --- | --- | --- | --- | --- | --- |
| 自动睁眼 | 4 | 回答正确 | 5 | 按嘱动作 | 6 |
| 呼唤睁眼 | 3 | 回答不正确 | 4 | 刺痛能定位 | 5 |
| 刺痛睁眼 | 2 | 单音语言 | 3 | 对刺痛能躲避 | 4 |
| 不能睁眼 | 2 | 呻吟声 | 2 | 疼痛刺激肢体屈曲 | 3 |
| | | 不能言语 | 1 | 疼痛刺激肢体伸直 | 2 |
| | | | | 不能运动 | 1 |

3. 判断昏迷的标准 ①不能自动睁眼。②不能说出可以理解的语言(发音或喊叫不属于可理解的语言)。③不能按吩咐做动作。

以上三项患者如能做出其中一项,即不属于昏迷。

**护考链接**

1. 护理颅脑损伤患者,最重要的观察指标是
A. 体温　B. 血压　C. 脉搏　D. 呼吸　E. 意识
**分析:** 观察项目以意识观察最为重要。意识障碍的程度可视为判断脑损伤轻重的依据;意识障碍出现的迟早和有无继续加重,可作为区别原发性和继发性脑损伤的重要依据。

2. 患者,女,43 岁,被汽车撞倒,头部受伤,唤之睁眼,回答问题错误,检查时躲避刺痛,其格拉斯哥昏迷评分为
A. 15 分　B. 12 分　C. 11 分　D. 8 分　E. 5 分
**分析:** 唤之睁眼 3 分,回答问题错误 4 分,躲避刺痛 4 分,共计 11 分。

# 六、血液系统监护

维持人体正常的止血功能有三个要素,即血管的完整性、凝血与纤溶处于动态平衡状态。无论何种原因造成这三个要素动态平衡失调时,便会出现出血与凝血障碍,发生出血或血管内形成栓塞。血液系统监护主要包括临床观察及实验室监测等。

## (一)临床观察

1. 收集资料,重点了解病史、外伤史、原发病和出血诱因,查找出血原因。

2. 观察患者皮肤颜色,观察皮肤、黏膜有无出血,它可以分为:出血点直径不超过 2mm;紫癜皮下出血直径 3~5mm;淤斑皮下出血直径在 5mm 以上;血肿片状出血伴局部皮肤隆起。皮肤黏膜下出血除了损伤外,主要见于血液系统疾病、重症感染、工业毒物中毒或药物中毒。护理体检注意全身淋巴结、肝、脾是否肿大,胸骨有无压痛、叩痛,有无骨关节痛。

3. 监测生命体征。

4. 注意观察尿色和粪便性质、颜色,并进行尿液和粪便的潜血检查。

## (二)实验室监测

主要注意贫血、出血和溶血的监测。监测项目主要有血红蛋白测定、红细胞计数、白细胞计数和分类、血小板计数、网织红细胞计数、血细胞比容、血浆凝血酶原时间测定、毛细血管脆

性试验、出凝血时间、血浆纤维蛋白原含量及凝血因子测定等。

### （三）输血与输血反应的监护

输血是对创伤、重大手术及出血等 ICU 患者重要的治疗措施之一。输血可以补充血容量、增加血红蛋白和白蛋白、提供各种凝血因子，输血时一定要做到三查八对，预防输血不良反应的发生。

考点：三查八对

**三查八对**

三查：血液质量、血液的有效期、输血装置。

八对：床号、姓名、住院号、血袋号、血型、血液种类、血液剂量、交叉配血试验结果。

# 第 3 节　ICU 护士的素质

护士是 ICU 的主体，承担着监测、护理、治疗等任务。只有护士能 24 小时观察患者后直接得到第一手临床资料，当病情突然改变时，能在几秒钟，几分钟内准确及时地进行处理。因此 ICU 需要高素质的护士。

护士的素质主要包括：热爱祖国、热爱人民、热爱护理事业，对护理事业有坚定的信念，深厚的情感，具有高尚的情操，崇高的护理道德，诚实的品格和较高的慎独修养；具有高度的责任感和同情心，具有丰富的基础文化知识、人文科学、社会科学知识及扎实的专业理论知识；具有熟练的规范的实践操作能力，敏锐的洞察能力，分析解决问题的能力，独立学习创新能力，评判性思维能力，机智灵活的应变能力；还要具有良好的心理素质，健康的体魄，充沛的精力，善于调节自己的情绪，始终保持一种良好的情绪状态，密切配合医生，完成抢救任务；护士应尊重患者的人格，做到慎言守密。

考点：护士素质

**链接**

**护士的慎独意识**

医学里"慎独"是说在独处无人注意时，自己的行为必须谨慎不苟，为重要的医德修养之一。慎独不仅是医德修养的方法，也是医德修养的目标和标准，是护士必须具备的一种美德，是护理道德修养的最高目标和标准。护理工作的特殊性决定了"慎独"意识在护理工作中的重要性。反映在护理工作中为夜班工作质量、分级护理、基础护理、心理护理、健康教育、床头交接班、消毒隔离、病房管理、危重患者护理等。因此，护理人员应在灵魂深处有一种自省、自责意识，不断用行业规范审视自己的工作行为。只有真正具备了"慎独"精神，才能保证护理工作连续化和系统化，从而提高整体护理工作质量，更好地为患者服务。故加强护士慎独意识的培养颇显重要。

考点：慎独的含义

**小结**

ICU 病房是医院现代化的危重病抢救中心。一般设在医院内较中心的位置，并与麻醉科及各手术科室相邻，便于及时监护和抢救危重患者。对患者进行全面系统地监护、及时正确地诊断和治疗，以最大限度地保证患者生命安全，有效地提高抢救成功率。重症监护病房的护理队伍是由素质过硬的人员组成，有扎实的医学基础理论知识，有较强的管理能力，有丰富的处理危重症的临床经验，并掌握监测技术和护理技术，全方位地为危重症患者服务。

**自测题**

A₁ 型题

1. 室温过高时，人体会（　　　）

　A. 肌肉紧张，产生不安

B. 神经系统受到抑制

C. 加快机体散热

D. 促进体力恢复

E. 尿量增加

2. ICU 每张床的床距不少于( )

    A. 1m         B. 1.5m       C. 2m

    D. 2.5m      E. 3m

3. 一般情况,ICU 在班护士与床位之比应保证在( )

    A. 1:1       B. 2:3      C. (2~3):1

    D. 1:2       E. 4:3

4. 下面哪种患者不需收入 ICU( )

    A. 休克      B. 严重创伤    C. 心搏骤停

    D. 严重中毒   E. 恶性肿瘤晚期

5. 一般 ICU 温度要求在( )

    A. 22~25℃   B. 18~20℃   C. 15~18℃

    D. 25~28℃   E. 以上都不对

6. 一般 ICU 湿度要求在( )

    A. (30±10)%  B. (40±10)%  C. (50±10)%

D. (60±10)%  E. (70±10)%

7. GCS 昏迷评分法轻度意识障碍的分数是( )

    A. 13~15分   B. 10~13分   C. 9~12分

    D. 8~5分      E. <5分

8. 成人颅内压持续超过多少为颅内压增高( )

    A. >150mmH$_2$O       B. >170mmH$_2$O

    C. >180mmH$_2$O       D. >200mmH$_2$O

    E. >220mmH$_2$O

9. 正常氧分压的数值是( )

    A. 35~45mmHg       B. 50~60mmHg

    C. 60~70mmHg       D. 70~80mmHg

    E. 95~100mmHg

10. 以口腔度为例,低热是( )

    A. 36~37℃        B. 37.5~37.9℃

    C. 38~38.9℃      D. 39~40.9℃

    E. >41℃

(李秀青)

# 第6章

# 危重患者的营养支持

营养是指机体摄取、消化、吸收和利用食物中的营养物质以维持生命活动的综合过程。合理的营养能够保证人体正常发育,维持生命与健康,提高机体的抵抗力和免疫能力,适应各种环境条件下的机体需要,对疾病的预防和治疗起着重要作用。对于危重患者,要让他们转危为安,掌握其营养支持将是十分必要的。

正常人从食物中摄取蛋白质、脂肪、糖类、维生素、无机盐、水这些营养物质,以维持生命活动的正常需要和生理功能。在疾病或创伤情况下,患者分解代谢增加,大量热能及蛋白质被消耗,组织损害,生理功能受扰,免疫功能障碍,当基本功能单位——细胞的营养底物不够时,会加速细胞凋亡,严重时会发生器官功能衰竭,因而营养支持在重症治疗学中具有重要意义,此时,机体营养状态直接影响疾病转归。

**案例6-1**

患者,男,64岁,患高血压近20年,近年来,患者常感心慌、气短、疲乏无力、食纳差、下肢水肿。近日患者轻度劳动即感呼吸困难,偶尔夜间在熟睡中憋醒,被迫坐起,咳嗽、咳泡沫状血痰,被送进医院。查体:口唇、指端呈青紫色,肺部闻及湿性啰音,血压11.97/7.98kPa(90/60mmHg),上腹部胀满,肝脏肿大并有压痛,颈静脉怒张,X线片发现心脏明显肥大。诊断为原发性高血压伴慢性心功能不全,立即进行抗心衰竭治疗,给患者吸氧,应用强心苷、利尿剂及减轻心脏负荷药物,同时配合营养支持。

**问题**:应该对病例中的患者进行哪些关于营养支持的护理评估?如何对该患者进行营养支持?

## 一、护 理 评 估

### (一)营养状况估价

对患者进行营养状况估价是为了确定是否需要给予营养支持以及如何支持。一般情况下,危重患者多数都不能进食,而且多数患者都是在严重感染创伤或大手术之后等高分解代谢的状态之中,所以营养支持多半是需要的。虽然临床上有多种方法估价患者的营养状况,如测定上臂围、皮褶厚度等,但对危重病人都不适用。对危重患者营养状况估价很重要的一点便是要了解患者在来院或患病之前的营养状况。如果在此之前已有明显的体重减轻,就更需要营养支持。如一个体重70kg的患者,如果最近体重减轻了20kg,就要比一个以前没有体重减轻的同样体重的患者更处于危险状态。另外,要对患者目前的疾病作出估价。如果病情危重复杂,估价短时间内患者不能进食,则应尽早给予营养支持。

### (二)适当的营养支持

对危重症患者营养支持主要考虑如何补充营养以及怎样补,补什么,既不能过少,也不能过多(过度营养同样有害)。要解决这样一个问题,首先要了解危重患者体内代谢特点。危重患者体内儿茶酚胺水平升高,导致糖异生增强,血糖升高,但糖利用障碍,葡萄糖氧化功能减少;脂肪分解增加,成为供能主要物质,游离脂肪酸及酮体增加;蛋白质合成减少,分解增强,出现负氮平衡及低蛋白血症;多种维生素(维生素 A、维生素 C、维生素 $B_1$、烟酸、维生素 $B_2$、维生素 $B_{12}$);微量元素锌等丢失增多或消耗增加或吸收障碍,导致相应疾病出现。根据危重患者机体代谢特点,给患者提供营养物质,需要满足蛋白质、维生素和微量营养物质需要,而不必过分满足热量需求,减少糖和脂肪的负荷会减少并发症发生,对矿物质和微量元素补给也应引起重视。

过多的热量对危重患者是不利的,而且可引起更多的代谢上的并发症。过高的血糖易引起高渗性酮性昏迷,或引起渗透性利尿,使血容量更难以维持。过高的热量还可促进肝脏的脂肪浸润,使肝功能进一步恶化。由于摄入高糖使得二氧化碳产生过多,使患者更依赖于呼吸机。

危重患者比一般患者需要更多的蛋白质,人体蛋白质的含氮量为16%。当不存在肝肾功能障碍时,其蛋白质的需要量可为一般人的1倍(占其总热量的15%~20%)。关于热量与氮量(克)之间的比率,一般认为150∶1较为合适。但在危重患者如果按此热氮比率配液时则总的输液量常常偏多,若患者有心肺功能不全时则不能耐受。因此,要减少输液总量就要降低热氮比率。目前,常采用(90∶1)~(70∶1)。原则上是较充分地补足蛋白质,而热量的供给可少一些。

必需氨基酸的补充被认为是有益的,特别是支链氨基酸的补充是十分重要的。在临床应用结晶氨基酸时,同时补充的葡萄糖及钾离子比例适当时,氨基酸的利用才满意。当今营养支持已经不只是单纯提供糖、脂肪和蛋白质等,一些具有特殊治疗作用的营养素日益受到重视。

### (三)重要脏器功能障碍时的营养支持

1. 肝功能不全时的营养  肝功能不全时患者常伴有营养不良,但患者对蛋白质的耐受能力差,过多的给予蛋白质容易诱发肝性脑病。蛋白质40~50g/天对成年患者来说还是有利的,虽然不能达到正氮平衡,但常可使一般情况改善。此种患者容易产生高血糖或高渗非酮性昏迷,也比一般人更容易产生脂肪肝。因此,适当减少葡萄糖入量[不超过 2.5mg/(min·kg)葡萄糖]并缓慢输入一些脂肪乳剂(每日不超过 50g 脂肪),对患者是有利的。但在严重肝功能损害时脂肪乳剂应属禁忌。在供应氨基酸的溶液组成方面,目前主张提高支链氨基酸的比例,降低芳香族氨基酸的比例,这对预防和治疗肝性脑病和肝昏迷是有效的。

 链接

**具有特殊治疗作用营养素**

谷胺酰胺:是人体最多的一种游离氨基酸,也是重要器官的代谢物质,它既参与蛋白质合成又帮助组织间转氨,也参与维持酸碱平衡。

精氨酸:是一种半必需氨基酸,与机体免疫和代谢功能有关,可促进机体生长激素、胰岛素、胰高血糖素等的分泌,能减少应激时的净蛋白丢失,明显减少氮的排出,并能促进感染时肝脏组蛋白和急性相蛋白的合成,提高白蛋白合成率。

1,6 二磷酸果糖(FDF):对组织缺氧、缺血、再灌注、休克、创伤、感染等有效,能使缺血的心肌损伤减轻,改善心脏排血量,减轻肾脏及中枢神经的缺血性损伤等。

2. 肾功能不全时的营养  应用只含必需氨基酸的制剂时,可以促使身体利用自身非必需氨基酸以合成蛋白质,从而降低血中尿素氮。对于少尿或无尿的患者应限制液体的入量。

因此,营养液中葡萄糖的浓度要提高,根据患者肾功能情况每日蛋白质(或结晶氨基酸)的摄入量为 20～30g。但若患者需要做透析时则应给予较多的蛋白质,因在透析时可有一定量的蛋白质丢失。

3. 心功能不全时的营养　心脏病患者,特别是心瓣膜疾病的患者,经常伴有营养不良。给予营养支持不仅可以改善营养状况,也可促进心功能好转。但应注意:①严格限制液体入量。可以应用浓缩的葡萄糖液(40%)以减少液体总入量。②限制钠盐,以防止充血性心力衰竭。当血糖过高时可应用胰岛素,并注意补钾,这对心肌缺氧是有利的。

4. 呼吸功能不全时的营养　在营养支持时应给予充足的蛋白质(1.5g/kg),但热量要低,只要补充基础热量即可,这样可以避免血糖过高,更有利于动用脂肪组织,促进呼吸肌功能的恢复。过高的糖浓度或热量会使二氧化碳生成加快,使呼吸功增加,加重呼吸衰竭。

## 二、护 理 问 题

1. 营养失调　低于机体需要量。
2. 活动无耐力　与营养失调有关。
3. 进食自理缺陷　与病情、治疗等有关。
4. 有体液量不平衡的危险　与接受营养支持有关。
5. 有感染的危险　与进行营养支持治疗有关。
6. 对死亡的焦虑　与病情危重有关

## 三、护 理 目 标

1. 患者营养失调得到控制。
2. 患者未出现体液不平衡。
3. 患者未发生感染。
4. 患者焦虑减轻。

## 四、护 理 措 施

### (一)营养途径

营养支持途径分肠内营养和肠外营养,两种途径各有优缺点,要根据患者不同状况来选择。如果患者消化功能正常,无论病情如何,需选择肠内营养,可改善和维持肠道黏膜细胞结构与功能完整性,维持肠道机械屏障、化学屏障、生物屏障、免疫屏障功能;营养物质经胃肠吸收入肝,代谢更加符合生理状态,有利于肝脏蛋白质合成和代谢调节并且能刺激胃肠蠕动,促进消化,有利于患者体重增长,这种营养途径技术操作简单,并发症少,费用低。尽管肠内营养有上述诸多优点,但在临床多数危重患者都是在严重创伤、大手术之后或处于严重感染状态中,经常伴有肠麻痹等消化功能障碍。因此,常需要进行肠外营养。肠内营养投给方法有口服和管喂饮食。

1. 口服途径　口服是提供营养最好的途径。只要消化功能正常者,即使有轻度功能不良,口服仍然是最好的,也是提供营养最有效的途径。如果患者食欲不佳,必须耐心说服,改善调味,少食多餐,并补充一些增进消化、促进合成代谢的药物,如胆盐、胰酶、维生素或睾酮等,来改善患者进食。

2. 管喂饮食　管喂饮食是将导管或硅胶管由鼻孔插入胃内或经胃造口、高位空肠造口,

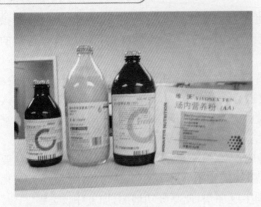

图 6-1 肠内营养制剂

经导管供给患者高营养流质饮食的一种方法。一般由牛奶、豆浆、鸡蛋和蔗糖等配制（图 6-1），每日总量可达 2000～3000ml。管喂饮食是高渗液体，持续滴入或间断注入均可，但应从小量开始，逐渐增量，以免引起腹痛、腹泻等。除饮食外，还应适当加入食盐和水及维生素、微量元素等。

（1）适应证：

1）不能经口进食，需用管喂方法来维持营养的患者，如头、颈部手术或经放射治疗而致咀嚼吞咽困难，食管、胃手术后或食管黏膜损伤、颜面烧伤等。

2）严重昏迷、失去知觉，如脑外伤、脑血管意外、脑肿瘤。

3）患者处于营养缺乏状态，需增加营养，但又食欲不振，不能口服充分的食物以满足营养需要时，如严重烧伤、肿瘤切除后采用化疗的患者等，可用管喂补充口服饮食不足。

（2）原则：

1）管喂饮食营养要充足、平衡，各营养素之间比例合理，能满足患者的需要。管喂饮食一般采取混合奶，其成分可根据病情需要随时调整。

2）管喂饮食可经导管和硅胶管分次注入或持续滴入。

3）管喂饮食的量开始宜少，待患者适应后再逐渐增加。

4）管喂饮食患者需用药物时，应将药片研碎，溶解后再灌入。

5）维生素的补充，可采用新鲜果汁如橘汁、西红柿汁等，但需与奶液分开推入，防止产生凝块。

6）为了保证灌入的饮食液配制清洁，必须采用无菌操作，导管滴入法应煮沸消毒，各种营养液是极好的细菌培养基，在室温 20℃时，一旦被少数细菌污染，细菌就会迅速繁殖，故饮食最好新鲜配制。

7）一次灌入饮食的温度为 38℃，温度过高易烫伤黏膜，过低使患者胃部不适。病情严重需持续滴入者，溶液温度可与室温相同。

8）对于长期管喂患者，应每日做口腔护理，防止并发症发生。

（3）常用的管喂饮食：常用的管喂饮食包括普通混合奶、高蛋白混合奶、Ⅱ号奶和要素饮食（表 6-1，图 6-1）。

表 6-1 常用的管喂饮食

| 项目 | 普通混合奶 | 高蛋白混合奶 | Ⅱ号奶 |
| --- | --- | --- | --- |
| 适应证 | 脑血管疾患，神志不清患者 | 需要高蛋白而不能经口进食的患者 | 胃肠功能差的患者 |
| 牛奶 | 300ml | 700ml | 800ml |
| 豆浆 | 700ml | 300ml | 米汤 200ml |
| 鸡蛋 | 1个 | 2个 | — |
| 糖 | 100g | 100g | 100g |
| 食盐 | 少许 | 少许 | 少许 |

续表

| 项目 | 普通混合奶 | 高蛋白混合奶 | Ⅱ号奶 |
|------|-----------|-------------|-------|
| 含蛋白质 | 45g | 48g | 25g |
| 含热量 | 960kcal | 1100kcal | 1150kcal |
| 需补充营养素 | 维生素C | 维生素C | 维生素C、维生素B、无机盐 |

注:1kcal≈4.184kJ

要素饮食又称元素膳或化学配制膳,是一种由纯营养素按配方人工混合而成的粉状物。溶于水后即成为液体或稳定的脂肪悬浮液。要素饮食各种营养素齐全,基本上能满足人体的营养需要。其中所含的营养素包括:氨基酸、三酰甘油、葡萄糖、无机盐、维生素等,都是不需要再消化或残渣很少的成分,所以用化学配制膳这一名称更为恰当。要素饮食常用于严重烧伤、低蛋白血症、胃肠道瘘、晚期癌症、短肠综合征及严重营养不良等患者。不能用高温蒸煮但可适当加温,使用时可用蒸馏水、盐水或冷开水稀释。可口服、鼻饲或由造瘘管处滴入。要素饮食易变质,配好后应在24小时内用完。

3. 肠外营养　肠外营养是通过胃肠道以外的途径,即周围静脉或中心静脉将营养液以浓缩的形式输入患者血液循环,营养液包括患者所需的全部营养物质、丰富的热能、必需和非必需的氨基酸、脂肪、维生素、电解质和微量元素。它能维持患者良好的营养状况,增加体重促进伤口愈合和生长发育。肠外营养对危重患者的营养支持是行之有效的,已成为挽救或延长不能胃肠营养者生命的重要措施。

(1) 应用范围:

1) 胃肠道梗阻,如贲门癌、幽门梗阻、高位肠梗阻等。

2) 胃肠道瘘及短肠综合征造成的吸收不足。

3) 肠道广泛炎症性疾病影响吸收时。

4) 高代谢状态,如大面积烧伤或大手术后。

5) 肿瘤患者接受放、化疗胃肠反应严重者。

6) 肝、肾衰竭患者。

(2) 应用并发症:

1) 技术性并发症:常因导管材料质量不高所致的管栓及大血管损伤,穿刺不当引起的血胸、气胸等;导管护理维护不妥发生的空气栓塞、导管扭曲、漏液、堵塞等;经外周静脉营养时可见静脉血栓、炎症及栓塞等。如果导管及输液护理不注意无菌操作,可能受细菌污染引起严重的败血症,感染性休克等危及生命。

2) 代谢性并发症:见于各种营养素不平衡而出现的,如高血糖、酸中毒、低钙血症、肝损害、胆汁淤积等。

(3) 应用时的护理:

1) 肠外营养治疗是一种新开展的、较复杂的技术,一定要向患者做好解释工作,以取得配合。

2) 在配制溶液和插管操作中必须严格无菌技术,防止感染源进入血液循环诱发败血症或菌血症。

3) 重视插管部位的护理,防止敷料脱落引起的污染。要随时检查插管部位有无红肿、热、痛等炎症现象。

4）控制好滴入速度，防止由于滴速不匀而造成的血糖变化。应用输液泵时也应半小时校正1次滴数，保持流速恒定。

5）每日准确记录出入量，定期测量其体重，对尿液进行实验室检查及血清免疫功能测定，为掌握病情和调整营养成分提供可靠依据。

6）加强计划护理，密切观察病情，随时发现问题及时处理。

（4）临床监测：为了使肠外营养配方合理，并且尽可能地减少或消除肠外营养的不良反应，有必要在肠外营养治疗中连续观察患者各种营养物的摄入和排除，以及对治疗的反应。

**链接**

**营养治疗**

营养治疗是现代综合治疗中不可缺少的一个重要组成部分，营养治疗是根据疾病的病理生理特点，给予患者制订各种不同的膳食配方，以达到辅助治疗及辅助诊断的目的，增强机体的抵抗力，促进组织修复，纠正营养缺乏。合理的营养饮食，不仅饮食中所含的营养成分齐全，配比恰当，色、香、味、形美观，而且可增进患者的食欲，对患者在恢复健康中起到药物所起不到的作用。

1）监测内容：①丢失量：包括已经和正在丢失量。②尽可能保持代谢的平衡。③观察治疗中的不良反应。

2）监测频率：每日2次，3天后可每周2次监测以下项目：①血液：全血常规、电解质、葡萄糖、血脂等。②尿液：尿素、电解质，必要时测渗透压。③每周进行肝功能、血钙、血磷、血脂、体重检查。特别需要时查血微量元素。④可根据临床情况继续检测其他项目。注意脂肪乳剂输入后至少6小时才能做血浆样本的采集。

## （二）饮食常规

1. 高蛋白饮食　高蛋白饮食适用于明显消瘦、营养不良或贫血患者，大手术后，肾病综合征患者，消耗性疾病如肺结核、癌症等。

（1）热量：每日总热量12540kJ（3000kcal）左右。蛋白质1.5～2g/kg，脂肪60～80g，糖类400～500g。糖类不能太少，以保证蛋白质充分利用和储备，脂肪适量。

（2）维生素：供给含维生素C和维生素B族丰富的食物。贫血患者还应供给含维生素K、维生素$B_{12}$和叶酸、铁、铜等丰富的食物。

（3）食物要求：饮食中应多用动物肝脏及内脏、瘦肉、鸡蛋、鱼类、豆类、乳类及其制品，新鲜蔬菜、水果以及含糖类高的食物如马铃薯、山药、藕、蘑菇、甜点心等。贫血患者应多选用绿叶蔬菜、番茄、桃、杏、胡萝卜等。

2. 低蛋白饮食　低蛋白饮食适用于肾衰竭患者。

（1）采用易消化、含粗纤维少的食物，少用油炸食物。

（2）限制蛋白质，主副食定量。每日总热量6270～9196kJ（1500～2200kcal）。

（3）宜选用富有必需氨基酸的优质动物蛋白质，如鸡蛋、牛奶、瘦肉、鱼等。为防止热量不足，应多补充含糖类高的食物，如粉皮、凉粉、藕粉、粉丝等。应注意补充各种维生素。钾、钠的供给应根据尿量、血压、水肿情况而定。忌用刺激性调味品。

3. 低脂肪饮食　适用于胆道疾病如胆石症、胆囊炎、胰腺炎、腹泻患者。

（1）避免用含脂肪多的肉类。不用油炸的食物，多用蒸、煮、熬、烩、炖等烹调食物。忌用含粗纤维食物及刺激性强的调味品。

（2）每日饮食中含蛋白质100g，烹调油不超过20g，脂肪总量不超过40g，糖类300～500g，总热量10450kJ（2500kcal）左右。慢性胰腺炎患者需蛋白质0.8～1g/kg，脂肪需长期控制。

4. 低盐、无盐、低钠饮食　适用于心脏病、急性肾炎、慢性肾炎、肝硬化(腹水)、重度高血压及水肿患者。限制钠盐要按病情而定。

(1) 限制钠盐:①低盐:烹调时每日不超过食盐 2～4g 或二级酱油 13～26ml,禁用酱菜、咸蛋、咸肉等。②无盐:烹调时不加食盐,可用糖醋调味。忌用挂面、虾米、油条等。③少钠:除烹调时不加食盐外,应注意选用含钠少的食物,全日钠量不超过 500mg。忌用含钠高的食物,如加碱馒头、发酵粉、菠菜、芹菜、松花蛋、豆腐干、腰子等。

(2) 低盐、低热量饮食:适用于心脏病患者,每日供给热量为 6270～7524kJ(500～1800kcal),蛋白质 50～70g,应多给蔬菜及水果,忌用葱、蒜。

5. 低胆固醇饮食　适用于冠心病、高血压及高脂血症的患者。总热量应根据患者体重而定,一般要求正常或稍低。蛋白质量正常,脂肪占总热量 25% 以下,其中不饱和脂肪酸占2/3,胆固醇限制在每天 300mg 以下。适当控制主食及含糖类零食,少量多餐,避免吃得过多过饱,尤其是晚餐。可用食物:去脂牛奶、瘦猪肉、蛋清、豆腐、豆浆等各种豆制品、菌藻类、谷类、含粗纤维多的蔬菜、新鲜水果、核桃、瓜子、植物油等。忌用肥肉、牛油、动物内脏、蛋黄、可可、椰子等。可根据病情采用低盐饮食。

6. 特用饮食

(1) 高钙饮食:可选用每 100g 含钙量在 100mg 以上的食物,如乳类、黄豆、豆腐、油菜、荠菜、榨菜、海带、紫菜、芝麻酱、虾皮等。

(2) 低钙饮食:可选用每 100g 含钙量在 100mg 以下的食物,如肉、鸡、鸭、鱼、绿豆芽、粉丝、韭菜、大葱、茭白、萝卜、马铃薯、藕等根茎类。

(3) 高磷饮食:可选用每 100g 含磷量在 200mg 以上的食物,如小米、绿豆、肉、内脏、鱼、蘑菇、冬菇、海带、紫菜、花生、豌豆等。

(4) 低磷饮食:可选用每 100g 含磷量在 100mg 以下的食物,如粉丝、凉粉、马铃薯、萝卜、藕、白薯、各种蔬菜、瓜果等。

(5) 高钾饮食:可选用每 100g 含钾量在 200mg 以上的食物,如豆类、肉、内脏、鱼、鸡、马铃薯、白薯、油菜、菠菜、菜花、花生、红枣、水果、蘑菇、冬菇、海带、紫菜、豌豆。

(6) 低钾饮食:可选用每 100g 含钾量在 100mg 以下的食物,如蛋、松花蛋、藕粉、凉粉、南瓜、甘蔗等。

(7) 低钠饮食:可选用每 100g 含钠量在 100mg 以下的食物,如豆类、肉、马铃薯、白薯、菠菜、韭菜、蒜黄、大葱、茭白、丝瓜等。

**小结**

　　营养支持是危重症患者救治中一项基本措施,它与抗菌药物的应用、重症监护及体外循环一并被认为是 20 世纪医学最伟大的成就,已成为提高危重患者救治成功的关键,只有进行合理的营养支持,使细胞获得所需营养底物,才能进行正常或近似正常的代谢,维持机体组织及器官结构的完整和功能正常,使患者最终受益,提高临床治愈率,减少死亡率。

**自测题**

A₁ 型题

1. 危重患者机体代谢特点(　　)

A. 体内儿茶酚胺水平降低

B. 糖异生降低、利用增强、血糖降低

C. 脂肪分解减少,合成增加

D. 蛋白质合成增强,分解减少

E. 各种维生素吸收障碍

2. 提供营养的最好途径是( )

　　A. 口服　　　　B. 管喂　C. 周围静脉

　　D. 中心静脉　　E. 以上都好

3. 关于管喂饮食错误的是( )

　　A. 一般由牛奶、豆浆、鸡蛋和蔗糖等配制

　　B. 管喂饮食是等渗液体

　　C. 需持续滴入或者间断注入均可

　　D. 应从小量开始,逐渐增量

　　E. 应适当加入食盐、水、维生素和微量元素等

4. 管喂饮食包括( )

　　A. 普通混合奶　B. 高蛋白混合奶

　　C. Ⅱ号奶　　　　D. 要素饮食

E. 以上都是

5. 对要素饮食的描述错误的是( )

　　A. 要素饮食又称为化学配制膳

　　B. 是由纯营养素按配方人工混合而成粉状物

　　C. 各种营养素齐全,基本上能满足人体营养需要

　　D. 为避免细菌污染,宜高温加热

　　E. 适用于严重烧伤、晚期癌症及严重营养不良的患者

6. 对危重患者适当的营养支持不包括( )

　　A. 需要满足蛋白质的需要

　　B. 需要满足各种维生素需要

　　C. 尽可能满足热量需求

　　D. 须重视矿物质和微量元素补给

　　E. 必需氨基酸的补充是有益的

(屈　忠)

# 第7章

# 休克的护理

我们在外科护理学中已学过休克,对其病理、生理过程有了一定的了解,但对于休克的危险性及存在的风险,可能了解不是很多。在学习这一章之前我们先来看一个医疗纠纷。

> **案例7-1**
>
> 患者,男,45岁,因骑摩托车翻车于15:30入院。入院后查体:体温36.5℃,脉搏84次/分,呼吸20次/分,血压120/60mmHg。各项检查均未见异常,所以患者经外伤处消毒,稍作处理后回家。当天23:15在家出现明显的腹痛并逐渐加重,且出现呼吸困难,抬送入院时患者已昏迷,测不到血压,经腹穿刺抽出不凝固血液,考虑为脾破裂并发出血,马上送手术室。在手术抢救过程中,患者死亡。最后判断该医疗纠纷为一级医疗事故。
>
> **问题:**从这个案例中,我们学到些什么?

休克是机体有效循环血容量减少、组织灌注不足、细胞代谢紊乱和功能受损的病理过程,它是由多种病因引起的一种综合征。休克本身不是一个独立的疾病,有效循环血量减少、组织灌注不足及产生炎症介质是各类休克共同的病理生理基础。现代观点将休克视为一个序贯性事件,是一个从亚临床阶段的组织灌注不足向多器官功能障碍综合征发展的连续过程。因此,应根据休克不同阶段的特点采取相应的救护措施。

休克按病因分为低血容量性休克、感染性休克、心源性休克、神经性休克和过敏性休克5类。不同病因的休克有各自的特点。典型表现为神志淡漠、面色苍白、皮肤湿冷、脉搏细速、呼吸浅快、血压下降、尿量减少等。治疗原则是去除病因,迅速恢复有效循环血容量,纠正酸碱及水电解质失衡,维护重要器官功能等。

> **案例7-2**
>
> 患者,男,28岁,因高热、咳嗽、咳痰3天而入院。患者3天前因受凉后出现发热(最高达40℃),伴有寒战,后渐出现咳嗽,咳少量痰(白色黏稠状),自行服抗生素治疗,3天来发热持续不退,气促、胸闷,今天出现面色苍白、尿少、烦躁。入院时查体:患者嗜睡,四肢厥冷,脉搏微弱(106次/分),血压76/50mmHg,肺部叩诊右下肺呈浊音,可闻及支气管呼吸音。诊断为中毒性肺炎。
>
> **问题:**1. 病例中显示患者入院时处于什么病理生理状态?
>
> 　　　2. 如你接诊患者,应如何进行护理评估?

## 一、病　　因

1. 血容量不足　如大量出血(外出血或内出血)、失水(严重呕吐、腹泻、大量排尿)、失血浆(大面积烧伤、创伤、炎症)等,使血容量急剧减少。

73

**考点：休克的病因**

2. 感染 由细菌、病毒、真菌、立克次体、衣原体、原虫等微生物感染引起中毒性休克。

3. 过敏 由某些药物（常见如青霉素等）或生物制品引起过敏反应，使血管扩张、血管通透性增加所致。

4. 创伤 由严重的创伤、骨折等所引起的内脏、肌肉和中枢神经系统的损伤，同时可伴有失血的因素存在。

**护考链接**

患者，男，26 岁。患者左侧胸部被匕首刺伤半小时，有胸痛，呼吸急促，口唇发绀。脉搏 120 次/分，血压 70/40mmHg。左侧胸壁有伤口，呼吸时能听到空气出入伤口的响声。气管移向健侧。患侧叩诊呈鼓音。

引起患者休克的主要原因是

A. 血容量不足　B. 纵隔摆动、回心血量减少　C. 伤侧肺完全萎陷　D. 心脏受压

E. 健侧肺部分受压

分析：考察休克病因，并与气胸有机连接起来。

5. 心源性因素 由于心脏疾病引起心排血量急剧减少所致，常继发于急性心肌梗死、严重的心律失常、心肌炎、心肌病、风湿性心脏病、先天性心脏病等心脏疾患。

6. 内分泌性因素 由某些内分泌紊乱引起的疾病，在一定条件下可发生休克，如嗜铬细胞瘤、黏液性水肿、脑垂体前叶功能低下引起的循环衰竭性休克等。

7. 神经源性因素 剧痛、脑脊髓损伤、麻醉意外等可引起血管紧张度的突然丧失，造成反射性周围血管扩张，大量血液淤滞于扩张的血管中，有效循环血量突然减少而引起的休克（表 7-1）。

表 7-1　4 种常见休克的鉴别

| 项目 | 低血容量性休克 | 感染性休克 | 心源性休克 | 神经源性休克 |
|---|---|---|---|---|
| 皮肤颜色和温度 | 苍白，发凉 | 有时红、暖 | 苍白，发凉 | 红润、温暖 |
| 外周静脉充盈度 | 萎陷 | 不定 | 收缩、萎缩 | 充盈良好 |
| 血压 | ↓ | ↓ | ↓ | ↓ |
| 脉率 | ↑ | ↑ | ↑或↓ | 正常或↓ |
| 尿量 | ↓ | ↓ | ↓ | 正常或↓ |
| 中心静脉压 | ↓ | ↑或↓ | ↑ | 正常 |
| $PaO_2$ | 初期↑，晚期↓ | ↓ | ↓ | 正常 |
| $PaCO_2$ | ↓ | ↓或↑ | 初期↓ | 正常或↓ |
| pH | ↓ | ↓ | ↓ | 不定 |
| 血细胞比容 | ↑或↓ | 正常 | 正常 | 正常 |

注：↓示降低、减慢或减少；↑示升高或加快

# 二、休克分期的判断

**考点：休克所导致的微循环的变化**

有效循环血容量锐减和组织灌注不足，引起的微循环障碍、代谢改变及继发性损害是各种休克的共同病理生理基础。

### （一）休克早期

休克早期(微血管痉挛期):①口渴,面色苍白、四肢湿冷,口唇或四肢末梢轻度发绀;②血压正常,脉压较小,脉率快,搏动弱;③神志清楚,伴有轻度兴奋、烦躁不安;④呼吸深而快;⑤眼底动脉痉挛;⑥尿量较少(图 7-1 和表 7-2)。

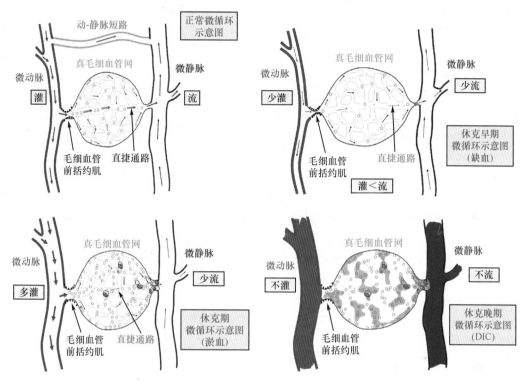

图 7-1　休克的微循环变化示意图

表 7-2　休克的临床表现和程度

| 临床表现 | 轻度休克 | 中度休克 | 重度休克 |
| --- | --- | --- | --- |
| 神志 | 清楚,精神紧张 | 表情淡漠 | 意识模糊,神志昏迷 |
| 口渴程度 | 口渴 | 很口渴 | 非常口渴,但无主述 |
| 皮肤色泽 | 开始苍白 | 苍白 | 显著苍白,肢端青紫 |
| 皮肤温度 | 正常,发凉 | 发冷 | 冰冷 |
| 脉搏 | <100 次/分,有力 | 100～120 次/分 | 速而减慢,或摸不清 |
| 血压 | 正常或稍低 | 平均动脉压下降 | 平均动脉压<50mmHg 或测不到 |
| 周围循环 | 正常 | 毛细血管充盈迟缓 | 毛细血管充盈非常迟缓 |
| 尿量 | 正常 | 尿少 | 尿少或无尿 |
| 失血量 | <800ml | <800～1600ml | >1600ml |

### （二）休克中期

休克中期(微血管扩张期):①全身皮肤黏膜发绀或花斑、四肢冰冷;②神志恍惚,表情淡漠;③体温降低;④脉细弱,血压一般在 60mmHg 以上;⑤偶尔出现呼吸衰竭;⑥尿量减少;

⑦甲皱微循环不良;⑧眼底动脉扩张(图 7-1 和表 7-2)。

### (三)休克晚期

休克晚期(微循环衰竭期):①全身皮肤、黏膜明显发绀,出现紫斑,四肢厥冷,冷汗淋漓;②神志不清(昏迷);③体温不升;④脉细弱,血压低或测不到,心音呈单音;⑤呼吸衰竭;⑥全身有出血倾向;⑦无尿;⑧眼底视网膜出血或水肿(图 7-1 和表 7-2)。

## 三、护 理 评 估

1. 健康史　评估患者有无引起休克的病因。如大量出血(大血管破裂、脏器出血)或体液急剧丧失(大面积烧伤、严重腹泻)可引起低血容量性休克;心功能不全(心肌梗死、心律不齐)导致心排血量减少可引起心源性休克;急性腹膜炎、绞窄性肠梗阻可引起的感染性休克;过敏性疾病(如青霉素过敏)可引起过敏性休克;脊髓损伤、剧烈疼痛可引起神经性休克。

2. 身体状况　休克时,有效循环血容量显著减少,引起组织灌注不足和细胞缺氧,导致细胞代谢紊乱和功能损害,严重时可出现多器官功能不全(MODS)或衰竭(MOF)。评估时应注意患者的神志、皮肤黏膜的色泽和温度、生命体征、尿量及周围循环状况。

(1) 主要表现:应向患者家属或相关人员详细询问患者发病的时间,最早出现的表现(应细心了解患者的原发病的具体表现),发展过程,持续时间(然后询问患者有无休克的表现),有无出现烦躁,有无尿量的改变,有无头晕。

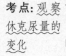
考点:观察休克尿量的变化

(2) 体格检查:细心观察患者:①血压:定时测定患者的血压并及时记录在护理单。②呼吸:观察患者的呼吸频率、深度、节律。③脉搏:了解患者的脉搏频率、节律和强度。④神志:判断患者的神志是否清醒,有无烦躁不安、躁动、意识模糊、嗜睡、昏睡或昏迷。⑤皮肤和黏膜:观察患者的皮肤和黏膜的颜色、湿度、弹性和肢端肤温。⑥血管:观察甲床的颜色、毛细血管再充盈情况、手背静脉和颈静脉的充盈度。⑦尿量:记录 24 小时的尿量,必要时每小时测量一次。

其次,还应详细了解患者的原发病的体征:有无外伤的表现,有无呕血、便血,有无烧伤,有无心脏的异常体征,有无感染病灶,皮肤瘀点,有无寒战、高热、皮疹。

3. 心理状况　由于休克患者的病情发展迅速,病势凶险,患者常出现焦虑,甚至产生恐惧感;在抢救过程中,抢救措施紧急而繁多,加上各种抢救器械的应用,无形中加大了患者的压力,容易加重患者家属的恐惧感,甚至产生绝望。其次,患者家属由于过于担心,以及对疾病缺乏认识,常出现焦虑,不配合医务人员的抢救工作。

4. 实验室检查

(1) 血常规:大量出血数小时后红细胞和血红蛋白显著降低;失水者红细胞增高,血细胞比容增加。

(2) 尿常规和肾功能检查:发生肾功能衰竭时尿比重由初期的偏高转为低而固定;尿素氮和肌酐升高。

(3) 血气分析:检查动脉血酸碱度(pH)、二氧化碳分压($PCO_2$)与氧分压($PO_2$)、血浆实际重碳酸盐(AB)、标准重碳酸盐(SB)、血浆缓冲碱(BB)、剩余碱(BE)及血液氧饱和度($SaO_2$)等,可为休克患者的酸碱失衡和组织供氧水平等作出判断。休克患者可出现酸中毒,血乳酸钠和丙酮酸多升高。

(4) 为进一步查明病因,根据病情选择其他检查项目:如血培养、超声波检查、X 线检查、CT 等。

## 四、护 理 诊 断

1. 组织灌注量改变　与有效循环血量锐减及微循环障碍有关。依据:四肢皮肤湿冷、苍白或发绀,四肢动脉搏动微弱或消失。

2. 体液不足　与失血、失液有关。依据:①大量失血失液史;②血容量减少征象,如血压下降、静脉萎陷、血液浓缩等。

3. 气体交换受损　与肺循环灌注不足、肺水肿、肺不张等变化(休克肺),造成肺泡与微血管之间气体交换减少有关。如进行性呼吸困难、呼吸性酸中毒等。

4. 有受伤的危险　与脑细胞缺氧导致意识障碍有关。依据:烦躁不安、表情淡漠、反应迟钝,故有坠床、外伤、窒息发生的可能。

5. 有感染的危险　与休克患者免疫功能异常、体液失衡、机体抵抗力下降有关。

6. 焦虑　与患者处于病危状态,担心疾病预后有关。

## 五、护 理 目 标

1. 患者末梢循环状况改善,四肢皮肤温度上升。

2. 患者血容量恢复,尿量增加。

3. 患者呼吸困难减轻,缺氧改善。

4. 患者在治疗期间无意外伤害发生。

5. 患者无感染发生。

6. 患者自述心情紧张缓解,舒适感增加。

## 六、护 理 措 施

### (一)急救护理

1. 处理引起休克的原发伤或病　包括创伤处包扎、固定、制动或控制大出血等。有活动性出血患者除补充血容量外,应尽快止血,对于表浅伤口或四肢血管出血,可采用局部压迫小血管或扎止血带止血,必要时可使用抗休克裤止血。若出现胸、腹部脏器破裂或大血管破裂,应在快速扩容的同时积极手术止血。

2. 保持呼吸道通畅　尽快通畅气道,观察患者有无舌根后坠,必要时可用舌钳将舌根拉出;及时清理口腔、咽部的异物、分泌物、呕吐物,如有喉头水肿可做气管内插管或气管切开。

3. 补充血容量(扩容)　各种类型的休克均有绝对或相对的血容量不足,因此,迅速补足有效循环血量是纠正休克引起的组织低灌注和缺氧的关键。应立即建立一条或两条静脉通道,选择大口径的静脉针,必要时做静脉切开或深静脉插管。重度休克患者应开放两条静脉通道,其中一条保证快速输液达到迅速扩容,另一条保证各种药物按时输入。

(1)扩容的原则:失血补血,失水补水,丢多少补多少。输注时一般应先输入平衡盐溶液,然后根据病情选择适当比例的葡萄糖液、电解质液、血浆或全血。由于抢救休克患者时药物种类更换较多,故静脉输液每瓶以250ml为宜。

(2)注意输液速度:输液速度是根据病情的需要而调整的,一般是先快后慢,既要保证尽快补足有效血容量,又要防止输液过快而引起或加重心力衰竭(特别是原有心脏功能减退者)。

(3)扩容常用液体:有晶体液和胶体液两类,通常首先采用晶体液。临床上常用的晶体液有:

1）平衡盐溶液（碳酸氢钠等渗氯化钠溶液）：能起到扩充血容量、降低血液黏稠度，并有缓解酸中毒的作用，但其维持扩容作用的时间短，仅1小时左右，因此，还应输注胶体溶液。

2）生理盐水：在组织间液充足的情况下，输入生理盐水可增加血容量。但有肾功能不全时易使氯、钠潴留体内引起高氯血症。

3）5％葡萄糖氯化钠溶液：严重脱水或低血容量性休克时，输入5％葡萄糖氯化钠溶液能均匀分布到全身，有一定的扩容作用，常与其他液体联合应用。

4）高渗盐：临床上也可用3％～7.5％高渗盐溶液治疗。通过高渗液的渗透压作用，能吸出组织间隙和肿胀细胞内的水分并起到扩容的效果；高钠还有增加碱储备和纠正酸中毒的作用。

5）临床上常用胶体溶液：①右旋糖酐：其中低分子右旋糖酐可在血管内保留2～4小时，中低分子右旋糖酐在血管内保留5～7小时，低分子右旋糖酐除有扩容作用外，还有降低血液黏稠度及疏通微循环的作用。②全血及血浆：是补充血容量理想的胶体溶液，在急性失血、大手术、大面积烧伤等引起的休克治疗时极为重要。

（4）在补液过程中，应密切观察患者的血压、脉搏、尿量，可在中心静脉压的监测下指导输液速度和液体量。正确判断补液的效果，如临床上观察患者的收缩压大于90mmHg，脉压大于30mmHg，尿量每小时大于30ml，脉率每分钟小于100次，则可判断患者达到扩容治疗的要求。

4. 吸氧 为了改善组织和细胞缺氧，应常规吸氧。一般用鼻导管或鼻塞给氧，氧气浓度40％～50％，氧流量6～8L/min，也可使用呼吸面罩给氧。

5. 休克患者转诊与注意事项 休克的患者是否需要转往上级医院，要视原发病不同而区别对待。由于休克是一个复杂的病理生理过程，某些环节处理不及时或不得当，都可能对患者生命构成威胁，因此在不具备一定条件或临床经验的情况下，最好在给予初步支持治疗的前提下积极转诊，特别对以下情况更应如此。

（1）严重感染引起的感染性休克经积极抗感染治疗无好转。

（2）各种原因所致的心源性休克。

（3）创伤尤其是多发伤所致的休克。

（4）对中度以上失血造成的休克无条件输血时。

（5）对诊断有困难或鉴别不清的过敏性休克。

（6）休克同时伴发昏迷、呼吸衰竭、多脏器功能不全、弥散性血管内凝血、急性心衰、急性肾功能不全等。无论何种原因引起的休克转诊前均应对患者进行妥善的初步处理，以保证转送途中基本生命体征平稳。转诊前应向家属交代病情，转诊途中应注意患者发生猝死的可能。转诊前应积极与转送的上级医院联系，以便做好接诊及抢救的准备。

考点：休克的体位

## （二）一般护理

1. 体位 采取头、躯干抬高20°～30°抬高，下肢抬高15°～20°的体位，以增加静脉回心血量和减轻呼吸负担。休克伴昏迷患者取平卧位，头偏向一侧。

2. 由专人护理 尽量避免搬动患者，保持病房安静。

考点：保持正常体温

3. 保持正常体温 休克患者常出现体温下降，寒冷可加重休克，故应注意给患者保暖。对感染性休克持续高热者，可采用降温措施。但不可在患者体表加温（如使用热水袋取暖），因为加温会使末梢血管扩张，回心血量减少；也会加快新陈代谢，增加耗氧量。休克患者体温过低时，应增高室温（保持室温在20℃左右）或增加衣、被进行保暖。意识清楚的患者，可给予热饮料。

4. 防止受伤及感染 在休克早期，患者烦躁不安，若不采取预防措施，患者可能会受伤，应适当给予约束。同时,休克患者的检查和操作繁多,如穿刺、插管、导尿等,大大增加了损伤和感染的机会,故各项操作要轻柔细致,严格执行无菌操作技术。

5. 防止并发症 休克患者卧床不动,易发生血栓、压疮、肺炎等并发症,要注意预防。协助患者翻身时,应注意保护好各种管道,以免脱落。

### (三)心理护理

休克原发病的强烈刺激,加上抢救措施紧急,仪器设备繁多,医务人员紧张地工作,常使患者感到自己病情危重而面临死亡,出现恐惧、焦虑、紧张等情绪。若其家属的心理承受能力和应变能力也不足,会严重影响抢救工作的配合。

因此应注意做好以下护理:

(1)保持安静、整洁和舒适的病室环境,保证患者休息。

(2)护士应进行有预见性的护理,主动配合抢救。

(3)保持镇静,做到忙而不乱、快而有序地工作,稳定患者和家属的情绪。

(4)及时做好安慰和解释工作,指导患者和家属配合抢救,树立战胜疾病的信心。

### (四)密切观察病情

护理休克患者时应每隔15～30分钟观察记录一次。着重观察患者的呼吸、脉搏、血压、神志、皮肤颜色、24小时出入量。进行血流动力学监测:中心动脉压、肺动脉楔压、心排血量、心脏指数、休克指数。其次,根据患者休克的原因采取其他监测手段(如心电监护仪)。及时发现患者的病情变化,立即通知医生,并协助医生进行抢救。

1. 呼吸 如果患者出现呼吸深而规则,可能存在酸中毒;如出现呼吸不规则(如潮式或间停呼吸),提示呼吸中枢受抑制,应及时通知医生。

2. 脉搏 脉搏的频率和强度是观察休克严重程度的重要指标。如患者出现脉搏细弱或不易触及,提示血容量不足或心力衰竭。

3. 血压 血压下降提示有效血容量不足或心排血量减少,表明病情严重。

4. 意识状态 意识的改变提示休克时脑部血液灌注情况及脑部缺氧程度。

5. 尿量 尿量的变化提示肾灌流量的大小,间接反映有效血容量是否充足。必要时插尿管以方便及时了解尿量变化情况。

6. 中心静脉压(CVP) CVP是指右心房及胸腔内上、下腔静脉的压力,可反映相对血容量及右心功能。中心静脉压测定:中心静脉压插管是在无菌操作下,自颈外静脉或肘静脉插入上腔静脉,然后由三通管分别接有刻度的玻璃测压管、静脉导管、输液管。

测压时,使输液管和测压管相通,先将液体充满测压管,然后夹紧输液管而使静脉导管与玻璃测压管相通,观察测压管内液体下降到一定的水平,即可测得中心静脉的压力。测压结束,开放输液管,使输液管与静脉导管相通,进行输液。每次测压后,必须将倒流入静脉导管内的血液冲洗干净。测压管计数时,必

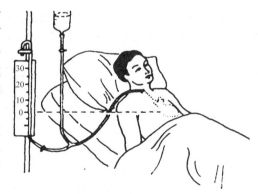

图 7-2 中心静脉压测量装置

考点:中心静脉压与血压监测的临床意义

须将玻璃管的零点与右心房中点置于同一水平面(图7-2)。

监测中心静脉压动态变化可作为判断、观察、治疗休克的一项指标。正常值为3.8～

7.5mmHg(0.5～1.0kPa),判断时应与动脉压结合起来分析(表 7-3)。

表 7-3 休克时中心静脉压与血压变化的关系及处理

| CVP | 血压 | 原因 | 处理原则 |
|---|---|---|---|
| 低 | 低 | 血容量相对不足 | 充分补液 |
| 低 | 正常 | 心收缩力良好,血容量不足 | 适当补液,注意改善心功能 |
| 高 | 低 | 心功能不全或血容量相对过多 | 强心、纠正酸中毒、扩张血管 |
| 高 | 正常 | 容量血管过度收缩,肺循环阻力增高 | 扩张血管 |
| 正常 | 低 | 心功能不全或血容量不足 | 补液试验 |

注:补液试验:在 5～10 分钟内快速输液 100～200ml,如 CVP 不升高、血压升高,提示血容量不足;如 CVP 立即上升 2.3～3.8mmHg(0.3～0.5kPa),提示心功能不全

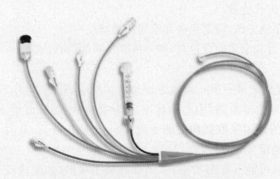

图 7-3 Swan-Gans 肺动脉飘浮导管

7. **肺动脉楔压** 测定肺动脉压和肺动脉楔压,可了解肺循环、左心房和左心室舒张末期的压力,借此反映肺循环阻力的情况。正常值为 0.8～2.0kPa。肺动脉楔压是估计血容量和监护输液速度,防止发生肺水肿的一个良好指标。其测定方法:是用 Swan-Gans 肺动脉飘浮导管,自右肘静脉插入,通过上腔静脉后,将气囊充气,使其随血流经右心房、右心室而进入肺动脉(图 7-3)。

8. **心排血量** 在休克情况下,心排血量较低。

9. **心脏指数** 可反映休克时周围血管阻力的改变及心脏功能的情况,公式:心脏指数＝心排血量/体表面积(正常值 3～3.5L/m²)。

10. **休克指数** 对低血容量性休克有一定参考价值(正常值:0.5 左右),休克指数＝脉率/收缩压。

### (五)用药护理

遵医嘱及时、正确地应用药物抢救患者。在休克治疗中会应用血管活性药、碱性药、激素等药物。在护理时,应重点观察血管活性药:在扩容治疗后,血压仍不回升至要求的指标,组织灌注仍无改善时,应选择血管活性药。应用血管扩张剂时应观察血压是否持续下降,应用血管收缩剂时应观察肢端血运情况与尿量减少后是否低于 20ml/h。如正确处理,患者病情好转时应表现为神志逐渐清醒、表情安静、皮肤转红、脉搏变慢而有力、呼吸平稳而规则、血压回升、尿量增多、皮肤及肢体变暖。应用碱性液纠正酸中毒时,应注意碱性液因配伍禁忌多,可先行输入,后给其他药物。对于感染性休克、心源性休克和某些顽固性休克患者,一般主张早期、短程(不超过 3 天)、足量使用肾上腺皮质激素。用药后要及时记录。

### (六)预防感染

病房内定期空气消毒,减少探视。避免交叉感染,严格遵守无菌操作规程。加强人工气道管理,及时吸痰,预防肺部并发症。加强留置导尿的护理,预防泌尿系统感染。

### (七)并发症的护理

(1)在休克治疗中应严密监测患者的血压、心率、心律、心音和肺部湿啰音,及时发现心力衰竭,及时用药治疗。如患者出现中心静脉压高而动脉压低时,或经充分扩容、纠正酸中毒

和合理应用血管活性药后,休克仍无改善时,可选择洋地黄药物治疗,或结合其他治疗措施。

(2) 在休克治疗中如患者出现尿量明显减少(每小时小于 25ml 或 24 小时少于 400ml),经纠正酸中毒、扩容后仍无好转者,提示患者存在不同程度的肾衰竭,应限制液体进入量,应用血管扩张剂和利尿剂治疗,必要时可行血液透析。

(3) 弥散性血管内凝血(DIC)的防治:应在纠正休克时,及时消除病因,迅速、充分扩容改善微循环,是预防 DIC 的关键。如为 DIC 早期,应使用安全缓和缓的抗凝药物,并扩容、纠正酸中毒;重症 DIC,首选肝素,成人一般剂量 50mg 加入 5％葡萄糖溶液 100ml 中静脉滴注,每 4～6 小时 1 次,连用 3～7 天。在应用中每 4 小时应查凝血时间一次,以便随时调整剂量。

> **护考链接**
>
> 某创伤性休克的晚期患者,出现咯血、呕血,护士抽血化验时发现皮肤上出现淤点和淤斑。收缩压 60mmHg,血小板 $30\times10^9$/L,纤维蛋白原 1.0g/L,凝血酶原时间延长。此时该患者最合适的护理措施是
>
> A. 应用止血剂　　B. 静点大量维生素
> C. 肝素　　　　　D. 肝素加抗纤溶药
> E. 肾上腺皮质激素
> 分析:DIC 早期的主要措施为抗凝。

**考点:**掌握休克的护理措施

### (八)协助医生进行病因治疗

1. 低血容量性休克　应及早补足血容量,可先快速输入右旋糖酐、平衡液,并及时补充相应的全血或血浆白蛋白。

2. 感染性休克　及时选择敏感的抗生素,大剂量联合使用,可早期、大剂量使用肾上腺皮质激素,在补足血容量的基础上,适当应用血管活性药。

3. 心源性休克　应针对心功能减退或心排血量减少,适当使用洋地黄药物和血管活性药。对心律失常者,应用相应的抗心律失常药,如无效,应尽快应用电复律或安装心脏起搏器。

4. 过敏性休克　应立即进行皮下注射 0.1％肾上腺素溶液 0.5～1.9ml,静脉滴注肾上腺皮质激素,根据病情选择血管活性药;如有喉头水肿引起严重的呼吸困难,应尽早进行气管插管或气管切开。如有心搏骤停,应采取胸外心脏按压复苏。

5. 神经源性休克　可给予吗啡或哌替啶止痛镇静。

## 七、护理评价

1. 患者的生命体征是否能维持稳定。
2. 患者的有效血容量是否恢复。
3. 能否借助补充液体及药物治疗,来维持患者有足够的心排血量,以维护各器官的正常功能。
4. 是否给予患者适当的护理措施。患者有无发生受伤、感染及其他并发症。
5. 通过提供心理支持,患者及家属的焦虑心理是否减轻。

**小结**

休克是由多种原因所引起的以周围微循环衰竭为主要表现的一个病理生理过程,其共同的表现是皮肤苍白、四肢厥冷、出冷汗、脉搏细速、血压下降、脉压减小、尿少、意识障碍,严重者可引起死亡。护理评估时应注意收集休克的临床表现及其他原发病的表现,及时判断休克的严重程度和病因。护理患者时,做好急救护理、一般护理,及时、正确地补充血容量,严密观察病情,并迅速作出判断,协助医生进行并发症的防治和病因治疗,以挽救患者的生命。

## ⓪自 测 题

A₁ 型题

1. 如监测休克患者的 CVP 低,血压低,应如何处理( )
   A. 充分补液
   B. 扩张血管
   C. 立即应用血管收缩药
   D. 适当补液,观察心功能
   E. 限制补液

2. 休克指数计算公式为( )
   A. 休克指数=舒张压/脉率
   B. 休克指数=收缩压/脉率
   C. 休克指数=脉率/收缩压
   D. 休克指数=脉率/舒张压
   E. 休克指数=脉压/舒张压

3. 过敏性休克的护理措施下列哪项是错误的( )
   A. 立即进行皮下注射 0.1% 肾上腺素溶液 0.5~1.0ml
   B. 静脉推注肾上腺皮质激素
   C. 根据病情选择血管活性药物
   D. 如有心搏骤停,应采取胸外心脏按压复苏
   E. 如有喉头水肿引起严重的呼吸困难,应尽早进行气管插管或气管切开。

4. 感染性休克不妥的护理措施( )
   A. 及时选择敏感的抗生素
   B. 大剂量联合使用
   C. 可早期、大剂量使用肾上腺皮质激素
   D. 在补足血容量的基础上,适当应用血管活性药物
   E. 可早期、小剂量使用肾上腺皮质激素

5. 微循环衰竭期的表现不包括( )
   A. 神志不清(昏迷)       B. 无尿
   C. 脉细弱             D. 眼底动脉扩张
   E. 全身有出血倾向

6. 休克早期的临床表现是( )
   A. 眼底视网膜出血或水肿
   B. 眼底动脉扩张
   C. 眼底动脉痉挛
   D. 甲皱微循环不良

E. 全身有出血倾向

7. 低血容量性休克不妥的护理措施( )
   A. 及早补足血容量
   B. 可先快速输入右旋糖酐
   C. 可先慢速输入平衡液
   D. 及时补充相应的全血
   E. 及时补充血浆白蛋白

8. 在休克治疗中应严密监测患者的血压、心率、心律、心音和肺部湿啰音,及时发现心力衰竭,及时用药治疗。如患者出现中心静脉压高而动脉压低时,或经充分扩容、纠正酸中毒和合理应用血管活性药后,休克仍无改善时,可选择( )
   A. 血管活性药物治疗   B. 碳酸氢钠药物治疗
   C. 肾上腺素药物治疗   D. 利尿药物治疗
   E. 洋地黄药物治疗

9. 对休克患者应用碱性液纠正酸中毒时,应注意( )
   A. 碱性液因无配伍禁忌,可先行输入,后给其他药物
   B. 碱性液因配伍禁忌多,可后行输入,先给其他药物
   C. 碱性液因配伍禁忌少,可后行输入,先给其他药物
   D. 碱性液因配伍禁忌少,可先行输入,后给其他药物
   E. 碱性液因配伍禁忌多,可先行输入,后给其他药物

10. 对于感染性休克、心源性休克和某些顽固性休克患者,一般主张( )
   A. 早期、短程(不超过 1 天)、少量使用肾上腺皮质激素
   B. 早期、短程(不超过 2 天)、少量使用肾上腺皮质激素
   C. 早期、短程(不超过 3 天)、足量使用肾上腺皮质激素
   D. 早期、长程(不超过 14 天)、足量使用肾上腺皮质激素
   E. 早期、长程(不超过 15 天)、足量使用肾上腺皮质激素

(李国平)

（2）昏迷量表评估法：

1）格拉斯哥昏迷评分法：格拉斯哥昏迷计评法（Glasgow coma scale，GCS）是在 1974 年英国 Teasdale 和 Jennett 制定的。以睁眼（觉醒水平）、言语（意识内容）和运动反应（病损平面）三项指标的 15 项检查结果来判断患者昏迷和意识障碍的程度，见表 8-3。以上三项检查共计 15 分，凡积分低于 8 分，预后不良；5～7 分预后恶劣；积分小于 4 分者罕有存活。即以 GCS 分值愈低，脑损害的程度愈重，预后亦愈差。而意识状态正常者应为满分（15 分）。

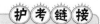

浅昏迷和深昏迷的主要区别为

A. 有无自主运动

B. 角膜反射及防御反射是否存在

C. 对声、光刺激的反应

D. 有无大、小便失禁

E. 能否被唤醒

**分析：**考察基础知识：浅昏迷和深昏迷的主要区别。

表 8-3　GCS 评分法

| 评分项目 | 反应 | 评分 | 评分项目 | 反应 | 评分 |
|---|---|---|---|---|---|
| Ⅰ 睁眼反应 | 自动睁眼 | 4 | | 无语言能力 | 1 |
| | 呼唤睁眼 | 3 | Ⅲ 运动反应 | 能按指令动作 | 6 |
| | 刺激睁眼 | 2 | | 对刺痛能定位 | 5 |
| | 任何刺激不睁眼 | 1 | | 对刺痛能躲避 | 4 |
| Ⅱ 语言反应 | 对人物、时间、地点定向准确 | 5 | | 刺痛时肢体屈曲（去皮质强直） | 3 |
| | 不能准确回答以上问题 | 4 | | 刺痛时肢体过伸（去大脑强直） | 2 |
| | 胡言乱语、用词不当 | 3 | | 对刺痛无任何反应 | 1 |
| | 散发出无法理解的声音 | 2 | 总分 | | |

此评分简单易行，比较实用。但临床发现：3 岁以下小孩不能合作；老年人反应迟钝，评分偏低；语言不通、聋哑人、精神障碍患者等使用受到限制；眼外伤影响判断；有偏瘫的患者应根据健侧作判断依据。此外，有人提出 Glasgow 昏迷计分法用于评估患者意识障碍的程度，不能反映出极为重要的脑干功能状态。

**链接**

**昏迷患者的鉴别诊断**

1. 植物状态　临床上最容易与昏迷相混淆。植物状态的患者虽然意识丧失，无任何认知功能，也没有运动行为，但患者能自发睁眼或在刺激下睁眼，可有无目的性的眼球跟踪运动，有睡眠-觉醒周期，下丘脑和脑干功能基本完整。植物状态常为昏迷患者经复苏后出现的一种状态，有些患者可逐渐恢复运动，也有些患者最终死亡。

2. 闭锁综合征　患者一切运动功能均丧失，生活完全不能自理。卧床似昏迷，但大多数患者可以睁眼和瞬目，感觉和认知完全正常，意识清晰，所以可用睁眼、闭眼来对指令做出正确的应答。

3. 癔症大发作　表现为闭目不语、四肢强直或松弛，不动，针刺肢体无反应。如细致检查患者可发现意识处于朦胧状态。检查中表现违拗，有眼球回避现象，双目紧闭或眼球上视，使对光反射的观察发生困难。脑干反射正常，无病理反射。患者往往在暗示治疗后迅速恢复正常。

4. 木僵状态　见于精神分裂症、抑郁症、反应性精神障碍等精神疾患。表现为不言不语、不食不动、面部表情固定、尿便潴留，可伴有蜡样屈曲、违拗等症状，虽发病时对外界刺激似缺乏反应，但瞬目反射存在，事后能回忆发病过程。

2) Glasgow-Pittsburgh 昏迷观察表:在 GCS 的临床应用过程中,有人提出尚需综合临床检查结果进行全面分析,同时又强调脑干反射检查的重要性。为此,Pittsburgh 又加以改进补充了另外 4 个昏迷观察项目,即对光反射、脑干反射、抽搐情况和呼吸状态,称之 Glasgow-Pittsburgh 昏迷观察表。

## 五、护 理 诊 断

1. 意识障碍　与各种原因引起的大脑皮质和中脑的网状结构发生过度抑制有关。
2. 清理呼吸道无效　与患者意识丧失不能正常咳嗽有关。
3. 有感染的危险　与昏迷患者的机体抵抗力下降、呼吸道分泌物排出不畅有关。
4. 有皮肤完整性受损的危险　与患者意识丧失而不能自主调节体位、长期卧床有关。

## 六、护 理 目 标

1. 患者的昏迷减轻或消失。
2. 患者的皮肤保持完整,无褥疮发生。
3. 患者无感染的发生。

## 七、护 理 措 施

### (一)急救护理

1. 迅速使患者安静平卧,抬高下颌使呼吸通畅。
2. 松解腰带、领扣,随时清除口咽中的分泌物。
3. 呼吸暂停者立即给氧或口对口人工呼吸。
4. 注意保暖,尽量少搬动患者。
5. 血压低者注意抗休克。
6. 有条件尽快输液。
7. 尽快呼叫急救站或送医院抢治。

### (二)密切观察病情

1. 密切观察患者的生命体征,神志、瞳孔的变化,神经生理反射有无异常,注意患者的抽搐、肺部的啰音、心音、四肢肢端温度、尿量、眼底视神经、脑膜刺激征、病理反射等,并及时、详细记录,随时对病情做出正确的判断,以便及时通知医生并及时做出相应的护理,并预测病情变化的趋势,采取措施预防病情的恶化。

**护考链接**

患者,男,35 岁。因脑外伤入院,神志不清,意识昏迷。查体:体温 39.8℃,脉搏 118 次/分,呼吸 24 次/分,血压 100/60mmHg,遵医嘱给予降温,最适宜的降温方法为

A. 额部置冰袋　　　B. 温水拭浴

C. 乙醇拭浴　　　　D. 腹股沟处置冰囊

E. 头部戴冰帽

分析:昏迷的体温护理。

2. 如患者出现呼吸不规则(潮式呼吸或间停呼吸)、脉搏减慢变弱、血压明显波动(迅速升高或下降)、体温骤然升高、瞳孔散大、对光反射消失,提示患者病情恶化,须及时通知医生,并配合医生进行抢救。

### (三)呼吸道护理

协助昏迷患者取平卧位,头偏向一侧,防止呕吐物误吸造成窒息(图 8-3)。帮助患者肩下垫高,使颈部舒展,防止舌后坠阻塞呼吸道,保持呼吸道通畅。立即检查口腔、喉部和

气管有无梗阻,及时吸引口、鼻内分泌物,痰黏稠时给予雾化吸入。用鼻管或面罩吸氧,必要时需插入气管套管,机械通气。一般应使 $PaO_2$ 至少高于 $80mmHg$,$PaCO_2$ $30\sim 35mmHg$。

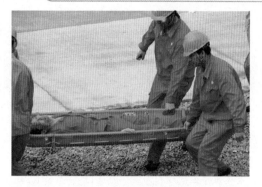

图 8-3　昏迷患者的卧位

### （四）基础护理

1. 预防感染　每 $2\sim 3$ 小时翻身拍背一次,并刺激患者咳嗽,及时吸痰。口腔护理 $3\sim 4$ 次/天,为防止口鼻干燥,可用 $0.9\%$ 氯化钠溶液浸纱布覆盖口鼻。患者眼睑不能闭合时,涂抗生素眼膏加盖纱布。做好会阴护理,防止泌尿系感染。

2. 预防褥疮　昏迷患者由于不能自主调整体位,肢体长期受压容易发生褥疮,护理人员应每天观察患者的骶尾部、股骨大转子、肩背部、足跟、外踝等部位,保持床单柔软、清洁、平整,勤翻身,勤擦洗,骨突处做定时按摩,协助患者被动活动肢体,并保持功能位,有条件者可使用气垫床。

3. 控制抽搐　可镇静止痉,目前首选药物是安定 $10\sim 20mg$ 静注,抽搐停止后再静滴苯妥英钠 $0.125\sim 0.250g$,可在 $4\sim 6$ 小时内重复给药。

4. 营养支持　给昏迷患者插胃管,采取管喂补充营养,应保证患者每天摄入高热量、高蛋白、高维生素、易消化的流质饮食,如牛奶、豆浆或混合奶、菜汤、肉汤等。维生素 B 族有营养神经的作用,应予以补充。鼻饲管应每周清洗、消毒一次。

5. 清洁卫生　①每天帮患者清洁皮肤,及时更换衣服,保持床铺的清洁干燥;如患者出现大小便失禁,应及时清除脏衣服,用清水清洁会阴部皮肤,迅速更换干净的衣服,长期尿失禁或尿潴留的患者,可留置尿管,定期开放(每 4 小时 1 次),每天更换一次尿袋,每周更换一次尿管,每天记录尿量和观察尿液颜色,如患者意识转清后,应及时拔出尿管,鼓励和锻炼患者自主排尿;如患者出汗,应及时抹干净,防止患者受凉。②每天对患者进行口腔清洁,观察口腔和咽部有无痰液或其他分泌物、呕吐物积聚,如发现有,应及时清理口咽部和气管,防止患者误吸造成窒息。

### （五）协助医生查明和去除病因

1. 遵医嘱采取血液、尿液、脑脊液、呕吐物等标本进行相应的检查,以查明患者昏迷的病因。

2. 及时建立静脉通道,为临床静脉用药提供方便。

3. 针对不同病因,遵照医嘱采取相应的医疗措施进行抢救。如有开放性伤口应及时止血、缝合、包扎;如消化道中毒者,及时进行催吐、洗胃、注射解毒剂;如糖尿病酮症酸中毒患者,及时应用胰岛素治疗并迅速补充液体;如癫痫持续状态患者,应及时应用苯妥英钠等药物。

4. 遵照医嘱维持患者的循环和脑灌注压,对直接病因已经去除的患者,可行脑复苏治疗(应用营养脑细胞的药物)以促进神经功能的恢复。

### （六）健康教育

应向患者家属介绍如何照顾昏迷的患者,应注意哪些事项,如病情恶化,应保持镇静,及时与医生和护士联系。患者意识清醒后,应向患者和家属宣传疾病的知识,指导他们如何避免诱发原发病以及加病病情,并指导患者学会观察病情,及时发现恶化征象,及时就诊,以防止昏迷的再次发生。

# 八、护理评价

1. 患者的意识是否转清。
2. 患者的痰液是否有效排出。
3. 呼吸道是否保持通畅。
4. 皮肤是否保持完整,有无褥疮,肺部有无感染发生。

**小结**

　　昏迷是一种严重的意识障碍,是高级神经活动受抑制的状态,是病情危重的表现之一,在临床急诊中经常存在昏迷的患者,应紧急抢救,挽救患者生命。因此,在护理评估中应重点询问患者的既往病史和昏迷前的表现,积极配合医生进行抢救,并密切观察患者的病情变化,做好记录。护理患者时,做好急救护理、一般护理,特别是生活护理,如补充足够的营养,保持正确的体位,定时翻身,每天进行皮肤、口腔的清洁,帮助患者痰液的排出等。严密观察病情,并迅速做出判断,协助医生查明和去除病因,以挽救患者的生命。

## 自测题

**A₁ 型题**

1. 浅昏迷患者对哪种刺激可有反应(　　)
   - A. 声音
   - B. 光
   - C. 压眶上神经
   - D. 推
   - E. 拉

2. 关于深昏迷患者的描述错误的是(　　)
   - A. 对强烈的疼痛刺激可有反应
   - B. 生理反射减弱或消失
   - C. 大小便失禁
   - D. 呼吸不规则
   - E. 血压明显改变

3. 肝性脑病患者呼吸气味为(　　)
   - A. 腐臭味
   - B. 大蒜味
   - C. 烂苹果味
   - D. 氨臭味
   - E. 乙醇味

4. 昏迷患者不能将痰液咳出的原因是(　　)
   - A. 咳嗽反射消失
   - B. 咳嗽反射迟钝
   - C. 吞咽反射消失
   - D. 会厌功能不全
   - E. 咳嗽无力

5. 昏迷患者效果评价不包括(　　)
   - A. 患者的意识是否转清
   - B. 患者的痰液是否有效排出
   - C. 呼吸道是否保持通畅
   - D. 皮肤是否保持完整,有无褥疮
   - E. 消化道有无感染发生

6. 长期尿失禁或尿潴留的昏迷患者,应(　　)
   - A. 留置尿管,每4小时1次定期开放
   - B. 每天更换1次尿管
   - C. 每周更换1次尿袋
   - D. 每2小时记录尿量和观察尿液颜色
   - E. 每小时记录尿量和观察尿液颜色

7. 提示患者病情恶化下列哪项变化不妥(　　)
   - A. 出现呼吸不规则
   - B. 脉搏减慢变弱
   - C. 血压明显波动
   - D. 体温骤然下降
   - E. 瞳孔散大、对光反射消失

8. 怀疑蛛网膜下隙出血的患者可选择(　　)检查
   - A. CT
   - B. 脑脊液检查
   - C. 血糖测定
   - D. MRI
   - E. 尿酮测定

9. 昏迷的颅内因素不包括(　　)
   - A. 脑膜炎
   - B. 脑出血
   - C. 高血压脑病
   - D. 脑肿瘤
   - E. 癫痫

10. 对于昏迷的患者,处理上首先要做的是(　　)
   - A. 减轻脑水肿
   - B. 开放气道、维持呼吸循环功能
   - C. 加强支持疗法
   - D. 降低脑代谢
   - E. 严密监测生命体征

(李国平)

# 第9章

# 急性呼吸衰竭的护理

众所周知,氧气是人类维持生命不可缺少的物质,如果由于某些原因导致机体严重缺氧,将会危及生命,在学习这一章节之前,我们先来看一个典型案例。

**案例9-1**

患者,男,40岁,化纤厂工人。因上班时未戴口罩违规操作,于入院前4小时出现进行性加重的呼吸困难,伴头晕、头痛,无呕吐。查体:T 37℃,R 38次/分,Bp 13.3/8.0kPa(100/60mmHg),神志欠清,口唇黏膜及舌明显发绀,双肺呼吸音粗,未闻及干、湿啰音。血气分析:$PaO_2$ 6.0kPa(45mmHg),$PaCO_2$ 4.67kPa(35mmHg)。

**问题:**这是一例接触化学药物中毒而致急性呼吸衰竭的案例。对于急性呼吸衰竭的患者,我们应如何进行护理?

呼吸衰竭(respiratory failure)是各种原因引起的肺通气和(或)换气功能严重障碍,以致不能进行有效的气体交换,导致机体缺氧和(或)二氧化碳潴留,从而引起一系列生理功能和代谢紊乱的临床综合征(图9-1)。在海平面、静息条件下呼吸空气时,$PaO_2$低于8kPa(60mmHg),和(或)$PaCO_2$高于6.7kPa(50mmHg),即为呼吸衰竭(简称呼衰)。急性呼吸衰竭是指原肺呼吸功能正常,由于突发因素引起通气或换气功能严重损害,突然发生呼吸衰竭的临床表现,如脑血管意外、药物中毒抑制呼吸中枢、呼吸肌麻痹、肺梗死、ARDS等,因机体不能很快代偿,如不及时抢救,会危及患者生命。

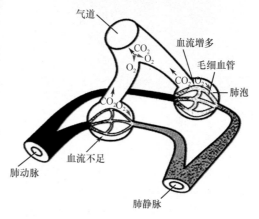

图9-1 死腔样通气

急性呼吸衰竭的患者临床症状,除了原发病的表现外,主要是以缺氧和二氧化碳潴留所引起的多器官功能紊乱的综合征表现。对于急性呼吸衰竭的患者,除了详细询问病史外,还应结合患者的身心状况和辅助检查,对患者的病情进行全面细致地评估。

## 一、护 理 评 估

### (一)健康史

应详细询问患者有无基础疾病病史,既往有无慢性呼吸道疾病,并由于突发因素(如电击、溺水、化学药物中毒、神经肌肉疾病等)导致急性肺功能衰竭。了解患者有无严重感染性疾病、胸廓外伤或手术损伤、自发性气胸、是否服用各种麻醉药或镇静药等。

**考点:**急性呼吸衰竭的常见病因

考点:急性
呼吸衰竭最
早出现的
症状

## （二）身心状况

1. 呼吸困难　是临床最早出现的症状,并随呼吸功能减退而加重。轻者仅感呼吸费力,重者呼吸窘迫、大汗淋漓。呼吸中枢受损引起的呼吸衰竭多表现为呼吸节律和频率异常,如潮式呼吸、间停呼吸。

2. 发绀　是缺氧的典型表现,与局部血流情况有关。血液淤积,毛细血管及静脉血氧饱和度偏低,容易发绀。

---

**链接**

### 发绀的观察

发绀主要取决于血液中还原血红蛋白绝对值,当还原血红蛋白大于 50g/L、血氧饱和度($SaO_2$)$<85\%$和$PaO_2<6.7kPa(50mmHg)$时,肉眼可看到发绀。发绀常受皮肤、黏膜的颜色、局部血流、贫血等因素的影响,因而发绀与缺氧程度不一定平行。观察发绀的部位最好在甲床、口唇、舌,尤其后者血流丰富,少有淤血,一般无色素沉着,是观察中枢性发绀的最好部位(图9-2、图9-3)。

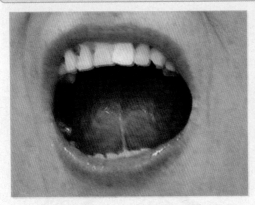

图9-2　口唇、舌发绀

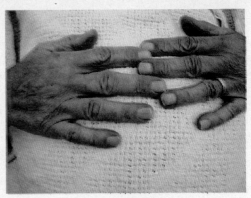

图9-3　甲床发绀

---

3. 精神、神经症状　早期表现为表情淡漠、注意力不集中、定向障碍,逐渐出现头痛、多汗、烦躁、嗜睡。严重者出现谵妄、昏迷、抽搐、扑翼样震颤、视神经盘水肿与锥体束征阳性。严重脑水肿时可因脑疝而死亡。

4. 心血管系统症状　早期血压升高、脉压加大、心动过速、肺动脉瓣第二心音亢进。晚期周围循环衰竭时,心率减慢,血压下降。呼吸衰竭时出现各种心律失常,多为房性期前收缩和室上性心动过速,严重时出现室颤或心脏停搏。

考点:呼吸
衰竭患者血
气分析的
结果

**护考链接**

患者,男性,30岁,车祸导致开放性气胸于1小时前入院,病情逐渐加重,口唇发绀,神志恍惚,心率120次/分,有期前收缩。评估该患者有无呼吸衰竭,下列哪项最有意义

A. 发绀　B. 神志变化　C. 心律失常

D. 动脉血气分析　E. 呼吸困难

**分析**:本题考查了引起急性呼吸衰竭的病因,有胸廓外伤病史,以及急性呼吸衰竭的定义。

5. 消化和泌尿系统症状　呼吸衰竭对肝、肾功能都有影响,可出现蛋白尿、氮质血症、肝功能异常、上消化道出血、休克以及DIC等。

## （三）辅助检查

血气分析　在静息状态下患者单纯$PaO_2<8kPa(60mmHg)$为Ⅰ型呼吸衰竭;若伴有$PaCO_2>6.7kPa(50mmHg)$,即为Ⅱ型呼吸衰竭。

## 二、护 理 诊 断

1. 低效性呼吸型态　与神经肌肉损伤、疼痛、肌肉骨骼受损有关。
2. 清理呼吸道无效　与气管、支气管感染、呼吸道分泌物黏稠、咳嗽无力、支气管阻塞等有关。
3. 有感染的危险　肺部感染，与人工气道的建立、咳嗽反射减弱或消失、医源性污染或机械损伤有关。
4. 潜在并发症　心、脑、肾、肝功能损害。
5. 焦虑　与健康状态的改变、呼吸模式改变、死亡威胁有关。
6. 知识缺乏　与不了解疾病的发展及治疗经过有关。

## 三、护 理 目 标

1. 患者呼吸困难减轻，表现为呼吸平稳无发绀，动脉血气分析正常。
2. 患者呼吸道保持通畅。
3. 患者无肺部感染、体温正常、痰量减少。
4. 患者在治疗期间无心、脑、肾、肝等重要脏器的并发症。
5. 患者焦虑减轻或消失，表现为平静、合作。
6. 患者表示了解疾病的过程及治疗情况。

## 四、护 理 措 施

### （一）改善或维持有效通气

1. 保持呼吸通畅　使患者取仰卧位，颈部后仰，抬起下颌以解除部分上气道阻塞，并清除呼吸道异物和分泌物。

2. 吸氧　急性呼吸衰竭开始常给予较高浓度的氧，甚至给纯氧，给氧过程中氧气应充分湿化，防止气道黏膜干裂受损。如患者 $PaO_2$ 达到安全水平 $8.0 \sim 9.3kPa(60 \sim 70mmHg)$，应避免长期使用高浓度(60%)给氧，以免引起氧中毒。给氧过程中应观察氧疗效果，若呼吸困难缓解、心率下降、发绀减轻，表示给氧有效。若呼吸过缓、意识障碍加重，提示二氧化碳潴留加重，应通知医师，并准备呼吸兴奋剂和辅助呼吸。

考点：给氧的浓度和氧中毒的观察

---

**链接**

**氧中毒的观察**

氧中毒是指机体吸入高于一定压力的氧一定时间后，某些系统或器官的功能与结构发生病理性变化而表现的病症。

氧中毒的表现为：最初类似上呼吸道感染引起的气管刺激症状，如胸骨后不适(刺痛或烧灼感)伴轻度干咳，并逐渐加重；然后出现胸骨后疼痛，且疼痛逐渐沿支气管向整个胸部蔓延，吸气时为甚；疼痛逐渐加剧，出现不可控制的咳嗽；休息时也伴有呼吸困难。在症状出现的早期阶段如结束氧疗，胸疼和咳嗽可在数小时内减轻。

---

3. 呼吸兴奋剂的应用　呼吸通畅而呼吸表浅者可按医嘱给予呼吸兴奋剂，常用的呼吸兴奋剂有尼可刹米、山梗菜碱等。

4. 建立人工气道　对于病情严重又不能配合治疗、昏迷或呼吸道大量痰液潴留伴有窒息危险，或动脉血二氧化碳分压进行性增高的患者，应及时配合医师进行气管插管或气管切开，应用机械通气，这样可有效清除呼吸道的积痰，保证呼吸道通畅。

**护 考 链 接**

患者,女性,18 岁,肺炎球菌肺炎患者。今晨呼吸困难加重,神志恍惚,烦躁不安。查体:体温 39.0℃,脉搏 120 次/分,血压 130/80mmHg,呼吸 38 次/分,口唇发绀,两肺底闻及湿啰音。血气分析:$PaO_2$ 50mmHg,$PaCO_2$ 70mmHg。

1. 该患者的护理评估为

A. 心力衰竭　　B. 上消化道出血　　C. 急性肾衰竭　　　D. 急性呼吸衰竭　　E. DIC

分析:本题考核了急性呼吸衰竭的临床表现,有呼吸困难、发绀、精神症状、$PaO_2 < 60mmHg$,$PaCO_2 > 60mmHg$。

2. 该患者氧疗时首先采用

A. 高浓度给氧　B. 持续低流量给氧　C. 鼻导管低浓度给氧　D. 低浓度低流量间歇吸氧

E. 高压氧舱

分析:急性呼吸衰竭患者开始常给予较高浓度的氧,甚至给纯氧。

### （二）加强人工气道呼吸管理

1. 清洁呼吸道,减少吸入性肺炎危险。

2. 进行气管切开、气管插管护理。注意保持管道的湿化,封闭气管内插管或气管切开管的气囊压力一般维持在 $20cmH_2O$,气囊平时应保持充气状态。每小时评估患者的呼吸状况,必要时抽吸呼吸道分泌物。

3. 保持气道通畅

(1) 稀释痰液:患者因发热、呼吸急促,水分大量蒸发,加上人工气道的建立,上呼吸道的湿化作用丧失,致使气道内分泌物黏稠。应鼓励患者饮水,蒸气或雾化吸入或静脉补充水分,促进痰液稀化,蒸气或雾化吸入液可用 0.9％氯化钠溶液 20ml＋庆大霉素 8 万 U＋糜蛋白酶 5mg(＋地塞米松)。

(2) 刺激咳嗽:指导患者做深呼吸或叩击背部诱发咳嗽。用吸痰管插入喉部吸引刺激局部和高渗盐水气雾吸入,环甲膜穿刺留置导管均可刺激咳嗽排除痰液。

(3) 辅助排痰:每 2 小时协助患者向两侧翻身,配合拍击胸背部,能使痰栓脱落驱入主支气管,通过咳嗽和吸引排出体外。拍击时五指并拢,形成杯状,自下而上,由边缘向中央叩拍患者胸部,每一部位拍击 10~20 次,持续 5~10 分钟,用吸痰管经鼻、口进行口咽部吸痰,可解除气道阻塞。

(4) 按医嘱使用支气管扩张剂:可静脉滴注氨茶碱扩张小支气管,使呼吸道通气量增加,应注意速度不宜过快,浓度不宜过高,避免引起心律失常,甚至心室颤动。　　考点:

气道的

### （三）呼吸、心血管、脑功能及肾功能的监测

1. 要密切观察患者的呼吸频率、节律、幅度的变化,同时监测血气分析以随时了解呼吸衰竭的情况。

2. 通过监测血流动力学的各项指标进行综合分析,了解心功能,及时按医嘱给予强心、利尿和血管活性药。

3. 注意患者意识、瞳孔等变化,了解脑功能状况。

4. 观察患者小便常规、量、比重,以了解肾功能情况,防止急性肾衰竭的发生。

### （四）预防并发症

1. 做好基础护理　重视口腔、皮肤护理,防止并发细菌感染加重病情,预防医源性感染。

2. 住单间或重症监护室　保持病室空气新鲜、温度适宜。

3. 保证营养摄入　神志清醒者给予高蛋白、高热量、高维生素、易消化的饮食,昏迷者给予鼻饲,胃肠功能差者可经静脉补充营养。

考点:对患者的心理护理

### （五）减轻患者焦虑

1. 如果患者由于呼吸困难或气管插管而不能讲话时,可采用非语言交流的方法进行交流。
2. 护理人员要主动给患者解释机械通气、监测及呼吸机的报警系统等有关事项。
3. 护理人员要表现出自信、镇静、耐心及对患者的理解。

### （六）增加患者对疾病知识的了解

1. 鼓励患者表达自身的感受和提出问题。
2. 解释氧疗的必要性及其注意事项。
3. 指导患者深呼吸及有效的咳嗽、咳痰技巧。

## 五、护理评价

1. 患者缺氧症状改善。
2. 患者呼吸道通畅,气管、支气管无痰液阻塞。
3. 患者抵抗力增强,无肺部感染及心、脑等重要脏器并发症发生。
4. 患者能应付此种急性病所带来的打击,能获得亲友及医护人员的精神支持。

**小结**

　　急性呼吸衰竭是因多种突发因素引起通气或换气功能严重损害,导致机体缺氧和(或)二氧化碳潴留,突然发生呼吸衰竭的临床表现,如不及时抢救,会危及患者生命。要求护士能快速、正确的做出判断,配合医生实施抢救,并通过改善和增加通气来缓解患者的缺氧症状,严密监测病情,预防并发症的发生。

### 自测题

$A_1$ 型题

1. 急性呼吸衰竭最早出现的临床症状为(　　)
   A. 发绀　　　　　B. 呼吸困难
   C. 咳嗽痰多　　　D. 神经精神症状
   E. 心血管系统症状
2. 观察发绀的部位最好是在(　　)
   A. 全身皮肤　　　B. 指甲
   C. 口唇、舌　　　D. 耳垂
   E. 面色
3. 急性呼吸衰竭患者保持呼吸道通畅,维持呼吸功能的最佳体位是(　　)
   A. 侧卧位　　　　B. 半坐卧位
   C. 俯卧位　　　　D. 自由体位
   E. 仰卧位,颈部后仰,抬起下颌
4. 保持呼吸道通畅最简单适用的方法是(　　)
   A. 稀释痰液　　　B. 给予解痉、平喘的药物

C. 气管切开　　　D. 气管插管
E. 给予呼吸兴奋剂

5. 拍击患者胸背部,促进排痰的正确方法是(　　)
   A. 拍击时自上而下
   B. 由边缘向中央叩拍
   C. 拍击时五指分开
   D. 每一部位拍击 3~5 次
   E. 持续 2~3 分钟
6. 呼吸衰竭的动脉血气指标是(　　)
   A. $PaO_2 < 50mmHg$,和(或)$PaCO_2 > 50mmHg$
   B. $PaO_2 < 60mmHg$,和(或)$PaCO_2 > 70mmHg$
   C. $PaO_2 < 70mmHg$,和(或)$PaCO_2 > 70mmHg$
   D. $PaO_2 < 60mmHg$,和(或)$PaCO_2 > 50mmHg$
   E. $PaO_2 < 80mmHg$,和(或)$PaCO_2 > 60mmHg$

（周　薇）

# 第10章

# 心脏疾病危重症的护理

## 第1节　急性心力衰竭的监护

通过前面课程的学习,我们知道心脏是循环系统的动力器官,它推动血液流动,向器官、组织提供充足的血流量,以供应氧和各种营养物质,并带走代谢的终产物(如二氧化碳、尿素和尿酸等),使细胞维持正常的代谢和功能。一旦心脏功能衰竭,血液循环将无法继续,如不及时抢救,死亡就会降临。在学习这一章之前,让我们看一个案例。

**案例10-1**

患者,男,66 岁,间断胸闷 1 周,1 天前于夜间突然被迫坐起,严重气急,频繁咳嗽,咳大量粉红色泡沫痰,P130 次/分,心律不齐,BP140/85mmHg,双下肺闻及大量湿啰音,心界向左扩大。血气分析:pH7. 29,$PaO_2$65mmHg,$PaCO_2$40mmHg,既往患冠心病十年。

**问题:**这是一个典型的急性左心衰、急性肺水肿患者,该病有什么样的临床特征? 我们应该如何对患者急救与护理呢?

急性心力衰竭(heart failure,HF)是指由于急性心脏病变引起的心排血量显著、急骤降低,导致组织器官灌注不足和急性淤血综合征。按发生的部位分为急性左心衰竭和急性右心衰竭(图 10-1)。急性右心衰竭(即急性肺源性心脏病)较少见,主要为大块肺梗死引起。临床上急性左心衰竭较为常见,表现为急性肺水肿,心源性休克或心搏骤停,是严重的急危重症,抢救是否及时合理与预后密切相关。本章主要讨论急性左心衰竭。

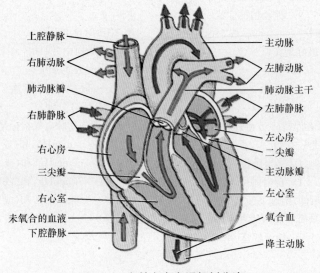

图 10-1　急性心力衰竭解剖分流

# 一、护 理 评 估

## （一）健康史

询问患者或家属发病前是否有心脏病史，近期有无急性感染，尤其是呼吸道感染，有无过度劳累等引起急性心力衰竭的诱因，是否使用过洋地黄类制剂等。

**考点:** 急性心力衰竭常见的诱因

---

**链接**

### 急性心力衰竭常见的病因

（1）急性弥漫性心肌损害：如急性心肌炎、急性广泛性心肌梗死等，由于大量心肌损伤，导致心肌收缩无力。

（2）急性机械性阻塞：如严重的瓣膜狭窄、心室流出道梗阻、高血压危象等，引起心脏后负荷加重，排血受阻。

（3）急性心脏容量负荷加重：如外伤、急性心肌梗死等引起的瓣膜损害、腱索断裂，短时间静脉输血、输含钠液体过快等，均可导致左心室容量急剧增加。

（4）急性心室舒张受限制：如急性心包填塞、快速的异位心律等，使心脏舒张期变短。

（5）严重心律失常：如心室颤动或其他严重室性心律失常、心室暂停、显著的心动过缓等，使心脏暂停排血或心排血量显著减少。

---

**链接**

### 急性心力衰竭常见的诱因

（1）感染：特别是呼吸道感染，其他如泌尿道感染、感染性心内膜炎、败血症等。

（2）心律失常：各种严重心律失常均可导致心排血量减少，如心房颤动，完全性房室传导阻滞等。

（3）水、电解质紊乱：输血、输液过多过快、钠盐摄入过多、利尿剂用量不足等均可导致血容量增加。另外，低钾可以促发洋地黄中毒及严重室性心律失常而使病情加重。

（4）氧耗量增加：过度劳累、剧烈运动、饱餐、情绪激动、精神压力过重、焦虑、恐惧等可增加氧耗量，加重心脏负荷而诱发心力衰竭。

（5）心脏负担增加：妊娠、分娩：妊娠、分娩均加重心脏负担，如果原有心脏病，则易诱发左心衰竭。

（6）贫血、甲状腺功能亢进、肺动脉栓塞、体循环栓塞、风湿热等。

（7）环境气候的急剧变化。

（8）治疗不当：如洋地黄用量不足或中毒、不恰当使用抑制心肌收缩力的药物或突然停用强心药等。

---

## （二）身心状况

1. 症状与体征　急性左心衰竭发病急骤，以肺水肿为主要表现。

（1）急性肺水肿：患者突然出现严重呼吸困难，每分钟可达 30～40 次。端坐呼吸、烦躁、面色苍白、口唇发绀、大汗、常咳出泡沫样痰，严重时可咯出大量粉红色泡沫痰(图 10-2)。

（2）心源性休克：因心脏排血功能降低导致心排血量严重不足而引起休克。患者出现血压下降、脉压减小、心率增快、脉搏细弱、皮肤湿冷、面色苍白、尿量减少、烦躁不安等休克的表现，并伴呼吸困难、PCWP 升高，颈静脉怒张等。严重者可出现昏厥和心脏骤停。

（3）体征：心率增快，心尖部第一心音减弱，可闻及舒张期奔马律，肺动脉瓣第二心音亢进。左心室增大，可发生相对性二尖瓣关闭不全而出现心尖区收缩期吹风样杂音。两肺底部常可闻及湿啰音和哮鸣音。部分病例可出现交替脉，严重者有发绀。

**考点:** 急性心力衰竭主要表现

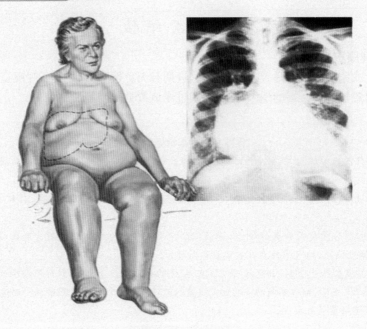

图 10-2　端坐呼吸

**心脏功能分级**

　　对有心功能不全的患者按心功能状况分级可大体反映病情的严重程度,对治疗措施的选择、活动能力的评定和预后的判断等有实用价值。目前通用的是美国纽约心脏病学会(NYHA)1928年提出的分级方案,根据患者自觉的活动能力划分为四级。

　　Ⅰ级:患者患有心脏病,但活动量不受限制,平时的一般活动不引起疲乏、心悸、呼吸困难或心绞痛。

　　Ⅱ级:心脏病患者的体力活动受到轻度限制,休息时无自觉症状,但平时一般活动下可出现疲乏、心悸、呼吸困难或心绞痛。

　　Ⅲ级:心脏病患者体力活动明显受限,轻度活动即引起上述的症状。

　　Ⅳ级:心脏病患者不能从事任何的体力活动。休息状态下也出现心衰的症状,体力活动后加重。

**心力衰竭的诊断标准**

　　主要条件:(1)夜间阵发性呼吸困难或睡眠时憋醒;(2)颈静脉怒张、搏动增强;(3)肺部啰音和(或)呼吸音减弱;(4)心脏扩大;(5)急性肺水肿;(6)非洋地黄所致的交替脉;(7)第三心音奔马律;(8)颈静脉压升高>15cmH$_2$O;(9)循环时间>25s;(10)X线肺纹理增粗;(11)肝颈征阳性。

　　次要条件:(1)踝部水肿或尿量减少而体重增加;(2)无上呼吸道感染仍夜间咳嗽;(3)劳力性呼吸困难;(4)淤血性肝大;(5)胸腔积液;(6)潮气量减少至最大量的1/3;(7)心率大于120次/分。

　　判断方法:主要条件两项,或主要条件一项+次要条件两项,即可判断患者有心力衰竭。

　　2.心理评估　急性心力衰竭发病急骤,病情严重,患者可出现恐惧感、极度烦躁和濒死感;家属或陪护人员因患者的病情严重,在心理上常常也会产生沉重的负担。

## 二、护理诊断和医护合作性问题

1. 气体交换受损　与急性肺水肿影响气体交换有关。

2. 体液过多　与心排血量减少,输血、输液过多过快、钠盐摄入过多等有关。

3. 焦虑、恐惧　与突发病情加重致极度呼吸困难及窒息感、监护室的环境及抢救气氛对患者的影响有关。

4. 潜在并发症　心源性休克。

> **护考链接**
>
> 患者,女,54 岁。有高血压病史 8 年,最近走路上班时感胸闷、乏力、气急,休息后缓解。该患者的心功能为
>
> A. Ⅰ 级　　　B. Ⅱ 级　　　C. Ⅲ 级
>
> D. Ⅳ 级　　　E. Ⅴ 级
>
> **分析:** 患者体力活动轻度受限制,一般活动可引起胸闷、乏力、气急,属于心功能 Ⅱ 级。

## 三、护 理 目 标

1. 患者能维持正常气体交换,呼吸困难和发绀改善或消失。

2. 皮肤水肿减轻,皮肤无破损。

3. 能进行有效应对,情绪逐渐放松,表情安静。

4. 无并发症的发生。

## 四、护 理 措 施

### (一)急救护理

急性左心衰竭时的缺氧和高度的呼吸困难对患者来说是致命的威胁,必须迅速、积极采取有效的措施使症状缓解,以免危及患者的生命。

1. 体位　取端坐位或半坐卧位,双腿下垂,必要时轮流捆扎四肢,以利于呼吸和减少静脉回流。　**考点:**急性心力衰竭患者的体位

2. 吸氧　立即高流量鼻导管给氧,6～8L/min,并使用 30%～50%乙醇溶液湿化后吸氧,必要时给予面罩加压吸氧。　**考点:**给氧的方式和流量

3. 镇静　吗啡不仅可以使患者镇静,减少躁动所带来的额外的心脏负担,同时使外周小血管舒张,减少回心血量,减轻心脏负担,是治疗急性肺水肿极为有效的药物。可用 3～5mg 静脉缓注,3 分钟内推完,必要时每 15 分钟重复一次,同时准备纳洛酮以拮抗之用;对于年老体弱者酌情减量或改用 5～10mg 皮下或肌内注射;肺水肿伴颅内出血,神志障碍及慢性肺部疾病者禁用吗啡。

4. 减轻心脏负担

(1) 快速利尿:呋塞米(速尿)20～40mg 静脉注射,必要时 4～6 小时再重复用药一次。可大量快速利尿,减少血容量,除利尿作用外,还有静脉扩张作用,有利于肺水肿的缓解。　**考点:**常用的利尿药及机制

(2) 血管扩张剂的应用:以硝普钠、硝酸甘油或酚妥拉明静脉滴注。

5. 洋地黄类药物的应用　洋地黄类药物可增强心肌收缩力,增加心排血量,减慢房室传导,使心室率减慢,从而改善左室充盈,降低左房压,有利于缓解肺水肿。　**考点:**病情监测的项目和方式

6. 氨茶碱　可解除支气管痉挛,减轻呼吸困难,并有一定增强心肌收缩力及扩血管利尿的作用。

### （二）病情监测

安置患者于危重症监护室,做好以下病情监测。

1. 生命体征的监测

（1）心率：密切监测心率和心律的变化。心率过快、过慢或节律不齐均表明病情不稳定,应及时检查、确诊,及时处理。

（2）呼吸：呼吸困难是急性左心衰竭突出的临床表现,呼吸困难加重,呼吸频率加快,均提示肺淤血加重或出现肺水肿。

（3）血压：急性心力衰竭初期,交感神经兴奋,血压可升高或正常,随着病情加重,心排血量减少,血压出现下降,收缩压低于80mmHg,提示休克,预后不良。

（4）神志改变：神志改变反映脑灌注和脑组织氧合情况。急性心力衰竭病情加重时,心排血量急剧下降,脑血流灌注减少,肺淤血和肺水肿致肺泡通气、换气功能下降导致低氧血症,加重脑组织缺氧,出现焦虑、烦躁、意识模糊,甚至昏迷。

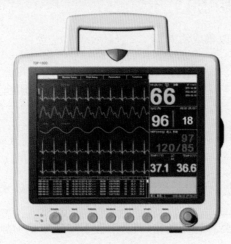

图 10-3  持续心电监测

2. 持续心电监测  急性左心衰竭可出现各种心律失常,使用强心药物时也可诱发新的心律失常。通过持续心电监测及常规心电图记录,判断心电活动状态,了解心肌供血情况,及早发现心律失常及其先兆,以便及时调整治疗,评价治疗效果,预防药物不良反应的发生（图10-3）。

3. 电解质及动脉血气的监测  急性左心衰竭早期,过度通气,$PaO_2$、$PaCO_2$均降低；晚期肺通气降低,$PaCO_2$升高。电解质紊乱是急性左心衰竭利尿药治疗时常见的并发症。应常规检查,定时复查,及时纠正。

4. 血流动力学监测  应用 Swan-Ganz 导管进行监测,早期评价心泵功能状况,对于急性心力衰竭的早期诊断及治疗均有指导意义。急性心力衰竭时,监测可见心排出量减少、PCWP 升高、外周血管阻力升高等。

5. 氧饱和度（$SaO_2$）监测  病情严重者 $SaO_2$ 显著降低,抢救时应迅速将其升高至 0.90 以上。

### （三）一般护理

1. 体位的选择  患者入院后,应根据病情取端坐位或半坐位,双腿下垂,以减少回心血量。

2. 高流量吸氧  6～8L/min,采用鼻导管吸氧,对病情特别严重者应给予面罩加压吸氧,并使用 30%～50% 酒精湿化吸氧去除肺泡表面张力,如患者不能耐受可降低酒精浓度或间断给予。及时吸出呼吸道分泌物,以保持呼吸道通畅。氧疗过程中应注意观察效果,如患者颜面、唇周、耳郭等部位发绀程度有无减轻,呼吸、心率是否减慢等。

3. 严密观察病情的变化  严密观察和记录患者心率、心律、体温、脉搏、呼吸、血压、尿量等变化；严密观察呼吸深度、频率,观察咳嗽情况及痰液的性质和量,肺部啰音变化；观察意识状态,皮肤颜色及温度。

4. 液体、电解质、饮食的控制

（1）严格掌握输液速度,以 20～40 滴/分为宜,以免诱发肺水肿；

（2）给予低盐、低热量、高维生素、清淡、易消化饮食，少食多餐，少用或禁用含钠食物和药物；大量利尿需补钾时多进食含钾食物如香蕉、杏和橙汁等。

（3）准确记录 24 小时出入量，限制水分的摄入，每日不超过 1500ml，每周磅体重一次。

（4）按医嘱抽取血标本测电解质、酸碱、血气情况，并及时向医生汇报检验结果及按医嘱进行相应的处理。

考点：输液的速度、饮食要求、每日水分摄入量

**护考链接**

患者，男，60 岁，因胸闷、咳嗽、咳痰、呼吸困难、尿少就诊，既往有风湿性心脏病二尖瓣狭窄。医生考虑患者出现了急性左心衰

1. 诱发该患者心力衰竭最可能的因素是

A. 摄入高钠食物　　　　B. 严重脱水　　　　C. 劳累过度

D. 呼吸道感染　　　　E. 各种缓慢型心律失常

**分析**：该患者曾有胸闷、咳嗽、咳痰等症状，考虑诱发急性左心衰最可能的因素是呼吸道感染。

2. 其咳嗽、咳痰的性质是

A. 白色浆液样痰　　　　　　　B. 偶尔咳嗽，咳粉红色泡沫样痰

C. 频频咳嗽，咳大量粉红色泡沫样痰　　D. 偶尔咳嗽，咳白色泡沫状痰

E. 痰中带血丝

**分析**：急性左心衰竭以肺水肿为主要表现，出现频频咳嗽，咳大量粉红色泡沫样痰。

3. 护士指导患者在饮食上要低盐饮食，原因是

A. 提高心肌收缩力　　　　B. 减轻肾脏负担　　　　C. 减轻肺水肿

D. 避免肝脏受损　　　　E. 减少液体潴留

**分析**：低盐饮食可减少液体潴留，减轻心脏负荷。

5. 加强基础护理

（1）加强口腔和皮肤护理，保持皮肤黏膜的完整性，对于长期卧床及水肿的患者要建立翻身卡，经常协助患者翻身，进行肢体按摩，预防压疮的发生；

（2）鼓励患者咳嗽、咳痰，定时为患者拍背，保持病房空气新鲜、温度适宜，避免呼吸道感染加重心力衰竭；

（3）询问患者大便的情况，如有便秘，病情稳定后给予缓泻剂，必要时灌肠通便。

（4）注意安全的护理，对于严重呼吸困难取端坐位及较烦躁的患者，应注意加强保护措施，防止坠床意外发生。

6. **特殊药物应用的护理**　遵医嘱给药，用药及时、剂量准确，注意配伍禁忌，观察药物的疗效及不良反应。

（1）应用洋地黄类药物的护理：

1）熟悉常用的洋地黄制剂的名称、应用方式和剂量。其中口服制剂以地高辛最常用，一般 0.125～0.25 mg/d，静脉注射多用毛花苷 C，每次 0.2～0.4mg。

2）使用洋地黄类药物之前应听心率 1～2 分钟，注意心率及节律，如心率低于 60 次/分，或节律有明显的变化，均不可用药，并报告医生处理。

3）注射洋地黄制剂时，注射速度宜慢，密切观察心率、心律及血压的变化并记录。

4）观察有无中毒症状。

5）指导患者及家属了解洋地黄类药物的毒副作用，出现中毒征兆应立即停用，并报告医生给予相应的处理。

考点：应用洋地黄类药物的护理要点

(2) 应用利尿剂的护理：

1) 观察利尿效果及不良反应,记录24小时出入水量,观察患者的精神状态、皮肤弹性、周围静脉充盈度,检查和记录电解质、酸碱平衡情况。

考点:应用利尿剂的护理要点

2) 利尿后患者如出现全身软弱无力、反应差、腱反射减弱、腹胀、恶心、呕吐等症状,可能为低钾、低钠;用药后尿量如>2500ml(24小时内)为利尿过快,应注意循环血量减少的征象,如心率加快、血压下降。

3) 肌内注射利尿药宜早晨给予,大剂量宜静脉给予。

(3) 应用血管扩张药物的护理：

1) 正确按医嘱给药,剂量须准确,尤其在静脉滴注时更应该注意药液的浓度和滴速,先从小剂量、低速度开始,根据血压变化调节滴速。

考点:应用血管扩张药物的护理要点

2) 严密观察血压和心率变化,开始每2~3分钟测血压一次或用监护仪持续监测,避免血压突然下降。收缩压下降不宜超过20mmHg或下降幅度不宜大于原有血压的20%,或心率每分钟增加不超过20次。如血压明显下降,心率增快,每分钟增加20次以上并伴有出汗、胸闷、气急等症状,应及时报告医生并立即停药,抬高下肢。

3) 应用硝普钠时,应现配现用,注意采取避光措施,硝普钠含有氰化物,用药时间不宜连续超过24小时。

### 链接

**洋地黄中毒**

1. 洋地黄的毒性反应

(1) 胃肠道反应,如厌食、恶心、呕吐、腹泻等。

(2) 心脏方面表现,心律失常是重要的一种表现,有室性期前收缩二联律、房颤伴完全性房室传导阻滞、房室交界性心律、室上性心动过速伴房室传导阻滞等。

(3) 神经系统表现:头痛、失眠、眩晕、甚至神志错乱。

(4) 视觉改变:出现黄视或绿视。

2. 毒性反应的处理

(1) 立即停药,轻度毒性反应停药后可自行缓解。

(2) 酌情补钾,钾盐对治疗由洋地黄毒性反应引起的各种房性快速心律失常和室性期前收缩有效,肾衰竭及高血钾患者忌用。

(3) 苯妥英钠是治疗洋地黄中毒引起的各种期前收缩和快速心律失常最有效的药物,常用100~200mg溶于20ml注射用水缓慢静脉注入。

(4) 静脉滴注硫酸镁。

7. 健康指导和心理护理

(1) 饮食指导:对患者进行健康教育,使患者理解低盐饮食的重要性。心功能Ⅰ级、Ⅱ级者,摄入的食盐应限制在5g/d,心功能Ⅲ级者,摄入的食盐应限制在2.5g/d,心功能Ⅳ级者,摄入的食盐应限制在1g/d。在限制食盐的基础上,适当控制水的摄入,将水的摄入量控制在1.5~2L/d。应注意少食多餐,避免过饱,宜进食易消化、高蛋白质和高维生素的食物。

考点:对患者饮食指导

(2) 活动与休息指导:避免过度劳累、情绪过度激动,根据心功能分级情况确定患者的休息方式。

心功能Ⅰ级者:可不限制日常活动,但应避免重体力劳动。

心功能Ⅱ级者:可不限制日常活动,但应增加休息。

心功能Ⅲ级者:应限制日常活动,以卧床休息为主。

心功能Ⅳ级者:绝对卧床休息,病情好转后逐渐增加活动量。

**考点:**对患者进行活动与休息指导

(3) 指导患者遵医嘱用药,勿自行增减药量;气候变化时及时增减衣服,避免受凉、感染。

(4) 心理护理:加强与患者的交流,以亲切和富于同情心的态度对待患者,在抢救时表现出镇静自若、熟练操作、忙而不乱,给患者信任感和安全感。必要时按医嘱给予镇静剂;给患者家属情绪和心理上的支持,帮助患者消除焦虑和恐惧,树立战胜疾病的信心。

# 第 2 节　急性心肌梗死患者的护理

**案例10-2**

患者,男,65 岁,因"反复胸闷胸痛 2 周,加重 2 小时"于 2004 年 4 月 3 日由急诊收入 CCU,入院诊断为"急性心肌梗死"。患者于 2 周前无明显诱因反复发作胸闷、胸痛,自服"复方丹参滴丸"后症状缓解。发病当天是患者的生日,晚餐中患者突感心前区疼痛剧烈、大汗淋漓、面色苍白、呼吸困难,服药无改善。即呼叫"120",由急救车运送回急诊科,经急诊处理后转入 CCU。入院时患者神清,痛苦病容,较烦躁。T 37.8℃、P 82 次/分、R 22 次/分、Bp 110/75mmHg,ECG 显示 $V_1 \sim V_5$ 导联 ST 段弓背样抬高,与 T 波连接成单向曲线。患者体胖,有高血压史 11 年,吸烟史 30 年,2000 年已戒,小学文化,退休工人。目前与老伴一起居住,子女孝顺,无医疗费用负担。对本病不了解,担心入院后老伴无人照顾,同时担心疾病的康复。

问题:1. 作为急诊护士,随急救车到达现场后,应如何对患者进行急救处理?

2. 病情监测的内容和护理要点有哪些?

3. 患者有哪些心理反应? 请提出有效的应对措施。

急性心肌梗死(acute myocardial infarction,AMI)属冠心病的严重类型,是在冠状动脉病变的基础上,发生冠状动脉血供急剧减少或中断,使相应的心肌发生急性缺血性坏死(图 10-4)。临床上有剧烈而持久的胸骨后疼痛、发热、白细胞增多、血清心肌酶活性增高及心电图进行性改变等表现,可伴有心律失常、休克或心力衰竭。

**考点:** AMI 主要的临床表现

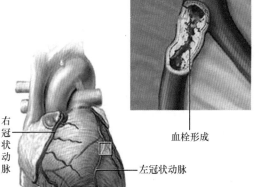

右冠状动脉　左冠状动脉　血栓形成

图 10-4　心肌梗死形成模式图

**考点:** AMI 常见的诱因

AMI 在春、冬季的发病较多,与气候寒冷、气温变化大有关。发病时大多无明显诱因,常在安静或睡眠时发病。部分患者则在剧烈的体力劳动、精神紧张或饱餐后发病,此外,休克、出血、心动过速、用力排便等亦可诱发 AMI。因此,护理人员应加强对冠心病患者的健康教育,减少或避免诱发因素,以降低 AMI 的发病。

AMI 是冠心病最严重的类型,是心血管疾病中死亡率最高的心脏急症。死于 AMI 的患者,有 75% 是在到达医院之前。所以,对确诊或可疑的 AMI 患者,无论是在发病现场,还是在医院,均应及时就地处理,以改善患者的预后,降低病死率。紧急处理的措施包括:

**护考链接**

患者,男,65 岁。突感胸骨后剧烈疼痛,有严重窒息感,伴恶心、呕吐及出冷汗,休息及含服硝酸甘油不能缓解,评估该患者最可能发生了

A. 急性胰腺炎  B. 急性胆囊炎

C. 急性胃炎  D. 急性心肌梗死

E. 心肌炎

**分析:**该患者出现急性心肌梗死典型症状,胸骨后剧烈疼痛,并且含服硝酸甘油不能缓解。

**考点:** AMI 紧急处理措施

(1) 就地休息,避免走动或长距离搬动。

(2) 迅速止痛。

(3) 医护人员到达现场后迅速测量生命体征并尽快记录心电图,初步判断有无心律失常、心力衰竭或休克。

(4) 给予高流量吸氧。

(5) 迅速建立静脉通路。

(6) 如心搏骤停,应立即就地进行心肺复苏。

(7) 转运途中应连接心电监护,备好抢救药品及除颤装置,争取在发病 1～3 小时内送入急诊科或 CCU。

为了避免延误时间,对有心脏病及急性心肌梗死高危患者,应进行有关急性心肌梗死早期症状的判断及适当处理措施的教育,包括:

(1) 及时服用阿司匹林和硝酸甘油。

(2) 怎样与急救中心联系。

(3) 了解附近能提供 24 小时服务的医院所在。

(4) 常备一份基础心电图。

对于 AMI 患者,入 CCU 后应连续监测 5～7 天,监测内容包括:

(1) 心电图监测:给患者记录 12 导联(根据病情增加导联)心电图,掌握心电图的演变过程。

(2) 用多功能心电监护仪进行持续床旁监护,监测心率、心律、血压、呼吸频率、脉搏血氧饱和度,以及各种心律失常、心源性休克以及缺氧和呼吸功能不全的早期变化等,并进行相应的处理。

(3) 应用 Swan-Ganz 气囊漂浮导管进行床旁血流动力学监测,监测 CVP、PWCP、CO、CI 等的变化。

(4) 血清心肌酶的监测,见表 10-1。

(5) 其他:如电解质、肾功能、出凝血时间、血糖、血气分析及血尿便常规等。

表 10-1　急性心肌梗死时血清酶的变化

| 种类 | 升高时间 | | |
|---|---|---|---|
| | 开始 | 高峰 | 结束 |
| 肌酸激酶(CK) | 6h | 1～2d | 2～4d |
| CK 同工酶(CK-MB) | 4h | 16～24h | 2～4d |
| 天冬氨酰氨基转移酶(AST) | 6～12h | 1～2d | 3～6d |
| 乳酸脱氢酶(LDH) | 8～10h | 2～3d | 7～14d |
| 羟丁酸脱氢酶(HBD) | 1～2d | 5～6d | 10～14d |

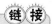

**AMI 患者的心理反应**

冠心病是心身疾病,AMI 患者常有情绪稳定性差、暗示性高、对自身行为控制能力降低等特点,容易出现消极的情绪反应。在疾病的不同阶段,患者可出现不同的心理反应。常见的心理反应有以下几种。

1. 恐惧　急性期的患者因持久而剧烈的胸痛,并有压榨、窒息和濒死感,且患者处于 CCU 这种陌生的环境中,亲人的探视受到限制,这些都使患者感到紧张、孤独、无助,从而产生恐惧心理。

2. 焦虑　患者担心疾病的预后,担心以后能否恢复正常的工作和生活,是否会成为家庭、社会的累赘,表现出愁眉苦脸、寡言少语、唉声叹气、无精打采,对疾病失去信心。

3. 抑郁　病情严重,症状反复发作或病情稳定较慢者,对家庭、前途或经济担心,表现出自卑、缺乏兴趣、情绪低沉、悲伤、过分谨慎等,甚至患上抑郁症。

4. 轻视　部分较年轻的初发患者、早期心肌梗死逆转的患者,容易忽视疾病的严重性,产生盲目乐观的心理,表现出无所谓、不在乎,常不听医护人员的劝告,自作主张,不坚持康复治疗,对冠心病的远期预后产生不良的影响。

心理应激反应可能是再次诱发和加重 AMI 的重要因素。因此,医护人员应善于发现患者的情绪和行为反应,寻找应激源,并采取有效的应对措施,帮助患者减轻心理负担。

**溶栓治疗**

目前,早期溶栓,重建血供是缩小梗死范围最有效的一种积极治疗方法。起病后 3～6h 进行溶栓治疗,可使闭塞的冠状动脉再通,心肌得到再灌注,濒死的心肌得以存活或坏死范围缩小,使 AMI 的近期疗效和远期预后显著改善。Rentroyo 指出,AMI 发病最初的 1h 应视为溶栓治疗的黄金时期。

**案例10-1**

患者,男,57 岁,入院 3 小时,医生会诊后,诊断为 AMI 决定应用尿激酶(UK)静脉滴注患者进行溶栓治疗。

**问题:**1. 在使用溶栓药物时,护士应注意哪些事项?

2. 溶栓期间如何监测?

3. 对患者进行溶栓治疗时,患者可能出现哪些并发症? 如何观察?

溶栓疗法是缩小梗死范围最有效的一种积极治疗方法。常用的溶栓药物有尿激酶(UK)、链激酶(SK)、重组织型纤溶酶原激活剂(r-tPA),用药途径有静脉内溶栓和冠状动脉内溶栓。在溶栓期间应注意

1. 按要求输注溶栓药物　溶栓治疗要求在一定时间内输入一定剂量的溶栓剂,使之在循环中达到有效的治疗浓度。护理人员应熟悉各种溶栓剂的使用方法,保证按要求输注。

2. 用药期间应注意监测

(1) 观察有无过敏反应,如发热、荨麻疹、皮肤潮红,询问患者有无胸痛、腹痛、腰痛和关节疼痛等。

(2) 有无出血倾向:观察有无皮肤、黏膜有无出血点,注意大小便的颜色,检查穿刺部位有无渗血、血肿和肢体变粗,检查足背动脉,足皮温,抽血检查血小板、出凝血时间、纤维蛋白原、凝血酶原时间等。

考点:溶栓治疗常用药物和溶栓期间监测项目

(3) 心电监测,观察有无低血压、再灌注性心律失常。

(4) 发病后 6h、8h、10h、12h、16h、20h、24h 抽静脉血检查心肌酶谱。

(5) 12 导联心电图。

**再灌注性心律失常**

再灌注性心律失常(reperfusion arrhythmias,RA)是指缺血心肌部分或全部恢复血流灌注的过程中所发生的心律失常,常发生在冠状动脉再通的瞬间,因此常常被看成溶栓治疗冠状动脉再通的指标。多表现为胸痛明显缓解后出现各种形式的心律失常,常见的有加速性室性自主心律、室性心动过速、室颤、缓慢性心律失常(下壁心肌梗死)。由于再灌注性心律失常发生突然,且多发生于缺血恢复及临床症状改善之际,往往不能为医护人员所预料,严重者可致患者猝死,故应加强监护,并做好电复律的准备。

**经皮穿刺腔内冠状动脉成形术和支架置入手术**

经皮穿刺腔内冠状动脉成形术(PTCA)和支架置入(STENA)手术为冠心病治疗的一项重要进展,系经皮穿刺将球囊扩张导管插入冠状动脉狭窄部位后,充气加压气囊,使狭窄的管腔扩张,以增加冠脉血流量。为了进一步保持管腔开通,维持正常血流。在冠状动脉狭窄被扩张后,再用支架将其支撑起来,以避免因血管内膜撕裂,塌陷而引起的急性冠脉闭塞,造成的急性并发症及再狭窄的慢性并发症(图10-5)。

**考点:**指导患者早期活动要点

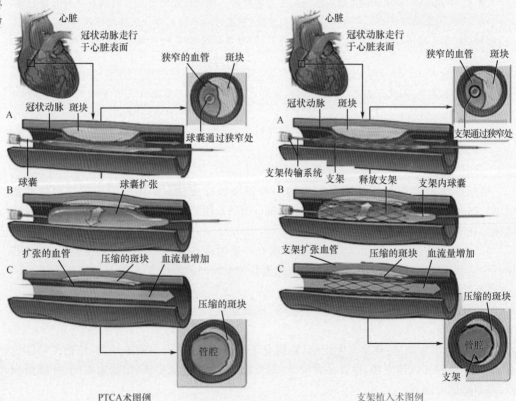

图 10-5　PTCA 和支架植入示意图

对于无并发症的 AMI 患者,应在护士的严密监护下,鼓励患者早期活动,使之达到既能提高活动耐力,又不增加心脏负荷和心肌耗氧量的目的。活动的等级分为 A、B、C、D、E 五个等级(图 10-6)。护士应使患者理解早期活动的重要性,避免过度紧张不敢活动,也要防止盲目乐观、操之过急,根据病情调整患者的活动量。

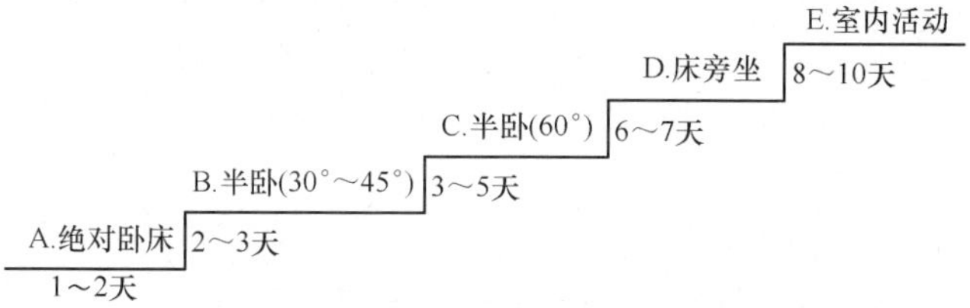

```
                                              E.室内活动
                                   D.床旁坐      8～10天
                         C.半卧(60°)  6～7天
               B.半卧(30°～45°)  3～5天
    A.绝对卧床    2～3天
       1～2天
```

图 10-6　急性心肌梗死患者的活动等级

对患者的健康指导,应注意:

(1) 合理饮食和改变不良生活方式:低脂、低糖、低胆固醇饮食;控制体重;戒烟酒;避免饮餐;防止便秘;保持情绪稳定。

(2) 合理安排活动与休息,急性心肌梗死患者病情稳定后,如无并发症,可参考下图进行早期活动。

(3) 坚持服药与复查,嘱咐患者遵医嘱服药,定期门诊复查,随身携带硝酸甘油类药物,并注意过期(6 个月)更换,以备急用。

(4) 教育家属,给患者创造良好的身心休养环境,督促患者定期服药和复查,一旦出现心肌梗死症状,立即拨打急救电话,不要随便搬动,让患者就地休息。

**小结**

急性心力衰竭是由于急性心脏病变引起的心排血量显著、急骤降低,导致组织器官灌注不足和急性淤血综合征。按发生的部位分为急性左心衰竭和急性右心衰竭。临床上以急性左心衰竭较为常见,临床上可表现为急性肺水肿、晕厥、休克、甚至心搏骤停,必须迅速、积极采取有效的措施,以免危及患者的生命。急救措施包括采取适当的体位,减少静脉回流;高流量给氧;镇静;快速利尿;应用血管扩张剂、洋地黄类药物、氨茶碱等药物;及其他对症措施。

对于急性心力衰竭患者应加强监测,包括生命体征的监测,持续心电监测,电解质及动脉血气的监测,血流动力学监测,氧饱和度($SaO_2$)监测。护理措施包括:①一般护理:体位的选择,氧疗护理,观察病情,液体、电解质、饮食的控制,加强基础护理;②特殊药物应用的护理;③健康指导和心理护理。

急性心肌梗死(AMI)是在冠状动脉病变的基础上,发生冠状动脉血供急剧减少或中断,使相应的心肌发生急性缺血性坏死。AMI 属冠心病最严重的类型,是心血管疾病中死亡率最高的心脏急症。对确诊或可疑的 AMI 患者,无论是在发病现场,还是在医院,均应及时就地处理,以改善患者的预后,降低病死率。

患者进入 CCU 后,应对患者进行连续的监测,包括心电图监测、连续床边心电监护仪监测、气囊漂浮导管进行血流动力学监测、心肌酶监测及治疗措施的监测等。护士应熟练掌握各种监测方法,熟悉临床监护参数的分析及临床意义。AMI 患者的护理措施参考内科护理学。

## 自测题

$A_1$ 型题

1. 心衰患者应严格控制输液速度，以（　　）为宜，以免诱发肺水肿。
   A. 10～20 滴/分　　　　　B. 20～40 滴/分
   C. 40～60 滴/分　　　　　D. 60～80 滴/分
   E. 100 滴/分

2. 急性左心衰竭患者应严格限制水分的摄入，每日不超过（　　）
   A. 1000ml　　　B. 1500ml　　　C. 2000ml
   D. 2500ml　　　E. 3000ml

3. 使用血管扩张药物时，应避免血压突然下降，收缩压下降不宜超过（　　）
   A. 10mmHg　　　B. 15mmHg　　　C. 20mmHg
   D. 25mmHg　　　E. 30mmHg

4. 心衰患者应用洋地黄制剂之前应测量（　　）
   A. 体温　　　B. 体重　　　C. 呼吸
   D. 脉搏　　　E. 心率、血压

5. 关于急性肺水肿的护理措施，下列哪一项是错误的（　　）
   A. 氧气吸入，流量 8L/min
   B. 立即平卧，头偏向一侧
   C. 用 50% 乙醇湿化氧气
   D. 皮下注射吗啡 10mg
   E. 四肢轮扎，阻断静脉回流

6. 急性肺水肿时用酒精湿化氧气的目的是（　　）
   A. 兴奋呼吸中枢
   B. 解除支气管平滑肌痉挛
   C. 降低肺泡内泡沫的表面张力
   D. 扩张毛细血管而减轻心脏负担
   E. 清除呼吸道致病菌

7. 急性左心衰竭患者采取端坐位的主要目的是（　　）
   A. 减少下肢静脉血回流，减轻心脏负担
   B. 使胸廓扩大，肺活量增加
   C. 膈肌下降，减轻对心肺的压迫
   D. 减轻水肿，改善肺循环
   E. 使冠状动脉扩张，改善心肌营养

8. 心力衰竭患者应给予（　　）
   A. 高热量饮食　　　B. 高蛋白质饮食
   C. 低蛋白饮食　　　D. 低盐饮食
   E. 低脂肪饮食

9. 应用利尿药后，24h 尿量若大于（　　）为利尿过快。
   A. 1000ml　　　B. 1500ml　　　C. 2000ml
   D. 2500ml　　　E. 3000ml

10. 下列哪一种药物使用时须采取避光措施（　　）
    A. 硝普钠　　　B. 呋塞米　　　C. 吗啡
    D. 酚妥拉明　　　E. 毛花苷 C

11. 急性心肌梗死，最早、最突出的症状是（　　）
    A. 烦躁不安　　　　B. 心率快
    C. 胸前区憋闷　　　D. 疲乏无力
    E. 胸骨后剧烈疼痛

12. 急性左心衰患者，给氧方式应采用（　　）
    A. 高流量，30%～50% 乙醇湿化
    B. 低流量，30%～50% 乙醇湿化
    C. 高流量，10%～20% 乙醇湿化
    D. 低流量，10%～20% 乙醇湿化
    E. 持续低流量给氧

（周　薇）

# 第11章

## 急性肾衰竭的护理

我们在内科护理学中已学习过急性肾衰竭,但是否了解急性肾衰竭会对患者生命造成高度的威胁? 在临床上各种急慢性危重疾病如果得不到及时有效的救治,都会引发肾脏功能衰竭而导致患者病程延长或死亡。在学习这一章之前我们先来看一个临床案例。

**案例11-1**

患者,男,26岁,因车祸导致心包破裂,左小腿开放性骨折,失血性休克收入当地医院抢救治疗,于手术后第6天出现无尿2天,给予利尿剂治疗不见好转,即转上级医院诊治。入院查体:T 37.3℃,P 96次/分,R 23次/分,Bp 135/78mmHg。神志清,精神差,憋喘貌,双肺呼吸音粗,可闻及干湿性啰音,心率96次/分,律齐,腹胀,无压痛及反跳痛,移动性浊音(一),双肾区无叩痛,双下肢中度水肿。辅助检查:血常规:RBC $3.21×10^{12}$/L,WBC $11.27×10^9$/L,N 0.78,Hb 93g/L。肾功能:血肌酐467μmol/L,血尿素氮28mmol/L。电解质:血钾4.8mmol/L,血钠139mmol/L,血氯98mmol/L。血气分析:pH 7.15,$PaO_2$ 92mmHg,$PaCO_2$ 56 mmHg,BE —4.2mmol/L。

**问题:**病例中显示患者入院时处于什么病理生理状态? 如你接诊患者,应如何进行护理评估?

急性肾衰竭(acute renal failure,ARF)是指由于各种原因使肾功能在短期内(数小时或数天)急剧、进行性减退而出现的临床综合征。按病因分为肾前性、肾实质性、肾后性三类。主要临床表现为进行性氮质血症,水、电解质及酸碱平衡失调,多数有少尿或无尿表现,为少尿型;少数患者尿量并不减少,为非少尿型。急性肾衰的预后与原发病性质、患者的年龄、肾功损害的严重程度、早期透析、有无并发症等因素有关。

**链接**

### 急性肾衰竭病因

1. **肾前性** 肾脏本身无器质性病变,因肾前原因引起肾缺血,肾脏灌流不足、肾小球滤过率急剧下降,引起少尿、氮质血症,及时治疗可以逆转肾功能。其原因有:

(1)有效循环血容量减少:大量失血、严重失水(外科手术、创伤、挤压综合征、烧伤、严重呕吐、腹泻和大量利尿)、肾病综合征、败血症以及感染等。

(2)心力衰竭:主要是心输出量减少,包括急性心肌梗死、心力衰竭、心包填塞。

(3)各种原因引起的休克:血压下降到80mmHg以下时,肾血流量急剧减少。

2. **肾实质性** 由肾脏器质性疾患所致。

(1)肾小管病变:急性肾小管坏死占急性肾衰竭病因的大多数。引起坏死的原因主要由于肾缺血、肾中毒。

(2)肾小球病变:急性肾小球肾炎、急进性肾炎、急性狼疮性肾炎、溶血尿毒综合征、过敏性紫癜性肾炎等。

(3)急性肾间质病变:常见病因有过敏性,主要由药物引起、感染性(细菌、病毒、真菌等)、代谢性(如尿酸肾病)、肿瘤。

3. **肾后性** 主要由于肾以下尿路的急性梗阻所导致,如输尿管结石、尿道梗阻、膀胱颈梗阻、肿瘤压迫等。

**案例11-2**

**肾脏器质性疾患所致的急性肾衰案例**

患者,男,48岁,患者因头晕在家自服阿司匹林及克林霉素治疗,4天后出现血尿到当地医院治疗,住院第3天出现少尿(200ml/24h),给予补液及利尿剂治疗不见好转,即转上级医院诊治。查体:T 37℃,P 64次/分,R 16次/分,Bp 150/88mmHg。神志清,精神可,颜面及眼睑无水肿,咽部无充血,双肺呼吸音粗,未闻及干湿性啰音,心律齐,心脏各瓣膜听诊区未闻及病理性杂音,腹软,无压痛,双下肢无水肿。实验室检查:血常规:WBC $14×10^9$/L,RBC $3.22×10^{12}$/L,Hb 113g/L。尿常规:WBC(—),蛋白(—),隐血(±)。血生化:肾功能 血肌酐 619μmol/L,血尿素氮 27.1mmol/L。血 $K^+$、$Na^+$、$Cl^-$正常,肝功、血脂、血糖正常。双肾彩超:双肾实质回声弥漫性增强,皮质、髓质分界不清晰。肾脏穿刺活检:急性间质性肾炎。医生诊断:急性肾功能衰竭;急性间质性肾炎;肺部感染。

治疗计划:抗感染;改善肾脏供血,保护肾功能;支持疗法;利尿剂及血液透析。

**问题:**如何护理该患者?

# 一、护 理 评 估

## (一)健康史

急性肾衰竭起病急,因此注意询问有无大出血、急性挤压伤、休克等因素,有无急性肾小球肾炎,是否有严重的感染史,有无尿路梗阻病史,是否使用肾毒性药物,是否伴有尿量的改变及水、电解质及酸碱失衡等。

## (二)身心状况

1. 主要表现　一般可分为三期。

(1) 少尿期(无尿期):尿量减少,尿量少于400ml/d(少尿),或少于100ml/d(无尿),一般持续1～2周,可伴有各系统并发症,在少尿期的临床特点是:

1) 水中毒:因肾脏基本丧失排水能力,若入水量不加限制,加上高分解代谢内生水增多易致水负荷加重,表现为血压升高、体重增加。严重者引起水中毒、急性心衰、肺水肿、脑水肿。

2) 高钾血症:是急性肾衰竭最严重的并发症,是死亡最常见的原因。因尿钾排出减少引起,加之创伤、感染、酸中毒、热量缺乏,使钾离子从细胞内逸出。表现为烦躁、肌张力低下或肌肉颤动、恶心、心动过缓、心律失常、重者心室颤动、心搏骤停,心电图可有高钾表现,血清钾大于正常(＞5.5mmol/L)。

3) 电解质紊乱:表现有低钠、低氯血症,多数为稀释性,即水过多引起。患者还可合并低钙血症、高磷血症。

4) 代谢性酸中毒:肾脏不能排除酸性代谢产物引起。表现为嗜睡、乏力、深大呼吸,严重者昏迷。

**考点:**肾衰竭的临床过程分期及表现

5) 氮质血症、尿毒症:血尿素氮、肌酐逐日升高,合并创伤、感染时每日增高可大于10.7mmol/L(30mg/dl),称高分解代谢。患者可出现食欲减退、恶心呕吐、轻、中度贫血,皮肤黏膜出血、消化道出血、烦躁、嗜睡、昏迷等神经系统症状。

6) 其他:因免疫力低下可合并感染。也可并发其他脏器衰竭:急性呼吸衰竭、心力衰竭等。

(2) 多尿期:尿量逐渐增多,24小时尿量大于400ml表示进入多尿期,此后尿量可逐渐递增,经5～7天达到多尿高峰,每日尿量3000～5000ml,甚至更多,是肾功能开始恢复的标志,但尿比重低,4～5 天后血尿素氮、肌酐逐渐下降,此期代谢紊乱可继续存在,有些患者因尿量过多可致脱水、低钾、低钠、低钙等,此期持续 2～3 周。

（3）恢复期:尿量基本恢复正常,血生化正常。但肾小管浓缩功能仍未恢复,此期一般需 3～12 个月,极少数患者可遗留为慢性肾功能不全。

2. 体格检查　除常规全面体检外,要注意动态观察患者的意识、呼吸、血压、心律、体重的变化,同时注意观察水肿情况变化,贫血的程度。

### （三）辅助检查

1. 尿液检查

（1）尿量:少尿期 24 小时尿量在 400ml 以下,非少尿型尿量可正常。

（2）尿常规:尿色深,比重降低且固定,多在 1.015 以下,尿渗透浓度低于 350mOsm/(kg·$H_2O$),尿蛋白（＋）～（＋＋）,镜下可见肾小管上皮细胞、颗粒管型及红、白细胞等。

2. 血液检查　少尿期可有轻、中度贫血,血尿素氮每日可升高 3.6～10.7mmol/L（10～30mg/dl）、血肌酐每日可升高 88.4～176.8mmol/L（1～2mg/dl）,血清钾浓度升高可 ＞5.5mmol/L,血气分析提示代谢性酸中毒,可有低钠、低氯、低钙、高磷血症。

---

**护考链接**

患者,女,20 岁,1 周前因感冒吃偏方鱼胆后,出现颜面及双下肢水肿,尿量 800ml/d,血压 140/90mmHg,查血肌酐 380μmol/L,尿素氮 120mmol/L,尿蛋白（＋＋）,尿沉渣可见颗粒管型,血钾 6.5mmol/L,当前护士应重点观察的内容是

A. 水、电解质平衡　　　B. 血压的变化　　　C. 心律的变化

D. 有无恶心、呕吐　　　E. 有无剧烈头痛

分析:从案例提供的病史、症状、体征及化验指标诊断,患者属于一个中毒性急性肾衰竭,临床体征及有关化验指标均异常,但当前对生命造成威胁最严重的问题是高钾血症,所以应重点观察的内容是水、电解质平衡。

---

## 二、护理诊断

1. 排尿异常　与肾功能受损有关。

2. 活动无耐力　与氮质血症、酸中毒有关。

3. 体液过多　与肾小球滤过率下降,水分控制不严等因素有关。

4. 体液不足　与肾功不全,尿量过多有关。

5. 焦虑、抑郁、悲伤　与病情发展有关。

6. 有感染的危险　与免疫功能减退有关。

7. 营养失调　低于机体需要量。与患者食欲低下、限制饮食中的蛋白质、透析、原发疾病等因素有关。

## 三、护理目标

1. 患者出入量平衡,无组织水肿,体重稳定,生命体征正常。

2. 患者水、电解质达到平衡。

3. 合理饮食。

4. 无并发症。

5. 患者了解相关疾病知识,情绪稳定。

## 四、护 理 措 施

### （一）密切观察病情变化

注意患者神志、体温、脉搏、呼吸、心率、心律、血压、尿量变化，送检尿常规、血常规、肾功能，血气分析等化验标本，注意血电解质如血钾、血钠、血钙、血鳞，血 pH 等的变化，观察有无头晕、乏力、心悸、胸闷、气促等高血压或急性左心衰竭的征象，警惕水中毒的发生，注意有无头痛、呕吐、嗜睡、昏迷等脑水肿表现，有异常随时与医生联系。

### （二）休息

少尿期、多尿期均应绝对卧床休息以减轻肾脏负担，恢复期逐渐增加适当的活动，注意活动下肢，防止静脉血栓形成。

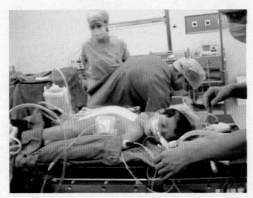

图 11-1　急性肾衰竭透析患儿

### （三）记录出入液量

严格记录 24 小时出入量，口服和静脉进入的液体量要逐项记录，尿量和呕吐物、胃肠引流液、腹泻时粪便内水分、汗液、透析超滤量等都需要准确测量记录，每日定时测体重以检查有无水肿加重（图 11-1）。

### （四）营养护理

少尿期应保持液体的平衡，采用"量出为入"的原则，每日进水量为 1 天液体总排出量加 500ml。供给足够的热量，予以高糖、适量脂肪及低蛋白饮食，蛋白质摄入量为 0.5g/(kg·d)，接受透析的患者给予高蛋白饮食，蛋白质摄入量为 1.0～2.0 g/(kg·d)，注意钾平衡，尽量避免食用含钾多的食物，如白菜、萝卜、香蕉、橘子、葡萄等。多尿期可给予高糖、高维生素、优质蛋白（瘦肉、鱼、禽、蛋、奶类）。

### （五）预防感染

感染是急性肾衰竭死亡的主要原因，常见呼吸道、尿路、血液、胆道、皮肤等部位的感染，故应采取切实措施，在护理的各个环节预防感染的发生，严格执行无菌操作，病室每日紫外线消毒，保持空气新鲜。加强口腔护理及皮肤护理，定时翻身，拍背（图 11-2）。留置的导尿管要加强消毒、定期更换。

### （六）用药护理

发生高血钾时配合医生进行紧急处理：静脉滴注 5％碳酸氢钠溶液 100～200ml，尤其适用于伴代谢性酸中毒者；或缓慢静脉注射 10％

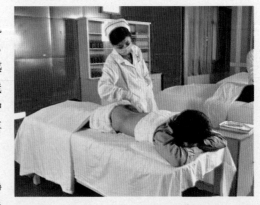

图 11-2　水肿患者的皮肤护理

葡萄糖酸钙溶液 10ml，以拮抗钾离子对心肌以及其他组织的毒性作用；或静滴 25％葡萄糖溶液 300ml＋胰岛素 15IU，以促进糖原合成，使钾离子转入细胞内；钠型离子交换树脂 15～20g 口服，每日 3～4 次。

**（七）健康指导**

1. 向患者讲解饮食方案，让患者和家属懂得合理营养。恢复期患者应加强营养，增强体质，适当锻炼。

2. 稳定患者情绪，及时解释病情及治疗方案。

3. 注意保暖，防止受凉，注意个人清洁卫生，避免妊娠、外伤等。

4. 定期门诊复查，监测肾功能。

5. 做好急性肾衰竭的预防，慎用氨基糖苷类抗生素，尽量避免需用大剂量造影剂的 X 线检查。误服或误食毒物，应立即进行洗胃或导泻，并采用有效解毒剂。

**考点：**掌握急性肾衰的护理措施

# 五、护 理 评 价

1. 患者尿量正常。

2. 患者自我感觉良好，水肿减轻或消失，血压稳定。

3. 肾脏功能恢复，无并发症出现。

4. 患者对疾病基本了解，并学会基本预防。

**小结**

本章学习了急性肾衰竭的概念、护理评估、护理诊断及护理措施，要注意在急性肾衰竭的处理中区分少尿期和多尿期的不同特点，根据患者的肾脏损害程度进行保护肾脏的护理。

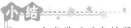

$A_1$ 型题

1. 急性肾衰少尿期一般持续（　　　）
   A. 5～7 天　　　B. 7～10 天　　　C. 7～14 天
   D. 14～20 天　　E. 20～28 天

2. 患者男性，60 岁，因消化道出血入院，入院后患者突然尿量减少，600ml/d，血压 90/60mmHg，双肺湿啰音，查血肌酐 412μmol/L，尿素氮每日上升 36～71mmol/L，血钾轻度升高，诊断为急性肾衰竭（ARF），可能病因是（　　）
   A. 休克
   B. 肾前性急性肾衰竭
   C. 双肾肾盂、输尿管梗阻
   D. 肾性肾盂、输尿管梗阻
   E. 肾后性肾盂、输尿管梗阻

3. 急性肾衰竭多尿期的治疗原则是（　　　）

   A. 及时正确的补充水和电解质
   B. 补充营养
   C. 预防感染
   D. 卧床休息
   E. 以上都是

4. 急性肾衰少尿期接受血液透析的患者给予蛋白质摄入量为（　　　）
   A. 0.8～1.0 g/(kg·d)　B. 1.0～1.2 g/(kg·d)
   C. 1.0～1.5 g/(kg·d)　D. 1.0～2.0 g/(kg·d)
   E. 2.0～2.5 g/(kg·d)

5. 急性肾衰竭最严重的并发症是（　　　）
   A. 心力衰竭　　B. 感染
   C. 高钾血症　　D. 低钠血症
   E. 低钙血症

（李秀青）

# 第12章

# 中枢神经系统功能衰竭的护理

在临床急症疾病中,死亡率和致残率最高的是造成中枢神经系统功能衰竭的疾病。其中,脑血管病发病率占首位,据统计目前中国每年脑卒中新发病250万例,而每年死于脑卒中约有150万人,存活者中有3/4留有不同程度的残疾,此病已严重威胁人类健康和寿命。

中枢神经系统功能衰竭(central nervous system function failure, CNSF)又称脑功能衰竭(CF),是多种病因所致的一种以不同程度意识障碍为主要表现的危重临床综合征。

## 一、护 理 评 估

(一)健康史

评估患者引发中枢神经系统功能衰竭的常见病因。

1. 颅内疾病　脑出血、脑血栓、脑栓塞、蛛网膜下隙出血(SAH)、颅内感染、颅内肿瘤、颅脑外伤等。

2. 全身疾病　各种原因所致心肺骤停、多器官功能衰竭(MOF)、肝性脑病、肺性脑病、急性中毒等。

> **案例12-1**
>
> 患者,男,60岁,突发言语不能,右侧肢体无力1小时入院。入院时患者意识清,运动性失语,右侧上下肢肌力3级,右下肢病理征阳性,脑膜刺激征阴性。入院后给予脱水、降颅压治疗。入院13小时后发现患者意识障碍加重至中-深昏迷,立即复查头颅CT发现血肿明显增大,次日患者死亡。
>
> **问题:**此患者原发病考虑是什么?死亡原因是什么?

(二)身体状况　CNSF发生时,临床症状和体征都非常明显。

**考点:**意识障碍的分度及区别

> **链 接**
>
> **中枢神经系统功能**
>
> 中枢神经系统是人体神经系统的最主体部分,包括脑和脊髓,其主要功能是传递、储存和加工信息,支配与控制人的全部行为如产生反射活动、产生感觉以及人类的意识、心理、思维和记忆。

1. 症状　主要表现为不同程度意识障碍,按程度分为嗜睡、意识模糊、昏睡、昏迷。

(1)嗜睡:程度最浅的一种意识障碍,患者经常处于睡眠状态,给予较轻微的刺激即可被唤醒,并能正确做出反应及回答问题,但对周围环境的鉴别能力较差,反应迟钝,刺激停止又很快入睡。

(2)意识模糊:其程度较嗜睡深,表现为思维和语言不连贯,对时间、地点、人物的定向力完全或部分发生障碍,可有幻觉、躁动不安、谵语或精神错乱。

(3)昏睡:患者多不易被唤醒,只有在较强刺激(如压迫眶上神经)下能做出睁眼、呻吟、躲避等反应,对反复问话仅作简单回答,回答时含混不清,常答非所问,各种反射活动存在,很快又入睡。

（4）昏迷：意识活动丧失，任何刺激均不能被唤醒，是意识障碍的严重阶段，临床上按刺激反应及反射程度将昏迷分三个阶段：

1）轻度昏迷（浅昏迷）：意识大部分丧失，无自主运动，患者对强烈刺激仍有防御性反应。瞳孔对光反射、角膜反射等基本生理反应存在。生命体征（呼吸、血压、脉搏等）一般无明显改变。

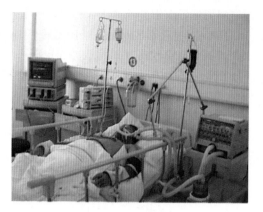

2）中度昏迷：对剧烈刺激可出现防御反射，角膜反射减弱、瞳孔对光反射迟钝，呼吸、血压、脉搏出现异常。

3）深度昏迷：对各种刺激均无反应，瞳孔散大，对光反射及角膜反射消失，肌肉松弛、大小便失禁，呼吸不规则，血压下降（图 12-1）。

图 12-1　深昏迷患者

根据病因及脑受损部位不同还会出现头痛、呕吐、突然嘴歪、流口水、站立不稳摔倒、失语及二便失禁等症状。

**护考链接**

患者，女，28 岁。头颅 CT 提示脑出血，呼之不应，心跳 70 次/分，无自主运动，对声、光刺激无反应，该患者意识为

A. 嗜睡　　　B. 昏睡　　　C. 浅昏迷　　　D. 深昏迷　　　E. 意识模糊

分析：考察意识障碍程度。

**链接**

Glasgow 昏迷评分量表见表 12-1。

表 12-1　Glasgow 昏迷量表

| 步骤 | | 内容 | | 护患沟通 | |
| --- | --- | --- | --- | --- | --- |
| 睁眼反应 A | | 应答反应 B | | 运动反应 C | |
| 自动睁眼 | 4 分 | 正确回答 | 5 分 | 遵嘱执行动作 | 6 分 |
| 闻声后睁眼 | 3 分 | 能回答，但定向障碍 | 4 分 | 对痛刺激有保护性反应 | 5 分 |
| 刺激后睁眼 | 2 分 | 答非所问 | 3 分 | 对痛刺激有逃避反应 | 4 分 |
| 无反应 | 1 分 | 发音含混 | 2 分 | 屈曲反应（去皮质强直） | 3 分 |
| | | 无反应 | 1 分 | 伸展反应（去大脑强直） | 2 分 |
| | | | | 无反应 | 1 分 |

注：A＋B＋C，正常人为 15 分，小于 8 分提示昏迷状态，分数越低表明意识障碍越严重

2. 体征

（1）体温：损伤下丘脑体温调节中枢时，可有中枢性持续高热，体温高达 40℃ 以上。并可伴有无汗、肢冷心动过速等症状。

（2）呼吸：广泛脑损伤时可出现潮式呼吸；中脑、桥脑损伤时可发生过度换气；脑桥下部损伤时出现喘息样呼吸；呼吸缓慢并出现不规则呼吸常是枕骨大孔疝表现；两侧额叶损害时

可发生呼吸暂停。

(3) 血压:最常见变化是血压升高,常见于高血压脑病、颅内压升高。另缺血性脑血管病致脑衰竭偶见低血压患者。

(4) 瞳孔:注意观察瞳孔的大小、对称性、对光反射及眼球活动等情况。如瞳孔先缩小后散大往往提示脑疝形成,瞳孔散大并固定提示病危(图 12-2)。

(5) 其他:根据病因及受累部位不同还可能出现视听障碍、肢体麻木、偏身感觉障碍、肢体瘫痪、颈项强直、角弓反张、癫痫等特殊体征。

3. 辅助检查　神经系统检查如角膜反射、腱反射及脑膜刺激征等可提示脑膜炎、蛛网膜下隙出血等疾病。CT、MRI 等影像学检查及脑脊液检查有助于判断脑血管疾病的类型(图 12-3)。

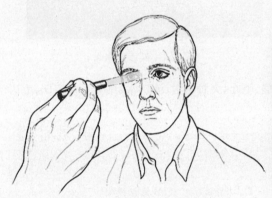

图 12-2　瞳孔对光反射检查

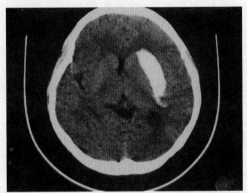

图 12-3　脑出血 CT

**脑血管疾病分型**

脑血管病按其性质可分为两大类,一类是缺血性脑血管病,临床较多见,占全部脑血管患者的 70%～80%,是由于脑动脉硬化等原因,使脑动脉管腔狭窄,血流减少或完全阻塞,脑部血液循环障碍,脑组织受损而发生的一系列症状。另一类是出血性脑血管病,多由长期高血压、先天性脑血管畸形等因素所致。由于血管破裂,血液溢出,压迫脑组织,血液循环受阻,患者常表现脑压增高、神志不清等症状。这类患者约占脑血管病的 20%～30%左右。

# 二、护理诊断

1. 焦虑　与突然起病、肢体瘫痪及对疾病不了解、担心预后等有关。

2. 失用综合征　与肢体功能障碍、长期昏迷有关。

3. 有皮肤完整性受损的危险　与长期卧床、受压皮肤易产生压疮有关。

4. 有感染的危险　与皮肤压疮、长期卧床咳痰不利、尿潴留等有关。

5. 便秘　与长期卧床、自主神经功能紊乱有关。

6. 潜在并发症　脑疝、脑心综合征、体液紊乱、肌肉萎缩、偏瘫等。

## 三、护 理 目 标

1. 患者焦虑恐惧减轻,有安全感,了解疾病常识,并配合治疗。
2. 患者生命体征稳定,疼痛消失,感觉舒适。
3. 患者生活自理能力提高、恢复,积极参与生活自理活动。
4. 患者无感染发生、压疮、便秘、意外损伤等。
5. 患者潜在并发症积极防治,尽快恢复脏器功能。

## 四、护 理 措 施

### (一)常规护理

1. 体位　昏迷患者仰卧位、头偏一侧防误吸;休克患者采取中凹卧位;苏醒后根据具体情况一般采取头高脚低位,侧卧位或仰卧位。例如脑出血患者发病1~2天内应绝对卧床休息,侧卧位头部稍抬高,减轻脑水肿;而脑血栓患者采取平卧位,以便使较多血液供给脑部。　**考点:脑衰竭患者的体位**

**护考链接**

患者,女,60岁,情绪激动后剧烈头痛,呕吐,血压220/110mmHg,意识障碍,10年高血压病史。CT示高密度影,最恰当的护理措施
A. 发病1~12h内避免搬动患者,侧卧位头部稍抬高
B. 发病12~24h内避免搬动患者,侧卧位头部稍抬高
C. 发病24~48h内避免搬动患者,侧卧位头部稍抬高
D. 发病48~72h内避免搬动患者,侧卧位头部稍抬高
E. 发病72~96h内避免搬动患者,侧卧位头部稍抬高
分析:本题考点患者的常规护理中,关于脑出血的体位。

2. 保持呼吸道通畅　对昏迷患者及时清除口腔及呼吸道分泌物、呕吐物,防止窒息,检查患者呼吸情况,是否通畅,必要时行气管插管或气管切开。及时高流量吸氧可改善缺氧,吸氧流量应达到6~8L/min。

3. 迅速建立静脉通道　给予药物治疗,维持水电解质的平衡,适当给予镇痛、镇静、促进脑细胞代谢和功能恢复的药物等。

4. 观察病情变化　监测患者意识、生命体征、瞳孔变化、同时注意监测 Glasgow 昏迷评分,如发现分数下降,要及时汇报给医生进行抢救。病情危重者做好护理记录及记出入液量。

5. 饮食护理　急性脑出血患者发病24h内禁食,病情平稳者可给鼻饲,给予易消化、高蛋白、富含维生素,有一定热量的饮食。轻度吞咽障碍者半流质饮食,进食要慢以防呛咳。注意口腔卫生,防止感染。

6. 生活护理　由于肢体瘫痪、卧床等原因,患者自理能力缺陷,应协助患者进食洗漱,防止呛咳,定期翻身拍背,更换床单,做好大小便护理,预防尿潴留及便秘。

7. 心理护理　对神志清醒患者做好心理护理,减轻患者焦虑悲观的情绪。

### (二)并发症的观察和护理

1. 坠积性肺炎预防护理　昏迷患者分泌物不易排出,易入呼吸道,引起坠积性肺炎,因此在护理中要注意每2~3小时定时翻身一次,同时适当给患者叩背,定期更换吸氧导管,保持清洁通畅。

2. 口腔感染预防的护理　为避免口腔感染,要注意每日早晚用0.9%氯化钠溶液清洗口

腔一次,若出现口腔感染要及时处理。

3. 泌尿系感染的预防护理　尿潴留可先采用按摩热敷等方法,如无效多采用留置导尿,注意保持导尿管通畅,定时开放,每日清洁插管部位和尿道口,同时可应用 1:5000 呋喃西林溶液或 0.9% 氯化钠溶液冲洗膀胱 2 次,注意观察引流尿液变化,一旦能自行排尿,导尿管应迅速拔掉。

4. 褥疮预防的护理　患者长期卧床,要注意定时翻身,每 2～3 小时翻身 1 次,保持患者皮肤清洁干燥,床铺要保持清洁平整,对受压部位要适当按摩,以改善局部血液循环。如已发生褥疮应积极处理。

5. 角膜炎、角膜干燥预防的护理　可每日应用 1% 硼酸溶液或生理盐水洗眼 1～2 次。

6. 肌肉萎缩、关节僵硬预防的护理　积极进行康复锻炼。瘫痪肢体保持功能位置,定期进行关节肌肉按摩及被动运动以免肢体废用,动手做力所能及的日常生活活动,后期加强瘫痪肢体关节的协调性,尽快恢复功能,循序渐进,训练量由小到大。失语患者在肢体康复同时进行言语训练。

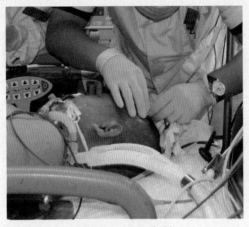

图 12-4　脑室穿刺

7. 脑疝先兆观察及脑疝护理　注意观察患者有无脑疝先兆:头痛、呕吐、视神经盘水肿、血压急剧升高、呼吸不规则、瞳孔不等大,并做好颅内压监测,出现后要立即通知医生。保持呼吸道通畅,高流量给氧,按医嘱 20～30 分内快速静脉滴注 20% 甘露醇 250ml,同时可应用地塞米松 10mg 静脉注射;用药后严密观察患者生命体征,紧急情况下,配合医师行脑室穿刺置管引流(图 12-4)。

**链接**

**颅内压监测(intra cranial pressure ,ICP)的护理**

监测前调整好记录仪和传感器,操作时注意严格无菌操作,保持引流管通畅,避免引流液反流,每日消毒 1～2 次,避免颅内感染;躁动患者可适当给予镇静剂,以免影响颅内压;观察患者有无头痛、恶心、呕吐等临床表现,如出现注意引流速度是否过快。

**案例 12-2**

患者,男,58 岁,高血压病史多年。患者在谈话中突感左侧肢体麻木,当即来院行头颅 CT 检查,提示脑出血。入院后立即给予脱水降颅压治疗,发病 2 小时后会诊医生发现意识障碍加重至昏睡状态,左侧肢体肌力 0 级,当即复查头颅 CT 提示血肿增大 3 倍多,立即微创手术血肿清除术。现患者经康复治疗后生活可以自理。

问题:1. 如果病例 12-1 加强护理,及早复查头颅 CT,及时手术清除血肿,患者是否能避免死亡的命运?

2. 如果病例 12-2 没有密切观察患者生命体征,不及时复查头颅 CT,采取手术治疗,现在患者能达到生活自理的程度吗?

**小结**

　　脑衰竭是多种病因及不同性质病变所致的病理状态,通过一系列病理生理、生化改变,最终形成不断加重的恶性循环。临床上应根据不同阶段,进行有效的治疗,同时掌握好相关病情的观察,及时发现颅高压出现的征象,学会观察意识障碍的表现、脑疝出现的先兆,出现相关问题要立即汇报医师,才能控制或逆转脑功能衰竭的发展,以解除或最大限度地减轻脑损害,恢复正常机能。

## 自测题

A₁ 型题

1. 中枢神经系统功能衰竭的常见病因包括(　　)

　　A. 脑出血　　　B. 脑血栓　　　C. 肝性脑病

　　D. 心肺骤停　　E. 以上都是

2. 中枢神经系统功能衰竭患者并发症护理中错误的是(　　)

　　A. 每日早晚应用 0.9％氯化钠溶液漱口,预防口腔感染

　　B. 定时翻身拍背,吸氧,预防坠积性肺炎

　　C. 遇排尿困难患者立即应用导尿管进行导尿

　　D. 注意定期更换床单,保持患者皮肤清洁,预防褥疮

　　E. 及时观察早期颅内压升高征象,预防脑疝

3. 高血压脑出血患者,入院查体对各种刺激均无反应,瞳孔对光反射及角膜反射消失,肌肉松弛、二便失禁,估计其意识障碍程度为(　　)

　　A. 嗜睡　　　　B. 昏睡　　　　C. 浅昏迷

　　D. 中度昏迷　　E. 深昏迷

4. 患者发生急性脑疝时,护士首先应(　　)

　　A. 密切观察病情

　　B. 给予氧气吸入

　　C. 立即静脉快速输入高渗脱水剂

　　D. 打电话通知麻醉科插管

　　E. 做好护理记录

5. 用 20％甘露醇降颅压正确的做法是(　　)

　　A. 快速静推

　　B. 输注速度控制在 60～80 滴/分

　　C. 250ml 在 2 小时内滴完

　　D. 250ml 在 30 分钟内滴完

　　E. 缓慢滴注,以防止高渗溶液导致静脉炎

(李　璐)

# 第13章

## 多器官功能障碍综合征的监护

我们在外科护理学及本书中已经学习过外伤与休克等一些常见危重症,这些疾病对人体产生的全身炎症反应均可引起多器官功能障碍,甚至衰竭。患者病情危重,治疗困难,死亡率高,因此预防措施不容忽视。

多器官功能障碍综合征(multiple organ dysfunction syndrome,MODS)是指在严重创伤、感染等急性疾病过程中,同时或序贯发生两个或两个以上的系统或器官的功能不全或衰竭的临床综合征。最终导致功能衰竭,故又称多器官功能衰竭(multiple organ failure,MOF)。

**链接**

### MODS 名称的演变

多器官功能障碍综合征(MODS)是指在同一时间或相继出现两个以上器官功能的障碍。Helwing 在 1930 年提出肝肾综合征的概念,注意到疾病与器官的关联,如休克与肾衰竭。1973 年,Tilney 等发现腹主动脉瘤破裂后,90%的病例死亡,提出序贯性系统衰竭的概念。1976 年 Border、1977 年 Eiseman 提出多系统器官衰竭(MSOF)、多器官衰竭(MOF)的概念。1991 年,美国胸科医生学会(ACCP)及危重医学会(SCCM)推荐使用多器官功能障碍综合征(MODS),并同时提出命名全身性炎性反应综合征(SIRS)。20 世纪 90 年代,Bone 提出了代偿性抗炎反应综合征(CARS),并指出 SIRS、脓毒症、CARS 均可发展成为 MODS 或 MOF。

目前,国际和国内学术界逐渐习惯和接受 MODS 这一新的名称。一般认为,MSOF、MOF 是疾病发展的终末期,具有不可逆性;而 MODS 则着眼于脓毒血症发展的全过程,重视器官衰竭前的早期诊断和治疗。

**案例13-1**

患者,女,26 岁,因呕吐、黑便 3 天来院。入院前 4h 再发呕吐鲜红色血数次,总量约 1000ml,伴头晕、乏力、心悸、出冷汗,由"120"急诊送晚 8 点入院。2 年前外院诊断"肝硬化"。入院诊断上消化道大出血、失血性休克、肝硬化。迅速补液扩容,药物治疗,3h 后神志恢复,尿少,体温仍高,血压恢复至 120/63mmHg,次日晨突发呼吸、心跳微弱,并迅速出现呼吸、心跳停止,抢救无效死亡。

**问题:**该患者死亡原因是什么?

## 一、护 理 评 估

### (一)健康史

MODS 是 ICU 中常见的临床综合征,常累及肺、心血管、肾、肝、胃肠道、血液、免疫及中枢神经系统等脏器,死亡率极高。其发病基础是全身炎症反应综合征(systemic inflammatory response syndroms,SIRS)。

SIRS 的严重程度和 MODS 的发生及病死密切相关。二者的病因、病理生理变化及临床表现相同,SIRS 是 MODS 的病因,MODS 是 SIRS 进展的结果,二者都可以逆转。任何引起 SIRS 的疾病均可能发生 MODS,常见于以下几种。

(1) 感染:各种外科感染引起的脓毒症、败血症和局部感染灶是引起 MODS 的主要原因之一。

(2) 组织损伤及坏死:严重创伤、大面积烧伤、手术至失血、缺水等。

(3) 各种原因的休克,心跳呼吸骤停复苏后。

(4) 合并脏器坏死或感染的急腹症。

(5) 医源性因素:

1) 侵入性检查或治疗措施:创伤性导管检查引起的感染;过量输血、输液后的呼吸障碍及出血倾向;气管插管或气管切开引起的肺部感染等。

2) 药物使用不当引起的脏器损害及菌群失调等。

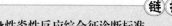

**全身性炎性反应综合征诊断标准**

SIRS 的诊断标准:

(1) 体温>38℃ 或<36℃。

(2) 心率>90 次/分。

(3) 呼吸频率>20 次/分或 $PaCO_2$<32mmHg。

(4) 白细胞计数>12.0×10⁹/L 或<4.0×10⁹/L,或中性杆状核细胞(未成熟细胞)>0.1。

凡符合以上两项者可诊断。

考点:MODS 的常见病因

## (二) 身体状况

MODS 患者的临床症状和典型体征,主要为原发病和各系统脏器功能障碍的表现。如以肺部感染为病因的,呼吸功能衰竭可能非常突出;而原先存在慢性肾功能不全者,可能肾功能衰竭为突出表现;各个脏器均有不同程度损害的,则以某些脏器的表现为突出。

**MODS 的表现形式和诊断标准**

MODS 在临床上有两种表现形式,一是创伤和休克直接引起的速发型,又称单相型,发生迅速,发病后很快出现肝、肾和呼吸功能障碍,在短期内或则死亡,或则恢复;二是创伤、休克后继发感染所致的迟发型,又称双相型,此型患者往往有一个相对稳定的间歇期,多在败血症发生后才继续出现多器官功能衰竭。

有关 MODS 的诊断标准及严重度计分(表 13-1),目前国内外尚无统一标准,但 MODS 病情危重,一旦发生,治疗困难,因此在病情观察中要仔细收集资料,评估患者的身体状况,及时发现 MODS。

表 13-1　MODS 的诊断标准

| 系统或器官 | 诊断标准 |
| --- | --- |
| 循环 | SBP<90mmHg>1 小时,或需要药物支持才能使循环稳定 |
| 呼吸 | 低 $O_2$ 血症,$PaO_2/FiO_2$≤200mmHg(无论是否应用 PEEP),X 线出现双肺浸润,PCWP≤18mmHg(或无左房压力升高的证据) |
| 肾脏 | Cr>177μmol/L 伴少尿或多尿或需血液净化治疗 |
| 肝脏 | BIL>34.2μmol/L 转氨酶大于正常值 2 倍以上或出现肝性脑病 |
| 胃肠 | 上消化道出血,24h 出血量>400ml,腹胀、不能耐受进食或消化道坏死穿孔 |
| 血液 | PLT<50×10⁹/L 或出现 DIC |
| 代谢 | 高血糖需用 RI,或出现骨骼肌萎缩、无力表现 |
| 中枢 | Glasgow 评分<7 分 |

考点:MODS
的诊断

以上标准不能反映 MODS 的动态发展过程,可能错过早期的观察和干预时机。因此对危重患者进行持续的器官功能监测十分重要。

**护考链接**

患者,男,38 岁,下肢被汽车压伤后 4 天,尿量 24h<100ml,伴有恶心,呕吐,嗜睡,昏迷,抽搐等症状。实验室检查:化验血肌酐 460mmol/L,尿素氮 26mmol/L。

1. 根据病情该患者的护理评估为

  A. 急性呼吸衰竭　　　　　B. 弥散性血管内凝血　　　　　C. 急性肾衰竭少尿期

  D. 急性肾衰竭无尿期　　　E. 急性肾衰竭恢复期

2. 该患者的护理措施中效果最可靠的是

  A. 限制入水量　　　　　　B. 纠正电解质和酸碱平衡紊乱　　C. 预防感染

  D. 少进蛋白饮食　　　　　E. 透析疗法

分析:本题考察 MODS 中急性肾衰竭的特点及护理措施。

某创伤性休克的晚期患者,出现咯血、呕血,护士抽血化验时发现皮肤上出现瘀点和瘀斑,收缩压 60mmHg(8.0kPa),血小板 $30×10^9$/L,纤维蛋白质 1.0g/L,凝血酶原时间延长。

3. 该患者最可能的临床诊断为

  A. 弥散性血管内凝血　　　B. 急性呼吸衰竭　　　　　　　C. 急性肾衰竭

  D. 休克　　　　　　　　　E. 肝性脑病

4. 此时该患者最合适应用的药物为

  A. 止血剂　　　　　　　　B. 静滴大量维生素　　　　　　C. 抗生素

  D. 抗凝药物　　　　　　　E. 血管收缩剂

分析:本题考察 DIC 的典型表现及治疗。

### (三)多脏器功能衰竭的处理和监测

1. **预防**　目前对 MODS 尚缺乏有效的治疗方法,一旦发生 MODS,即使早期开始治疗,死亡率仍高达 50～100%。因此,处理 MODS 的关键在于预防。

　　针对 MODS 的发病机制,主要的预防措施包括:加强临床观察,及时发现 MODS 的先兆,重视患者的循环和呼吸,尽早纠正休克患者的低血容量、低灌注和缺氧;控制感染,一方面使用有效的抗生素,另一方面充分引流感染性物质;尽早纠正早期的器官功能紊乱,维持良好的

考点:MODS
的预防措施

循环、呼吸、胃肠和肾功能,及早治疗任何一个首先发生的器官衰竭;注意肠道菌群的保护,尽早胃肠道进食,重视营养支持等。

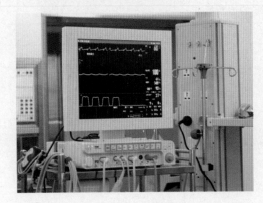

图 13-1　心电监测仪

2. **监测**　一般而言,严重创伤、低血压、伴有严重慢性疾病(慢性肝脏疾病、慢性肾衰竭等)的脓毒性休克、ARDS 患者和接受免疫抑制治疗者均是发生 MODS 的高危人群,应严密监测各器官功能。监测的目的在于及时发现已有或可能出现的器官功能异常,采取有效的措施,阻断 MODS 的发生。

　　(1)循环功能监测:心电监护(图 13-1)监测血压、心率、脉搏血氧饱和度($SpO_2$)、中心静脉压(CVP),气囊漂浮导管(Swan-Ganz 导管)监测肺毛细血管嵌压(PCWP)、心排量指

数(CI)、氧输送量($Do_2$)和氧耗量($Vo_2$),定时行 12 导联心电图检查等。

(2) 呼吸功能监测:①观察呼吸频率、节律和幅度。②通气监测:监测潮气量、分钟通气量、肺泡通气量、气道压力、顺应性、呼吸功、肺泡通气量和血流量之比(VA/Q)。③血气分析:动脉血氧分压($PaO_2$)、动脉二氧化碳分压($PaCO_2$)、$HCO_3^-$、pH、BE、肺泡气-动脉血氧分压差($A-aDO_2$)、呼气末 $CO_2$ 分压($P_{ET}CO_2$)等。

(3) 肾功能的监测:①监测尿量、尿比重、尿渗透压、尿蛋白。②生化检查:尿素氮、肌酐、自由水清除率等。

(4) 肝功能监测:测定血清胆红素、丙氨酸氨基转移酶、门冬酸氨基转移酶等。

(5) 凝血功能监测:血小板计数、纤维蛋白原Ⅶ、凝血因子Ⅴ、凝血酶原等,有利于早期发现和处理 DIC。

(6) 其他:血乳酸、电解质、血浆晶体渗透压、血浆胶体渗透压、血糖、血红蛋白、血细胞比容、胃黏膜内 pH(phi)值等。

链接

**胃黏膜内 pH(pHi)监测**

胃肠道是对缺血、缺氧反应最敏感的器官,当整体循环监测尚未出现明显异常时,胃肠道可能已处于缺血和缺氧状态,称作为"隐蔽型代偿休克(covert compensated shock)",并在诱发肠源性感染乃至 MODS 上起重要作用。但是,直接的胃肠道循环监测存在巨大的技术困难,几乎无法实施,可以通过测量胃肠黏膜内 pH,间接反映胃肠黏膜内组织的氧合和循环状态。pHi 监测是一项崭新的循环监测技术,以其无创性、方便性和敏感性在循环监测领域独占鳌头。

3. 治疗　消除引起 MOF 的病因和诱因,治疗原发疾病,改善组织缺氧,保护肝肾功能,加强营养支持,合理应用抗生素,同时积极治疗各脏器功能衰竭。

(1) 呼吸系统:①保持气道通畅;②吸氧;③呼吸机支持疗法;④防治肺水肿。

(2) 循环系统:维持正常的循环功能,是保证组织血液灌注,恢复各器官功能的基础。包括维持有效循环血容量,应用血管活性药物,其他循环功能支持疗法等。

(3) 肝脏:在恢复血容量,保证肝脏血液供应的基础上,加强支持疗法。①供给维生素;②补充热量;③补充新鲜血浆、白蛋白或支链氨基酸,利于保护肝脏和促进肝细胞合成蛋白。

(4) 肾脏:使用利尿药,透析疗法及避免应用对肾脏有损害的药物。

(5) 血液系统:对于因为血小板或凝血因子大幅度下降引起的出血,可输浓缩血小板或新鲜冰冻血浆。纤维蛋白原下降<1g/L 时,应补充纤维蛋白原。

# 二、护　理　诊　断

1. 焦虑或绝望　与原发病或病情加重等因素有关。

2. 低效性呼吸状态、气体交换受限　与 ARDS 有关。

3. 排尿异常、体液过多　与 ARF 有关。

4. 组织灌注障碍、广泛出血倾向　与 DIC 有关。

5. 体液紊乱　与高血钾、代谢性酸中毒、呼吸性酸中毒有关。

6. 感染　与全身抵抗力降低及器官功能衰竭有关。

## 三、护 理 目 标

1. 改善心理状态,配合治疗与护理。
2. 改善呼吸循环及重要脏器功能。
3. 纠正缺氧、代谢紊乱及营养缺乏。
4. 及时防治并发症。

## 四、护 理 措 施

### (一)原则

MODS 患者的护理不同于单个器官功能障碍的护理,它要求护士除了具有多专科医疗护理基础知识外,还要求熟练掌握各种监护仪器的使用、临床监护参数的分析及临床意义,详细记录,对患者的病情变化作出瞬间判断,根据病情制定相应的护理方案,备齐各种急救药品和物品。在护理 MODS 患者时要求具有高度认真负责的态度和救死扶伤的人道主义精神。

### (二)病情观察

1. 严密观察生命体征　观察呼吸频率和节律、血压、体温、心率及节律,有助于及时发现

**考点:MODS** 呼吸衰竭及各种心律失常和血压变化。对高危患者,应进一步扩大监测的范围,如中心静脉
**的观察指标** 压(CVP)、肺动脉楔压,心电图改变等。

> **中心静脉压**
>
> 　　中心静脉压(CVP)是上、下腔静脉进入右心房处的压力,通过上、下腔静脉或右心房内置管测得,它反映右房压,是临床观察血流动力学的主要指标之一,它受右心泵血功能、循环血容量及体循环静脉系统血管紧张度 3 个因素影响。测定 CVP 对了解有效循环血容量和右心功能有重要意义。正常值为 0.49~1.18kPa(5~12cmH$_2$O)。

2. 尿量及尿比重　每天尿量少于 400ml 时,警惕少尿性肾衰竭。少于 100ml 时提示尿毒症。注意观察尿液中尿蛋白、管型及细胞等成分改变。

3. 意识状态　严密观察神志、意识水平,及时发现中枢神经系统功能障碍。

4. 皮肤黏膜　观察皮肤黏膜有无出血点、淤斑、黄染和水肿,观察面色有无苍白、口唇和甲床有无发绀,及时发现缺氧、DIC 等现象。

5. 创伤的观察　对于手术和创伤的患者,应严密观察伤口或创面有无渗血、渗液,详细记录引流量。创伤患者合并休克、出血和骨折的患者,应动态观察患者的症状和体征,根据创伤部位和出血程度预测潜在的危险,需手术治疗者及时做好术前准备。

6. 药物疗效及副作用的观察。

### (三)不同脏器功能衰竭的护理

1. 呼吸系统功能衰竭患者(成人呼吸窘迫综合征,ARDS)的护理

(1)纠正低氧血症:是治疗成人呼吸窘迫综合征的关键。应迅速给高浓度吸氧,提高血氧分压,使重要脏器的功能不致受到严重缺氧的影响。为了防止氧中毒,应监测血气分析,使 PaO$_2$ 维持在近 8kPa(60mmHg)的水平,而且要使吸入气体充分湿化,防止气道黏膜干裂受损。必要时气管插管(图 13-2)或气管切开行机械通气。

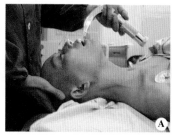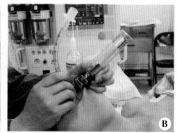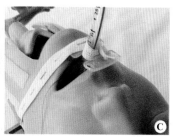

图 13-2　经口气管插管

（2）一般护理：因患者极度呼吸困难，故应采取半卧位，保持呼吸道通畅，定时翻身拍背，促进痰液的咳出。加强营养，给予鼻饲或胃肠外营养。密切监测生命体征及病情变化。严格记录出入液量，防肺水肿。

（3）人工气道的护理：对于行气管插管或气管切开的患者，应注意：①固定好气管插管或套管，定时检查气囊情况并测量气管插管外露长度；②呼吸道湿化是人工气道不可忽视的环节，湿化的方法有气管内直接滴注、雾化加湿和蒸汽加湿；③及时吸痰，保持呼吸道通畅，应掌握吸痰的技巧和时机，吸痰时严格执行无菌技术操作，调节合适的负压，选择合适的吸痰管，吸痰前后应给予高浓度吸氧 1～2min，吸痰时间一般不超过 15 秒。

（4）机械通气的护理：若经高浓度给氧仍不能提高氧分压，应考虑机械呼吸，给予呼吸末正压呼吸治疗。严格遵循消毒隔离制度，防止加重感染（图 13-3）。

2. 循环系统功能衰竭患者的护理　限制患者的体力活动，保持患者情绪稳定，以减少心肌耗氧量；严密监测输液速度和输液量，在血流动力学监测下使用输液泵进行输液，保证液体和钠盐的平衡，避免加速 MODS 的进程。具体见第十章。

3. 肾衰竭（ARF）患者的护理

（1）少尿期

1）绝对卧床休息，做好护理记录。严密观察病情变化，有无嗜睡、肌张力低下、心律不齐、恶心、呕吐等高钾血症，有异常立即通知医师。

2）预防感染，做好口腔及皮肤护理，严格执行无菌操作原则，以防感染。

3）如行腹膜透析或血透治疗，按腹透、血透护理常规（图 13-4）。

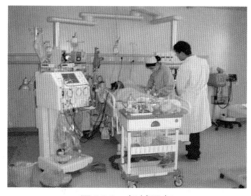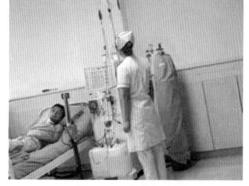

图 13-3　机械通气　　　　　　　　图 13-4　透析疗法

4）严格限制液体进入量，以防水中毒，按医嘱准确输入液体。加强饮食护理，既要限制入量又要适当补充营养，原则上应是低钾、低钠、高热量、高维生素及适量的蛋白质。

（2）多尿期：

1）注意观察血钾、血钠的变化及血压的变化。

2）嘱患者多饮水或按医嘱及时补液和补充钾、钠等，防止脱水、低钾和低钠血症的发生。

3）以安静卧床休息为主。供给足够热量和维生素，蛋白质可逐日加量，以保证组织的需要，给予含钾多的食物。

（3）恢复期：控制及预防感染，注意清洁及护理。给予高热量高蛋白饮食，鼓励逐渐恢复活动，防止出现肌肉萎缩等现象。

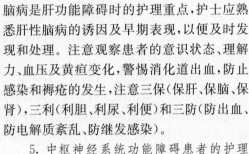

**护考链接**

1. 护理肾衰竭少尿期患者，下列叙述那项正确

A. 大量补液      B. 摄入含钾食物

C. 禁用库存血      D. 及时补充钾盐

E. 加强蛋白质摄入

2. 急性肾衰竭少尿期的主要死亡原因

A. 低血钠      B. 酸中毒

C. 心力衰竭      D. 感染

E. 高钾血症

分析：两题考察的是 ARF 少尿期的护理措施及体液失衡类型。

4. 肝功能衰竭患者的护理 预防肝性脑病是肝功能障碍时的护理重点，护士应熟悉肝性脑病的诱因及早期表现，以便及时发现和处理。注意观察患者的意识状态、理解力、血压及黄疸变化，警惕消化道出血，防止感染和褥疮的发生，注意三保（保肝、保脑、保肾），三利（利胆、利尿、利便）和三防（防出血、防电解质紊乱、防继发感染）。

5. 中枢神经系统功能障碍患者的护理 严密监测神志、生命体征和瞳孔变化判断中枢神经系统功能状态，具体护理见十二章。

6. 休克患者的护理 具体护理见第七章。

### （四）各种导管的护理

1. 动脉血压监测的护理

（1）确保压力传感器在 0 点，体位变动要重新调试，保证结果准确。

（2）严密观察结果及波形变化并做好记录。

（3）注意观察动脉远端皮肤的颜色、温度等血运情况。

（4）抽血或冲管时严防气泡进入；保持加压袋压力在 40.0kPa 防止回血。

（5）导管内严禁应用血管收缩药。

2. 中心静脉导管、气囊漂浮导管的护理

（1）对留置中心静脉导管的患者进行各种操作时，应严格执行无菌操作。

（2）经常检查穿刺点的皮肤有无红肿、脓性分泌物，以及有无污染，定期更换穿刺点的敷料。

（3）保持管道通畅 经常检查肝素帽有无回血、是否拧紧，发现松动或外渗应立即严格消毒后更换；用肝素盐水冲管时注意压力及速度，不可暴力冲管，以免损坏导管，造成患者疼痛。

（4）注意保持测压系统的密闭。

（5）合理安排输液的顺序，用生理盐水间隔高渗性、高 pH 及刺激性强的药物；每次输注营养液、血液制品、抽取血标本及测压后应立即用生理盐水冲管。

（6）注意观察患者的全身情况，若患者出现不明原因的发热或冲管后出现烦躁、寒战等症状时，可能是导管感染所致，须立刻抽血培养，并报告医生。确诊为导管内感染者，应立即拔管。

3. 其他管道的护理 MODS 患者因病情的需要，除了动静脉导管外，常需要留置其他多种管道，如胃肠减压管、导尿管、各种引流管等，应加强护理。

（1）将各种管道妥善固定,保持各种管道的通畅,使其有效引流;

（2）避免管道牵拉、滑脱、扭曲、受压、堵塞和污染;

（3）观察各种引流物的颜色、量、形状,并作好详细记录;

（4）为患者翻身或进行其他操作时,应安置好各种管道;

**考点:** 导管护理

（5）注意无菌技术操作,保持引流袋的高度始终低于导管出口水平,防止导管相关的感染。

### （五）加强基础护理

1. 安全护理　护士应加强责任心,及时评估、发现潜在的危险因素。对于病情严重及较烦躁的患者,应给予适当的约束并加用床栏,同时加强床边监护,防止坠床、拔管及其他意外发生。

2. 皮肤护理　保持皮肤清洁干燥,建立翻身卡,定时为患者翻身,避免局部皮肤长时间受压引起压疮。

3. 口腔护理　每天口腔护理 2～3 次,注意观察口腔黏膜有无真菌感染和溃疡等,口唇干裂者用液状石蜡涂抹。

4. 会阴清洁　每天会阴抹洗 2～3 次,保持尿道口清洁。留置导尿管者,保持尿管通畅,并注意观察尿液的颜色。

### （六）心理护理

MODS 患者由于病情严重,病情变化大,常存在焦虑、急躁和恐惧等心理表现,护士在护理患者的过程中,应加强患者的心理护理。

1. 加强与患者的交流,及时了解患者的心理需求。护士应以和蔼的态度多与清醒的患者交谈,向患者解释各种管道、各种仪器的意义与必要性,各种操作前做好解释工作,同时注意非语言交流的应用。

2. 护士要有娴熟的操作技能,高度的责任心,取得患者的信任。

3. 消除周围环境对患者产生的心理压力,如合理安排各项护理工作,设法降低各种噪音,设置有昼夜规律的环境,安置监护仪时尽量不要挡住患者的视线等。

4. 做好保护性医疗措施,稳定家属情绪,鼓励患者树立战胜疾病的信心。

5. 鼓励恢复期患者做些力所能及的事情,以逐渐消除患者的依赖心理。

**小结**

多器官功能障碍综合征是 ICU 中常见的临床综合征,它既是多种急性危重病的并发症,也是许多危重症的最终结果,死亡率极高。

目前,对 MODS 尚缺乏有效的治疗方法,因此对 MODS 进行持续的器官功能监测、预防 MODS 发生十分重要。监测的目的在于及时发现已有或可能出现的器官功能异常,采取有效的措施,打断器官衰竭的进程,从而阻断 MODS 的发生。

在护理方面,要求护士不但要具有多专科医疗护理基础知识,还要熟练掌握各种监护仪器的使用、临床监护参数的分析及临床意义,做好详细记录,做到早期发现,早期检查,早期诊断,早期治疗,统筹兼顾,防治结合。

## 自 测 题

A$_1$ 型题

1. 对于 MODS 的处理,根本的途径是( )
   A. 预防　　　　　B. 病因治疗
   C. 器官功能支持　D. 免疫调整
   E. 营养支持

2. 关于 MODS 的描述,下列哪一项不妥( )
   A. 与休克和感染有密切关系
   B. 出现持续高代谢状态
   C. 受累器官仅仅发生急性炎症变化
   D. 从原发伤到发生器官衰竭在时间上有一段间隔
   E. 几乎所有患者在临床或尸检中均发现感染病灶

3. 关于动脉血压监测的护理,下列哪一项的描述不妥( )
   A. 体位改变要重新调试 0 点

B. 注意观察动脉远端的血运情况
C. 不能在动脉血压监测管处抽取动脉血标本
D. 保持加压袋压力在 40.0kPa 防止回血
E. 导管内严禁应用血管收缩药

4. 在中心静脉导管内输注营养液或血液制品后,应立即用( )冲管
   A. 生理盐水　　　B. 5% 葡萄糖溶液
   C. 注射用水　　　D. 肝素盐水
   E. 平衡液

5. MODS 患者应给予( )
   A. 高蛋白、高热量饮食
   B. 高脂肪、高热量饮食
   C. 高脂肪、高糖类饮食
   D. 低蛋白、低热量饮食
   E. 低盐饮食

(李　璐)

# 第14章

# 临床常见危象的护理

临床危象不是独立的疾病,是指在某些诱因的作用下,机体原有疾病的急剧加重的所表现的一组急性症候群,对重要生命器官构成严重威胁。危象若能够及时发现、积极治疗、护理得当,可以得到满意的控制。否则,危象会对生命重要功能尤其是脑功能带来严重损害,死亡率和致残率均较高。

## 第1节 高血压危象的护理

高血压危象(hypertensive crisis)是指高血压患者在某种诱因作用下,外周小动脉暂时的强烈收缩,血压在短时间内突然急剧升高,收缩压可达260mmHg,舒张压在130mmHg以上,可伴有重要器官的功能障碍和不可逆损害,常表现为头痛、烦躁及神经功能障碍等。

### 案例14-1

患者,男,58岁,因高血压病6年,出现头痛、头晕、焦躁不安、心悸、气急、视力模糊、恶心呕吐,出现尿少。既往有高血压病史4年,平时血压没有控制,体格检查:血压190/120mmHg,诊断为高血压危象。

问题:对该患者如何进行护理评估,急救护理措施有哪些?

### 链接

高血压分类和分层见表14-1。

表 14-1 高血压分类和分层

| 分类 | 收缩压(mmHg) | 舒张压(mmHg) |
| --- | --- | --- |
| 理想血压 | <120 | <80 |
| 正常高值 | 120~139 | 和/或 80~89 |
| 高血压 | ≥140 | 和/或 ≥90 |
| 1级高血压(轻度) | 140~159 | 和/或 90~99 |
| 2级高血压(中度) | 160~179 | 和/或 100~109 |
| 3级高血压(重度) | ≥180 | 和/或 ≥110 |
| 单纯收缩期高血压 | ≥140 | 和<90 |

注:当收缩压与舒张压不同级别时,应该取较高的级别分类 2010年中国高血压防治指南修订版

## 一、病因和发病机制

1.病因 包括原发性高血压和继发性高血压。后者包括多种肾性高血压、内分泌性高

129

血压、妊娠高血压综合征,其他如脑出血、头颅外伤等。

2. **发病机制**　当机体受到外界不良刺激、情绪波动、过度疲劳以及用药不当等因素的作用下,高血压患者的交感神经活性亢进,血液循环中的肾素、血管紧张素Ⅱ、去甲肾上腺素、血管加压素等缩血管活性物质急骤升高,使全身小动脉痉挛致血压突然急剧升高而产生高血压危象。

**护 考 链 接**

　　患者,男,40岁。有头痛、烦躁、眩晕、心悸、气急、视物模糊、恶心呕吐等症状,同时伴有尿少。既往有高血压史,平时血压没有控制。体格检查:血压260/130mmHg。考虑患者有高血压危象。高血压危象的诱发因素是

　　A. 体重明显超重　　　B. 过度劳累　　　C. 过度饱餐　　　D. 严重失水　　　E. 出血

　　**分析:**高血压危象的诱因包括:不良刺激、情绪波动、过度疲劳以及用药不当等因素。

3. **几种常见的高血压危象**

(1) 急进型高血压急症:短期内血压急剧升高,尤其舒张压持续在130mmHg以上,临床上出现头痛、呕吐、视力模糊、精神错乱等,若不及时救治,患者可在数周甚至数日内因急性肾功能衰竭、充血性心力衰竭、脑出血而死亡。

(2) 高血压脑病:由于脑小动脉持续而严重的痉挛后出现被动性或强制性扩张,脑循环急性障碍,导致脑水肿和颅内压升高,引起一系列的临床表现。

(3) 高血压危象伴颅内出血:包括脑出血或蛛网膜下隙出血。

(4) 儿茶酚胺释放所致的高血压危象:主要见于嗜铬细胞瘤,肿瘤可产生大量的儿茶酚胺物质,导致血压急剧升高,可伴有心动过速,头痛、面色苍白、大量出汗、末梢循环障碍。发作持续数分钟至数小时。通常都有诱因存在,如情绪激动等,发作间歇可无症状。

(5) 妊娠高血压综合征:妊娠后期出现高血压、蛋白尿和水肿,严重时发生子痫。

(6) 其他:高血压危象伴急性肺水肿、高血压危象伴肾功能损害、高血压危象伴主动脉夹层动脉瘤等。

# 二、护 理 评 估

1. **健康史**　了解有无高血压病史,有无过度劳累、精神刺激或内分泌功能紊乱、用药不当等诱因;服用抗高血压药物或其他药物的用药情况;有无高血压家族史。

2. **身心状况**

(1) 血压:突然急剧升高,收缩压可达260mmHg以上,舒张压可达130mmHg以上。

(2) 急性靶器官损害的表现:包括中枢神经、循环、消化、泌尿内分泌系统缺血性损害的症状和体征。可表现为:①头痛、乏力、头晕;②视力模糊、视网膜出血、渗出和视神经盘水肿;③胸痛、心悸及呼吸困难;④恶心、呕吐等;⑤少尿、氮质血症、尿毒症等。

(3) 心理-社会状况:患者出现焦虑、恐惧、消极悲观等情绪,这些心理负担会令血压更易波动,给治疗带来负面影响。

3. **辅助检查**　包括血液及尿液检查;肾功能检查、脑脊液检查、CT、胸片、心电图、动态血压检查。根据病史、体检或实验室检查,患者有进行性(新出现或原有状况恶化)终末器官受损,可考虑为高血压危象。高血压危象患者的症状发作一般比较短暂,恢复迅速,但也容易复发。及时采取迅速有效的降压措施后,多数患者的症状可缓解。

## 三、护 理 诊 断

1. 疼痛　表现为头痛,与血压急剧升高、颅内压增高有关。
2. 有受伤的危险　与头晕、视力模糊、意识障碍有关。
3. 有体液过多的危险　与急性肾功能损害有关。
4. 焦虑和恐惧　与患者担心疾病预后有关。
5. 知识缺乏　患者与家属缺乏与本病防治的有关知识。

## 四、护 理 目 标

1. 患者血压稳定,不适症状消失。
2. 患者有安全感和归属感,对医务人员信任,接受并配合治疗与护理。
3. 患者尿量正常,水、电解质、酸碱维持平衡,肾功能有效改善。
4. 患者及家属初步了解高血压危象可能发生的因素,能遵医嘱服药并自我检测。

## 五、护 理 措 施

1. 严密观察病情　密切监测生命体征、心电图和神志变化,注意尿量变化,若尿量少于 30ml/h,应及时处理。

2. 迅速降低血压　立即静脉注射降压药,将血压降至 160/100mmHg 的水平,常用药物有硝普钠和硝酸甘油。首选硝普钠,静脉滴注硝普钠时应注意:①该药对光反应敏感,应现配现用,注意避光。药物本身为浅棕色,若颜色改变,应弃去不用。②输液容器上注明硝普钠,不与其他药合用。③一般采用输液泵(图 14-1)调速,开始时以 $10\sim25\mu g/min$ 静滴,然后根据血压反应,每隔 $5\sim15$ 分钟调整剂量。④治疗期间若出现血管过度扩张征象,如出汗、不安、头痛、心悸、胸骨下疼痛、肌肉抽动,应停止输液。⑤硝普钠在体内被代谢成氰化物,故不可长时间使用(一般不超过 1 周),以免引起神经系统中毒反应。

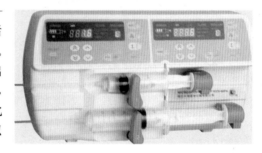

图 14-1　输液泵

3. 一般护理

(1) 绝对卧床休息,将床头抬高30°,可起体位性降压作用。避免不必要的活动。

(2) 维持呼吸道通畅,吸氧。

(3) 提供保护性措施,若患者躁动,应注意预防坠床。患者抽搐发作时,可用压舌板保护舌头,预防咬伤。

(4) 做好心理护理和生活护理,避免诱发因素。

4. 对症护理防治高血压危象的靶器官损害

(1) 防治脑水肿:高血压脑病时,可加用脱水剂(如甘露醇、山梨醇)或快作用利尿剂(呋塞米或利尿酸钠)注射,以减轻脑水肿。以 20%甘露醇 250ml 快速静脉滴注;亦可用呋塞米 $20\sim40mg$ 加入 50%葡萄糖溶液 20ml 中静脉推注。脑水肿惊厥者,可用镇静剂如肌注地西泮(安定)、巴比妥钠等或给水合氯醛保留灌肠。

(2) 抗心力衰竭:合并急性左心衰时,可予强心、利尿及扩血管治疗。

（3）合并氮质血症者，应采取相应措施，必要时行血液透析治疗。

5. 病因治疗的护理　待血压降低，病情稳定后，根据患者具体情况进一步检查，确定是否有肾脏、血管和内分泌等疾病引起的继发性高血压，再采取针对性的病因治疗，预防危象复发。

**护考链接**

高血压危象和高血压脑病紧急处理中最关键的是

　　A. 绝对卧床休息　　B. 治疗心力衰竭

　　C. 吸氧　　　　　　D. 限制钠的摄入

　　E. 迅速降低血压

**分析：** 迅速的降低血压是控制高血压危象的最关键措施。

（1）嗜铬细胞瘤合并高血压危象时，应选用α受体阻滞剂（酚妥拉明）降低血压后，尽快手术。

（2）妊娠高血压综合征合并高血压危象时，要限制活动和盐的摄入，发生子痫时，可静注10%硫酸镁溶液10ml，给予镇静剂（地西泮），绝对卧床休息，积极降压治疗终止子痫后24～48小时，可行手术终止妊娠。

## 六、护理评价

1. 患者血压稳定，头痛、恶心、呕吐等自觉症状消失。

2. 患者尿量正常。

3. 患者水电解质酸碱维持平衡，肾功能改善。

4. 患者及家属初步掌握高血压危象的知识及防治措施。

## 第2节　甲状腺功能亢进危象的护理

甲状腺危象（thyroid storm）是甲状腺功能亢进症的一种少见而极严重的并发症。多发生在甲亢未治疗或控制不良患者，可因急性感染、手术、放射性碘治疗、精神创伤、口服过量的甲状腺激素制剂以及机体的应急状态等诱因刺激，病情突然恶化而发生，主要表现为高热、呼吸急促、大汗、心动过速、呕吐、腹泻、烦躁不安、谵妄、甚至昏迷。各种年龄均可发生，但儿童少见。患病率虽然不高，但若诊治不及时，死亡率很高。

**案例14-2**

患者，女，29岁。2年前因反复心悸、怕热、多汗、突眼，诊为甲亢，给予丙硫氧嘧啶治疗，一直未规律服药。入院前6天受凉后出现咽痛、发热，未治疗。入院前1天出现言语不利、高热伴烦躁不安。查体：T 37.6℃，R 28次/分，Bp 155/77mmHg。神清，烦躁不安，言语不利，回答问题有时不切题，双眼睑不能闭合，双眼突出，双甲状腺Ⅱ度弥漫性肿大，可闻血管杂音，心界不大，心率134次/分，律齐，左肺底可闻少量湿啰音。腹软，无压痛，双下肢不肿。入院后排稀便3次，$FT_3$、$FT_4$、TSH符合甲亢。诊断为甲亢危象。

**问题：** 1. 甲亢危象的诱因有哪些？

　　　　2. 怎样护理患者？

## 一、病因与发病机制

1. 诱因　①感染：为常见诱因，主要是上呼吸道感染，其次是胃肠道和泌尿道感染。②手术：甲状腺切除手术时，由于术前准备不充分；术中挤压甲状腺组织、出血、缺氧、麻

1. 物理降温　常用方法有：冰水擦浴、温水擦浴、酒精擦浴、冰帽和冰袋置于前额、腋窝、腹股沟、腘窝等处(图 14-2)。

2. 药物降温及人工冬眠　药物可防止肌肉震颤，减少机体分解代谢，扩张周围血管，从而减少产热和利于散热。常用药物有阿司匹林、地塞米松等，常与物理降温同时使用。若上述措施不能使体温降至 38.5℃ 以下，可加用人工冬眠药物(哌替啶 100mg、异丙嗪 50mg、氯丙嗪 50mg)全量或半量静脉滴注，注意该药物可引起血压下降，使用前应补足血容量，纠正休克，使用中监测血压变化。

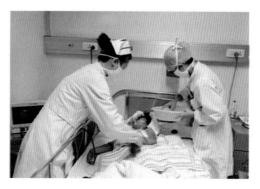

图 14-2　持续超高热患儿物理降温

### (四)积极协助医生寻找治疗病因

1. 诊断明确者，积极治疗病因，细菌感染时，可根据细菌培养和药物敏感试验考虑合理选用抗生素；输液反应所致高热，应立即停止输液。甲状腺危象者，立即用抗甲状腺药物。

2. 高度怀疑某疾病时，可做诊断性治疗。如根据临床表现拟诊疟疾者，可试用磷酸氯喹 3 日。诊断性治疗时用药要有目的、有步骤、按计划进行，切忌盲目用药。

3. 对原因不明的高热，应进一步评估病情，寻找证据以明确诊断。

## 六、效 果 评 价

患者体温恢复正常。

**小结**

　　高血压危象是发生在高血压病基础上的一种危急情况，常见的诱因有：精神刺激、情绪波动、过度劳累、寒冷刺激、气候变化和内分泌失调。主要的病理改变是周围小动脉发生暂时性强烈收缩，导致血压急剧升高，若不及时处理，常危及生命。对此类患者，应采用积极、安全有效的降压，防止疾病恶化而导致心、脑、肾等重要脏器的损害。

　　甲状腺危象多发生在甲亢未治疗或控制不良患者，可因急性感染、手术、放射性碘治疗、精神创伤、口服过量的甲状腺激素制剂以及机体的应急状态等诱因刺激，病情突然恶化而发生，主要表现为高热、呼吸急促、大汗、心动过速、呕吐、腹泻、烦躁不安、谵妄、甚至昏迷。如未及时抢救，病死率高达 50%，及早发现，及时治疗，可以最大限度地降低死亡率。

　　超高热危象是超高热伴有抽搐、昏迷、休克、出血等。超高热对全身实质性器官的细胞，特别是脑细胞造成严重损伤，如持续时间较长，则可能造成不可逆损害，如不予以及时处理，甚至造成患者死亡。对此类患者，应采取积极、安全有效的降温措施，防止疾病恶化而导致心、脑、肾等重要脏器的损害。

### ⑩ 自 测 题

A₁ 型题

1. 高血压危象是指短暂的收缩压升高到(　　)

A. 160mmHg　　　　B. 180mmHg

C. 200mmHg　　　　D. 260mmHg

E. 280mmHg

2. 下列不符合甲状腺危象表现的是（　　）

A. 高热达 39℃以上　　B. 心率快＞140 次/分

C. 厌食　　　　　　　D. 恶心、呕吐、腹泻

E. 白细胞总数和中性粒细胞常减低

3. 甲状腺危象的治疗,首先选用的药物是（　　）

A. 甲硫氧嘧啶　　　　B. 甲巯咪唑

C. 卡比马唑　　　　　D. 普萘洛尔

E. 丙硫氧嘧啶

4. 甲状腺危象患者的护理措施不包括（　　）

A. 高热时物理降温或人工冬眠

B. 高热时给予阿司匹林降温

C. 吸氧

D. 大量饮水

E. 遵医嘱给予丙硫氧嘧啶等药物

5. 为预防甲亢术后出现甲状腺危象,最关键的措施是（　　）

A. 术后用冬眠合剂镇静

B. 吸氧

C. 术后给予氢化可的松

D. 术后补钙

E. 术前使基础代谢率降至正常范围

（余尚昆）

# 第15章

# 创伤的护理

广义的创伤(trauma)是指机体遭受外界致伤因素作用后所引起的人体结构与功能的破坏。常见的致伤因素包括机械性因素(撞击、挤压、火器、刀扎等)、物理性因素(高热、电击等)、化学性因素(如强酸、强碱及毒剂等)、生物性因素(如虫蜇、蛇、狂犬咬伤等)。狭义的创伤特指机械性因素作用于人体所造成的机体结构完整性破坏。随着社会生活现代化的进程,致伤因素和条件的变化,创伤的发生率逐年增多。创伤已造成严重的社会危害,积极开展创伤救治及预防是急救医学、急救护理学的重要任务。

> **案例15-1**
>
> 患者,男,28岁。因车祸后致右侧第4~7肋骨骨折合并气胸。查体:患者极度呼吸困难,发绀,右侧胸廓饱满,叩诊呈鼓音,颈部皮下触及捻发感。
>
> **问题:** 该患者怎样护理评估? 怎样处理? 怎样护理?

## 第1节 多发伤和复合伤

### 一、多 发 伤

多发伤是指在同一致伤因素作用下,人体同时或相继有两个以上的解剖部位或器官受到的严重创伤,甚至并发创伤性休克者。多发伤应与多处伤、复合伤、联合伤等相区别。多处伤是指同一解剖部位或脏器有两处以上的损伤;复合伤是指两种以上的致伤因素同时或相继作用于人体所造成的损伤;联合伤是指创伤造成膈肌破裂,既有胸部伤,又有腹部伤,又称胸腹联合伤。

多发伤的临床特点有:①多发伤可以相互影响,加重损伤反应,伤情较单一损伤严重、复杂;②伤情变化快,并发症发生率高,死亡率高;③容易漏诊和误诊;④在抢救时各部位伤的治疗方法往往发生矛盾。

#### (一)伤情评估

1. 致伤因素 应了解受伤史。主要了解发生了何种意外及受伤特征,了解患者受伤时的情况,致伤的因素,暴力的性质、大小,患者受伤部位,受伤时的姿势等。如交通事故伤、刺伤、砍伤、坠落伤、枪械伤等。及时、可靠的受伤史能提供准确诊治和评估的依据。

2. 主要表现

(1) 对严重多发伤的早期检查:主要判断有无致命伤,先要注意伤员的神志、面色、呼吸、血压、脉搏、出血等,以迅速确定以下几点。

呼吸情况:有无气道不畅或阻塞;是否有通气不良、有无鼻翼扇动、胸廓运动是否对称、呼

139

吸音是否减弱。特别注意有无张力性气胸或开放性气胸及连枷胸。

循环情况:主要了解有无活动性出血,出血量多少,血容量是否减少。①观察毛细血管再充盈时间:用于评价组织灌注情况,当用手指压迫伤员拇指甲床时,甲床颜色变白,正常人除去压力后2秒内,甲床恢复到正常的红润。因甲床是末梢,再充盈时间延长是组织灌注不足的最早指征之一。血压和脉搏,以判断是否休克。②评估血压:急救现场可用手触动脉法。如可触及桡动脉、股动脉或颈内动脉搏动,则收缩压分别为80、70、60mmHg。

中枢神经系统情况:意识状态、瞳孔大小、对光反射、有无偏瘫或截瘫。

(2)全身伤情评估:在进行紧急处理后,如生命体征稳定,应及时进行全身检查,对伤情做出全面估计。检查诊断时可以参考CRASHPLAN方案,即心脏(cardiac)、呼吸(respiration)、腹部(abdomen)、脊髓(spine)、头颅(head)、骨盆(pelvis)、四肢(limbs)、动脉(arteries)、神经(nerves)。

常见的创伤有:①颅脑损伤:颅骨骨折、脑震荡、脑挫裂伤、颅内血肿。②颈部损伤:颈部外伤伴有大血管损伤、血肿、颈椎损伤。③胸部损伤:多发性肋骨骨折,血气胸、纵隔、心、大血管和气管损伤。④腹部损伤:腹内出血,内脏破裂,腹膜后大血肿。⑤泌尿生殖系统损伤:肾破裂,膀胱破裂,尿道断裂,阴道破裂,子宫破裂。⑥骨盆骨折伴有休克。⑦脊椎骨折伴有神经系统损伤。⑧上肢骨折。⑨下肢骨折。⑩四肢皮肤广泛撕脱伤。凡因同一伤因而致两种以上者,则可诊断为多发伤。

3. 辅助检查　可根据临床表现,可选择血液常规检查,了解有无贫血及程度、有无感染,应用X线检查了解有无骨折、部位、类型,还可相应选择CT、MRI,诊断性操作检查(腰穿、腹穿等),判断有无内脏器官的损害。

### (二)急救护理

对多发性创伤伤员的抢救必须迅速、准确、有效。包括现场急救、转送、急诊室的救治。做到抢救争分夺秒,复苏与手术顺序合理。

1. 现场救护原则　先抢救生命,后保护功能;先重后轻;先急后缓。

(1)脱离危险环境:现场抢救,首先应使伤员迅速安全地脱离危险环境,排除可以继续造成伤害的原因。如将伤员从倒塌的建筑物或炮火中抢救出来。搬运伤员时动作要轻稳,切记将伤肢从重物下硬拉出来,以免造成继发性损伤。

(2)解除呼吸道梗阻:呼吸道梗阻或窒息是伤员死亡的主要原因。现场急救应松开领带、衣扣,置伤员于侧卧位,或头转向一侧,以保持呼吸道通畅;对咽部被异物、血、黏稠痰或呕吐物堵塞者,应迅速吸出,恢复气道通畅;对昏迷及舌后坠的伤员,可牵出后坠的舌,下颌向前托起;对喉部损伤所致呼吸不畅者,可用行环甲膜穿刺或环甲膜切开;必要时气管插管或气管切开,以保证呼吸道通畅。

(3)处理活动性出血:最有效的紧急止血法是指压法及加压包扎法。压住出血伤口或肢体近端的主要血管,然后在伤口迅速加压包扎,并抬高损伤部位,以控制出血。慎用止血带,但对出血不止的四肢大血管破裂,则可用橡皮止血带或充气止血带。注意记录上带时间,每小时松解一次,每次2~3分钟。

(4)处理创伤性气胸:对开放性气胸伤员,要尽快封闭开放伤口,变开放性气胸为闭合性气胸;并行穿刺抽气或胸膜腔闭式引流。发现张力性气胸,应迅速于伤侧锁骨中线第2肋间插入带有活瓣的穿刺针排气减压,能迅速改善危象;在上述紧急处理过程中,应同时进行抗休克综合性治疗。

（5）伤口处理及保存好离断肢体：伤口内异物不要随意去除；创面中有外露的骨折断端、肌肉、内脏，严禁将其回纳入伤口；有骨折的伤员要进行临时固定；脑组织脱出时，应先在伤口周围加垫圈保护脑组织，不可加压包扎。伤员断离的肢体应用无菌包或干净布包好，外套塑料袋，周围置冰块低温保存，冷藏时应防止冰水侵入断离创面或血管腔内，切忌将断离肢体浸泡在任何液体中。断肢应随同伤员送往医院，以备再植手术。

（6）抗休克：现场抗休克的主要措施为迅速地临时止血、输液扩容和应用抗休克裤。

（7）现场观察：其目的是了解伤因、暴力情况、受伤的详细时间、受伤的体位、神志、出血量等，以便向接收救治人员提供伤情记录，帮助伤情判断以指导治疗。

**转运途中的救护**

1. 运送条件要求　力求快速，尽量缩短途中时间，物品的准备，保证途中抢救工作不中断。

2. 伤员体位　伤员在转送途中的体位，应根据不同的伤情选择。一般创伤伤员取仰卧位；颅脑伤、颌面部伤应侧卧位或头偏向一侧，以防舌后坠或分泌物阻塞呼吸道；胸部伤取半卧位或伤侧向下的低斜坡卧位，以减轻呼吸困难；腹部伤取仰卧位，膝下垫高使腹壁松弛；休克患者取仰卧中凹位。

3. 搬运方法　脊柱骨折的伤员俯卧在担架上进行运送。如仰卧位则应在脊柱骨折部位垫以枕头以减少前屈位置，使脊柱呈过度后伸位，应 3～4 人一起搬动，保持头部、躯干成直线位置，以防造成继发性脊髓损伤，尤其是颈椎伤可造成突然死亡。

4. 转送过程中应注意　担架运送时，伤员头部在后，下肢在前，以便观察伤员面色、表情、呼吸等病情变化；车速不宜太快，以减少颠簸。飞机转运时，体位应横放，以防飞机起落时头部缺血。

5. 观察病情　注意伤员的神志、瞳孔光反射、生命体征的变化、面色、肢端循环、血压、脉搏，如发现变化应及时处理，并保持输液通畅，留置尿管观察尿量，评估休克状况。

2. 急诊室救护　首先应抢救生命、确保伤员的生命安全，重点是保持呼吸道通畅，抗休克，以及初步处理各种创伤。

（1）抗休克：尽快建立静脉输液通道，补充有效循环血量，可加压输入平衡盐、右旋糖酐、血浆、全血等。高张盐液是创伤后现场、途中及急诊室救护中的一种较理想的复苏液体。必要时可用抗休克裤，并留置导尿管观察每小时尿量。

（2）控制出血：可在原包扎的外面再用敷料加压包扎，并抬高出血肢体。对活动性较大的出血应迅速钳夹止血，对内脏大出血应进行手术处理。

（3）胸部创伤的处理：胸部开放性创口，应迅速用各种方法将创口暂时封闭，张力性气胸应尽快穿刺闭式引流，必要时行开胸手术。

（4）颅脑损伤的处理：有颅脑损伤者，应注意防止脑水肿。可用 20% 甘露醇、呋塞米、地塞米松，并局部降温。防止呕吐物吸入，一旦明确颅内血肿，应迅速钻孔减压。

（5）腹部内脏损伤的处理：疑有腹腔内出血时，应立即行腹腔穿刺术、B 超检查，并尽快输血，防止休克。做好术前准备，尽早剖腹探查。

# 二、复　合　伤

人体同时或相继受到两种以上不同性质的致伤因素的作用而发生的损伤称为复合伤。复合伤通常分为放射复合伤和非放射复合伤两大类。常见类型有：放射复合伤、烧伤复合伤、化学复合伤。复合伤的临床特点：常以一伤为主、伤情可被掩盖、容易漏诊、多有复合效应、组织器官损伤严重、伤情复杂、病死率高。

### （一）伤情评估

1. 烧伤复合伤 烧伤复合伤是指人体同时或相继受到热能（热辐射、热蒸气、火焰等）和其他创伤所致的复合损伤。较常见的是烧伤合并冲击伤。伤情特点：

（1）整体损伤加重：严重烧伤引起体表损伤，又引起多种内脏并发症。当合并冲击伤时，高速、高压的冲击波可直接或间接引起全身和各个器官的损伤。两伤合并后，出现相互加重效应，使休克、感染发生率高，出现早，程度重，持续时间长，并出现相应的内脏损伤的临床症状。

（2）心肺损伤：心脏损伤主要病变为出血、坏死、心肌纤维断裂，临床表现为：早期心动过缓，心率40～50次/分；以后为心动过速，心率可加快至200次/分；严重时可出现心功能不全。冲击波直接作用于胸腹壁，引起肺出血、肺水肿、肺破裂和肺大疱等，导致气胸、血胸、肺不张，伤员有胸痛、胸闷、咳嗽、咯血、呼吸困难，严重者很快出现肺出血、肺水肿症状，是现场死亡（伤后4小时内）的主要原因。

（3）肝肾功能损伤：重度烧伤复合伤后肝脏可出现不同程度的撕裂伤及包膜下血肿，临床上出现最早的变化是血谷丙转氨酶（GPT）和天冬氨酸转氨酶（AST）升高。烧伤复合伤使肾功能损害加重，出现少尿、血尿、无尿、血尿素氮持续升高直至肾衰竭。

（4）造血功能损害：严重的烧伤复合伤，造血组织呈抑制性反应，外周血白细胞、红细胞、血小板均减少。

（5）烧伤伴有耳鸣、耳聋者，可能复合有听器损伤；伴有胸闷、咳嗽、呼吸困难、咳血性泡沫痰者，可能复合有肺冲击伤；伴有神志障碍者，可能复合有颅脑损伤；伴急腹症者，可能复合有腹腔脏器损伤。

2. 放射复合伤 人体同时或相继遭受放射损伤和一种或几种非放射损伤（如烧伤、冲击伤等）称为放射复合伤（radiation combined injuries）。

（1）伤情轻重、存活时间、死亡率主要取决于辐射剂量。

（2）病程经过具有放射病特征：其病程包括有初期（休克期）、假愈期（假缓期）、极期和恢复期四个阶段。患者具有造血功能障碍、感染、出血等特殊病变和临床症状。

（3）放射损伤与烧伤、冲击伤的复合效应：①整体损伤加重：休克、感染出现早，程度重，伤情恢复缓慢，死亡率高，表现为相互加重的复合效应。②休克加重：休克的发生率和严重程度较单一伤为重，复合伤休克发生率为20%左右，严重休克是早期死亡的重要原因之一。③感染加重：感染发生率高、出现早、程度重。复合伤时发热和感染灶开始时间均早于放射病，在极重度复合伤中，常见休克刚过，感染接踵而来，甚至休克期和感染期重叠，发生早期败血症。④出血明显：表现血小板数下降更快、更低，胃肠道出血严重，渗出的血液积留在肠壁，从大便排出，形成血便，一方面加重贫血的发生，另一方面出血处黏膜更易发生感染。

（4）重要脏器的复合效应：①胃肠系统损伤明显：放射复合伤时，由于小肠黏膜细胞破坏，出现核坏死，小肠肠壁血液循环障碍，临床上常表现为胃肠道功能紊乱，出现食欲减退、厌食、拒食、恶心、呕吐、腹泻等消化道症状。有时可发生肠套叠、肠梗阻；②造血器官损伤加重：核辐射加速加重造血组织破坏，表现为外周白细胞数进行性下降，红细胞系的损伤表现为红细胞的破坏和贫血。

（5）创面伤口愈合延迟：①炎症反应减弱，局部白细胞浸润减少，外观表现创面渗出减少、干燥、色暗，伤口收缩不良，坏死组织脱落迟缓。②易并发感染，出血、组织坏死更加严重，甚至发生创面溃烂，坏死组织中可有大量细菌繁殖。③烧伤、创伤和骨折的愈合时间推迟；肉芽组织形成不良,脆弱、苍白、易出血;骨折后骨痂形成慢,可造成骨折不愈合或形成假关节。

3. 化学复合伤　一种或多种化学致伤因素与其他致伤因素同时或相继作用于机体引起的损伤称为化学复合伤。多见于战时使用军用毒剂时,也可见于民用化学致伤因素,最常见的是农药、强酸强碱、工业有害气体与溶剂。化学毒物可经呼吸道、消化道、皮肤或黏膜进入人体,引起中毒甚至死亡。特别是有创伤伤口染毒后,毒物吸收快,中毒程度明显加重。依其毒剂种类不同,其临床表现有不同的特点。

(1) 神经性毒剂:伤口染毒时无特殊感觉,染毒局部可出现明显肌颤。如不及时处理可很快自创面吸收,几分钟内出现中毒症状而死亡。其作用机制和临床表现与有机磷农药基本相同,但毒性更大,如沙林、梭蔓、VX 等。

(2) 糜烂性毒剂:染毒当时伤口处立即发生局部剧痛,10～20 分钟后伤口严重充血、出血和水肿。全身吸收中毒症状迅速而强烈,常出现严重的中枢神经系统症状、肺水肿和循环衰竭。毒剂有大蒜和天笁葵气味,如路易气等。

(3) 全身中毒剂:毒剂的氰根抑制组织呼吸,如氰氢酸、氯化氰等。中毒后呈现呼吸困难,严重者呼吸衰竭,呼气带有苦杏仁味。

(4) 窒息性毒剂:如光气、双光气。有干稻草或生苹果味。主要损害支气管系统。染毒后,呈现咳嗽、胸闷、流泪,继而发生中毒性肺水肿。

(5) 刺激性毒剂:西埃斯(CS)可有辣椒味,苯氯乙酮有荷花香味,亚当剂无特殊气味。染毒时表现流泪、喷嚏、胸闷、胸痛、牙痛、头痛、皮肤损害等,严重者可发生肺水肿、烦躁、肌无力等。

(6) 失能性毒剂:如毕兹(BZ),主要作用中枢神经系统,中毒时呈眩晕、头痛、嗜睡、幻觉、狂躁、木僵、昏迷等,同时有口干、瞳孔散大、皮肤潮红、心率加快、体温上升等阿托品类作用。

## (二)急救护理

1. 现场急救　迅速了解受伤经过,将患者迅速抬离创伤现场,首先检查患者的呼吸、脉搏和神志,如有呼吸、心跳停止,立即进行心肺复苏,然后检查疼痛部位及四肢活动,判断是否有脊柱损伤或肢体骨折,如有,立即固定脊柱和伤肢;检查伤口及出血情况,立即止血、包扎伤口;迅速进行医疗监护转运。

2. 各种复合伤的护理　针对不同致伤因素采取适当的护理措施。

(1) 烧伤复合伤患者的护理:①现场救护:保护受伤部位,迅速脱离热源,如有凉水,可先冲淋或浸浴以降低局部温度,伤处的衣裤袜等应剪开取下,切忌剥脱,以避免再损伤患处,可用清洁的床单、衣服等覆盖患处,以减少污染;如剧烈疼痛者,可安慰或鼓励患者,稳定情绪,根据实际情况酌情使用止痛药,或选择物理止痛(冷浸法);如火焰烧伤者,应特别注意呼吸道通畅,必要时进行气管切开。②创面的处理:烧伤创面一般只保持清洁和防止再损伤,面积较大者可用冷湿敷或烧伤膏;Ⅱ度以上烧伤者,擦洗创面周围的健康皮肤,以灭菌盐水或消毒液(氯己定、苯扎溴铵等)冲洗创面,轻轻拭去表面的黏附物,已破的水疱进行清除,直至创面清洁,处理后可不用药物,直接用无菌纱布包扎,注意防止各种内源性感染,使用抗生素或注射破伤风抗毒素预防。③补液抗休克:烧伤患者由于血浆渗透、烧伤区水分蒸发加速,容易引起脱水甚至休克,应及时纠正血容量不足,但补充过程中应密切观察心率、呼吸、心律,防止发生心衰竭或肺水肿;如有合并颅脑损伤,应先进行抗休克治疗,基本控制后,适当限制液体进入量,并早期使用脱水药。④保护心、肺、肾、脑功能。

(2) 放射复合伤患者的护理:①现场救护:迅速将伤员从放射污染区救出,局部洗消暴露

143

皮肤部位的沾染,用水洗鼻孔及口腔,并戴上防护面罩,如有消化道沾染者,进行催吐,要求患者用力将痰咳出。②早期抗辐射处理:对患者进行洗消,用过的污水和污物用深坑掩埋,勿使扩散,胃肠道沾染者可进行催吐、洗胃和导泻。③伤口与创面的处理:对污染伤口进行彻底清洗时,应注意覆盖伤口,避免冲洗液带放射性物质流入伤口,如有骨折,则固定时间相应延长。④抗感染、抗休克、防治出血:原则、方法与其他创伤相同。

(3)化学性复合伤患者的护理:首先处理危及生命的创伤,然后处理毒物中毒,特效抗毒疗法和综合疗法相结合,局部处理与全身治疗相结合。①现场救护:重视伤后 1 小时内黄金抢救时间,采取"一戴二隔三救出"及"六早"的急救措施,即施救者应首先做好自身防护,尽快隔绝毒气防止中毒者继续吸入,争分夺秒将中毒者移出毒源区,实施早期现场处理。早期使用地塞米松和山莨菪碱、早期呼吸道湿化、对重度吸入中毒者早期气管切开、早期预防肺水肿的发生、早期进行综合治疗。②清除毒物:对皮肤染毒者,应立即除去衣服,水溶性毒物可用大量清水冲洗,脂溶性毒物可用专门化学洗毒剂清洗;对眼睛受染者,可用大量清水冲洗;对吸入中毒者,迅速脱离中毒环境,不能短时间内脱离者,可戴防毒面罩;口服中毒者,可采取催吐、洗胃、导泻等方法;伤口染毒者,用 0.9% 氯化钠溶液冲洗;清除毒物时应注意防止污染周围组织。③采取抗毒治疗,及时纠正重要脏器功能紊乱,预防并发症。

# 三、护理评价

1.患者生命征是否稳定。
2.创伤部位有无得到正确的处理,无感染。
3.有无并发症的出现。

# 第2节 颅脑创伤

颅脑创伤是平时或战时常见的严重创伤,如车祸、地震、塌方、战乱、摔伤,锐器等都可造成颅脑创伤。可分为闭合性和开放性两种,脑组织与外界不沟通为闭合伤,脑组织暴露在外面为开放伤。闭合性损伤又可分为头皮损伤,颅骨骨折,脑损伤(脑震荡、脑挫裂伤),颅内血肿等。颅脑损伤常同时存在,病情危重,应短时间内完成伤情评估,立即进行抢救,尽量降低患者的病死率。

# 一、伤情评估

1.受伤史 应详细向患者或知情者了解当时受伤的具体情况,受伤时间以估计伤情、选择清创时机。了解致伤原因及暴力性质,受伤时头部的着力点及范围,以判断可能的损伤及其严重程度。了解受伤即时及受伤后情况,如伤后是否即刻昏迷,有无中间清醒期,有无抽搐、失语和瘫痪,有无瞳孔和生命体征的变化等。

2.主要表现

(1)意识障碍:伤后绝大多数患者都有立即出现的原发性昏迷,这是判断患者有无脑损伤的重要依据。为了便于对颅脑损伤患者估计伤情,决定处理原则,判断预后和评比疗效,临床上常采用格拉斯哥(Glasgow)昏迷评分法(参见第8章)。

(2)头痛、呕吐:颅脑外伤头痛多因蛛网膜下隙出血、颅内血肿、颅内压的高低或脑血管

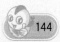

的痉挛等引起,或因着力点头皮损伤。整个头部的持续性剧痛并进行性加重时,常提示颅内有继发血肿的可能。呕吐也是头部外伤的常见症状之一。早期的呕吐可因自主神经功能紊乱而致,凡频繁呕吐者,则应警惕颅内血肿形成。

(3)眼球及瞳孔变化:双侧瞳孔大小不等,时大时小,伴有眼球位置歪斜,意识障碍,表示中脑受损;双侧瞳孔极度缩小,光反应消失,并有中枢性高热,为桥脑损伤;一侧瞳孔先缩小,继而散大,光反应差,患者意识障碍加重,而对侧瞳孔早期正常,晚期随之散大,为典型的小脑幕切迹疝表现;深度昏迷双侧瞳孔均散大,光反应消失,多示濒死状态。支配眼球运动的神经受损,将出现眼球运动及位置异常,常有复视。双眼运动不协调,出现眼球分离、歪斜情况时,多示脑干损伤;双眼同向凝视,常表示对侧额中回后部有刺激性损伤。

> **护考链接**
>
> 患者,男,37 岁,因脑损伤急诊入院,护理评估时其意识状态表现为:呼唤及刺痛均不能睁眼,但能发出声,且对刺痛有肢体退缩反应,GCS 计分为
>
> A.4 分　　B.7 分　　C.8 分
>
> D.9 分　　E.10 分
>
> **分析:**呼唤及刺痛均不能睁眼计 1 分,能发出声计 2 分,对刺痛有肢体退缩反应计 4 分,共计 7 分。

(4)肢体偏瘫:伤后一侧肢体少动或不动,对疼痛刺激反应迟钝或无反应,有锥体束征,并呈进行性加重,应考虑血肿引起脑疝或血肿压迫运动中枢,出现大脑强直为脑疝晚期。

(5)生命体征变化:脑损伤时,患者立即出现意识障碍、面色苍白及四肢松软等一过性表现,同时,伴有呼吸、脉搏浅弱,节律紊乱,血压下降,经数分钟后逐渐恢复至正常,可为脑性休克;持续性低血压则应注意有无复合伤、内出血;若呼吸、脉搏、血压的紊乱时间长,无恢复的迹象,则常表明严重的脑干损伤;伤后生命体征恢复正常,但随后又逐渐出现血压升高,脉压加大,呼吸及脉搏变慢等改变时,则提示有进行性颅内压增高,提示颅内继发血肿。

(6)脑疝:①小脑幕切迹疝,最为常见,多因颞叶钩回下移至天幕下所致,因动眼神经受到牵拉,压迫出现麻痹,致患侧瞳孔散大,患者出现对侧肢体偏瘫和进行性意识障碍恶化。②枕骨大孔疝,又称小脑扁桃体疝,是因后颅窝占位病变或为幕上占位病变导致颅内压增高所致,出现血压升高、双侧锥体束征。急性者常突然发生呼吸障碍、昏迷,可迅速死亡(图 15-1)。

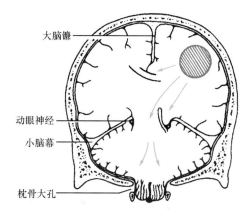

图 15-1　大脑镰下疝(上)、小脑幕切迹疝(中)和枕骨大孔疝(下)的示意图

3.辅助检查

(1)颅骨 X 线检查:根据 X 线平片,观察颅骨有无骨折,颅脑内有无异常外来物滞留。火器伤者可通过头颅 X 线平片检查,对手术有决定性作用。

(2)头颅 CT、MRI 检查:快速而准确,常作为确诊的手段;可了解任何脑损伤和部分颅伤。

## 二、护理诊断

1.急性意识障碍　与致伤因素导致脑组织损伤有关。

2.皮肤完整性受损　与致伤因素引起皮肤破损有关。

3.潜在的并发症　脑疝。

# 三、预期目标

患者的意识转清、伤口愈合。

# 四、急救护理

## （一）一般护理

1. **体位和活动**　急性颅脑损伤的患者，轻型者要求卧床休息，自择体位；中型者，绝对卧床休息，自择体位；重型者，绝对卧床休息，头高位脚低位（头部抬高30°）。

2. **饮食护理**　轻型患者，可采取普食；中型患者应低盐易消化的饮食或半流质；重型患者应早期禁食，由静脉输给营养液，后通过鼻饲管喂食。

3. **严密观察病情**　入院后，定时测量患者呼吸、脉搏、血压、体温（轻型：入院后6小时内，每2小时测1次；中型：入院后12小时内每小时测1次；重型：入院后24小时内每15分钟、半小时或1小时测1次），观察意识、瞳孔的变化，了解有无出现新症状和体征，并及时记录，如有异常，及时通知医生，配合医生进行抢救。

4. **颅内压监护**　颅内压是严重颅脑损伤患者的最主要的监护项目，可用于诊断颅内血肿、判断手术时机、进行术中监护、指导脱水药的应用和估计预后。监测的方法有：脑室内测压、硬脑膜下腔测压、硬脑膜外腔测压。正常成人为80~180mmH$_2$O（0.8~1.8kPa），儿童40~100mmH$_2$O（0.4~1kPa），颅内压超过200mmH$_2$O（2.0kPa），为颅内压增高。

5. **对呼吸、循环不稳定者**　应尽量避免远道转运，重型患者应定期翻身防压疮。

## （二）各种颅脑损伤患者的护理

1. **头皮损伤**

（1）头皮血肿：较小的血肿在1~2周左右可自行吸收，巨大的血肿需要4~6周才吸收。常采用局部适当加压包扎，为避免感染，一般不采用穿刺抽吸。

（2）头皮裂伤：压迫止血、尽早清除伤口内的异物，用无菌敷料覆盖，加压包扎止血，争取24小时内清创缝合，超过24小时，无明显感染者，可伤后2~3日内试行清创缝合，但须引流。

（3）头皮撕脱伤：采取镇痛、抗休克、止血等处理，完全撕脱的头皮应干燥冷藏随患者送医院，头皮伤口清创后，将撕脱的头皮剃去头发和消毒后缝到原处，如头皮缺损较大，可行带蒂的头皮瓣转移缝合。

2. **颅骨骨折**

（1）颅盖骨折：如线型骨折，可不必处理，但要当心有无并发脑损伤和继发颅内出血等。如凹陷骨折，需要手术治疗的是：骨折片陷入颅腔的深度达到1cm以上；大面积的骨折片陷入颅腔，使颅腔缩小并引起颅内压增高者；骨折片压迫脑组织，引起神经体征或癫痫者。

（2）颅底骨折：骨折本身绝大多数无需特别治疗，对耳、鼻出血和脑脊液漏，不可堵塞或冲洗，以免引起颅内感染，对没有自愈可能的脑脊液漏，应及时手术封闭瘘口；如压迫神经者，应尽早去除骨片；由于颅底骨折属于开放性骨折，为防止颅内感染，均需进行抗生素治疗。

3. **脑损伤**

（1）脑震荡：给予输液和吸氧；神志清醒后如存在头晕、头痛、恶心和烦躁不安等症状，给予对症处理；由于脑震荡易并发严重的脑伤，应严密监测患者的瞳孔、意识和生命体征24~48

小时,以免漏诊严重的颅内血肿。

(2) 脑挫裂伤:严密监测患者的生命征、意识状态、瞳孔等,如有异常,及时通知医生;患者采取仰卧,头部抬高 30°,以促进脑血液的回流,减轻脑水肿的发生;保持呼吸道通畅,给予吸氧,深昏迷患者持续时间长,应尽早进行气管切开术,防止患者自发过度换气或人工呼吸过度换气;协助医生保证补充足够的能量和液体,维持内环境平衡,但应注意观察有无脑水肿的存在,如有脑水肿及时应用脱水剂(20% 甘露醇溶液+地塞米松),按医嘱实施,病情重者,可加用呋塞米静脉推注;协助治疗各种并发症,给予营养脑细胞的药物;进行对症处理,如高热者给予降温;经内科治疗后,颅内压明显增高,神经系统损伤加重,甚至出现脑疝,通过 CT 检查出现脑水肿、颅内血肿增大,应尽早开颅,摘除血肿,或进行脑室分流,降低颅内压。

4. 颅内血肿(图 15-2)

(1) 硬脑膜外血肿:尽快手术摘除血肿。

(2) 硬脑膜下血肿:严密观察患者生命征、神志、瞳孔变化,一旦出现脑疝,及时手术治疗。

(3) 脑内血肿:严密监测患者的生命征、意识、瞳孔等,配合医生应用脱水药,降低颅内压,如有脑疝发生的可能,可尽早手术治疗。

**(三) 并发症的护理**

观察病情,及时判断患者有无存在并发症,并根据病情给予相应的处理。如长期处于昏迷状态的患者,应加强日常护理,防止肺部感染、尿路感染、压疮等,如有偏瘫、失语等,需积极训练、锻炼和治疗;如有脑震荡后神经官能症者,应多给予体贴患者,解除患者的忧虑,从患者意识恢复后,就应避免暗示患者有发生脑震荡后神经官能症的可能。

> **护 考 链 接**
>
> 颅底骨折有脑脊液鼻漏时,错误的处理措施是
>
> A. 抬高床头      B. 应用抗生素
> C. 腰椎穿刺      D. 加强病情观察
> E. 经口腔给氧
>
> **分析:** 脑脊液漏时,如果行腰穿,则椎管内压力降低,颅内脑脊液流向椎管,已经从骨折处流出的脑脊液会逆流进入颅内,导致颅内感染。故颅底骨折禁止做腰穿。

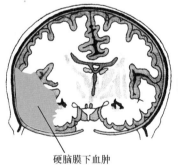 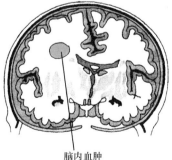 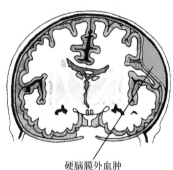

硬脑膜下血肿                脑内血肿                硬脑膜外血肿

图 15-2  颅内血肿的部位

# 五、护 理 评 价

1. 患者生命征是否稳定。

2. 创伤部位有无得到正确的处理。

3. 有无脑疝等并发症的出现。

# 第3节 胸部创伤

胸腔为心脏、大血管、气管及肺等重要器官所在处,严重的胸部创伤将导致呼吸、循环功能障碍,是创伤死亡的主要原因之一。胸部创伤根据损伤是否造成胸膜腔与外界沟通,可分为开放性损伤和闭合性损伤。前者是由于暴力如挤压、冲撞、坠落、减速、扭伤等引起心脏、大血管破裂、支气管断裂或膈肌破裂。开放性损伤平时多由利器,战时由火器弹片等引起,可导致开放性气胸或血胸,影响呼吸和循环功能,病情较严重。

## 一、伤情评估

1. 致伤因素 病史调查对判断伤情、确定受伤部位很有帮助。应详细向患者或知情者了解患者致伤的原因、受伤的时间、受伤的着力部位和肢体姿势,如摔滚伤、撞击伤、挤压伤、震荡伤、刺伤以及受伤的持续时间、受伤当时的周围环境等,了解患者受伤后的诊治经过。

> **护考链接**
>
> 患者,男,46岁,被大卡车挤压,感胸闷、气急2小时,血压180/60mmHg,脉搏110次/分,鼻翼扇动,胸骨区吸气时四陷,呼气时凸出,胸壁畸形,有压痛,初步诊断为
>
> A. 肝脾破裂　　　 B. 胃、十二指肠破裂
> C. 腹主动脉破裂　 D. 多根多处肋骨骨折
> E. 胆囊破裂
>
> 分析:胸骨区吸气时四陷,呼气时凸出称为"反常呼吸",见于"多根多处肋骨骨折"。

2. 主要表现

(1)胸痛:常位于伤处并有压痛,深呼吸、咳嗽时疼痛加剧,是胸部创伤的主要症状。

(2)咳嗽、咯血:咯血表明肺或支气管损伤。肺爆震伤的患者多为血性泡沫痰;伤后大量咯血并伴气胸或皮下气肿时,要警惕气管、大支气管破裂的可能。

(3)呼吸困难:胸部创伤患者呼吸困难程度不一,严重时可表现为呼吸加快、端坐呼吸,烦躁不安。导致呼吸困难的原因有:胸部疼痛限制呼吸运动;大量气胸或血胸造成肺受压萎陷;血液、分泌物或误吸导致支气管、肺泡腔阻塞及损害;胸壁软化引起反常呼吸运动影响呼吸功能;肺爆震伤或挫伤;创伤性湿肺;ARDS;失血性休克等。

(4)休克:主要原因有大出血、胸膜肺休克以及心包填塞或心脏本身挫伤所致心搏血量下降。患者的表现为:烦躁或意识淡漠、四肢湿冷、面色苍白或发绀;血压下降、脉压减小、脉搏细速;少尿或无尿;不同程度的呼吸困难。

(5)体征:伤侧呼吸运动减弱或消失;多根多处肋骨骨折时,可出现局部胸壁软化,导致"反常呼吸"(图15-3);开放性气胸可出现"纵隔摆动"(图15-4);张力性气胸可见明显

> **护考链接**
>
> 患者,男,40岁,胸部闭合性损伤后出现严重皮下气肿和极度呼吸困难,首先应考虑为
>
> A. 肋骨骨折　　　 B. 张力性气胸
> C. 血胸　　　　　 D. 肺挫伤
> E. 创伤性窒息
>
> 分析:张力性气胸病理生理改变为,气体不断进入胸膜腔而不能排出,压力越来越高,可以导致严重皮下气肿和极度呼吸困难

皮下气肿(图15-5),伤侧胸部叩诊呈鼓音,听诊呼吸音消失。

3. 辅助检查

(1)胸部X线检查:是胸部创伤诊断中常用的方法,可以判断有无肋骨骨折、骨折部位和性质,确定胸膜腔内有无积气(图15-5)、积血和其容量,并能明确有无肺萎缩等。

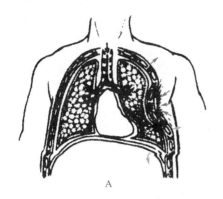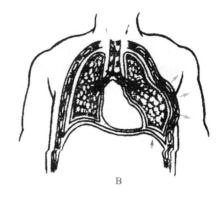

图 15-3　胸壁软化区的反常呼吸运动
A. 吸气;B. 呼气

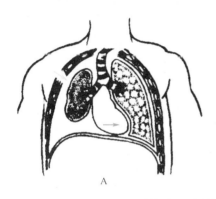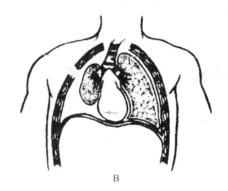

图 15-4　开放性气胸的纵隔摆动
A. 吸气;B. 呼气

（2）胸膜腔穿刺和心包腔穿刺检查：如穿刺抽出积气或积血，即可明确气胸、血胸、血心包诊断。

（3）CT、MRI：可了解胸部的脏器受损情况。

（4）其他：对危重患者应做血气分析、心电监护及中心静脉压测定，并记录尿量。

## 二、护　理　诊　断

1. 气体交换受损　与致伤因素引起肺水肿、肺压缩有关。

2. 疼痛、胸痛　与致伤因素引起胸部组织损伤有关。

3. 潜在的并发症　呼吸衰竭。

## 三、预　期　目　标

患者呼吸通畅;疼痛减轻或消失。

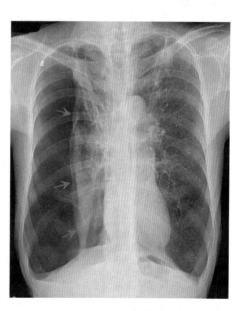

图 15-5　气胸

# 四、急救护理

1. 现场救护

(1) 患者呼吸困难时,要保持患者安静。

(2) 检查患者的意识、呼吸、脉搏、血压。

(3) 彻底清除口咽部的异物、血液、分泌物,吸出气管内分泌物或血凝块,必要时行环甲膜切开,确保呼吸道通畅。

(4) 胸骨骨折应取过伸仰卧位搬运,防止继发损伤;担架搬运。

(5) 伤情不明时,均应暂时禁食禁水。

(6) 胸部挫伤要注意检查有无肋骨骨折及脏器损伤。

2. 肋骨骨折患者的护理

(1) 闭合性肋骨骨折:现场进行骨折固定。如单处,一般在局部胸壁贴大号伤膏药或用胶布固定胸壁,同时口服止痛镇静药,鼓励患者咳嗽、咳痰,以减少呼吸系统的并发症。闭合性多根多处肋骨骨折(图15-6),应及时采取紧急措施,清除呼吸道分泌物,保证呼吸道通畅,对咳嗽无力、不能有效排痰或呼吸衰竭者,要做气管切开,及时给氧、吸痰或实施辅助呼吸;处理胸壁反常呼吸运动,可采取包扎固定、牵引固定、内固定。

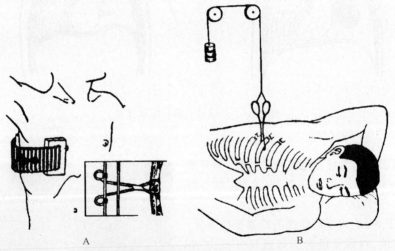

图 15-6　闭合性多根多处肋骨骨折牵引固定法

A. 胸壁外固定法;B. 牵扯引固定法

(2) 开放性肋骨骨折:对单根肋骨骨折的胸壁伤口进行清创,修齐骨折端,分层缝合,包扎。

3. 气胸患者的护理　协助患者采取半坐卧位,给予吸氧。

(1) 闭合性气胸:小量气胸不需治疗,可1～2周自行吸收;大量者,应协助医生进行胸腔穿刺抽气术或行胸腔引流术,术后要做好护理。

(2) 开放性气胸:让患者深吸气屏住呼吸,用敷料、衣物、毛巾或塑料布等物品,尽快将伤口封闭,变开放性气胸为闭合性气胸。送至医院做进一步处理,给予吸氧,遵医嘱进行补液或输血,纠正休克,协助医生进行清创、缝合伤口,并做胸腔闭式引流术,每天记录引流量和观察引流物的性状,观察患者的呼吸困难有无减轻,患侧胸部叩诊清音范围有无扩大,呼吸音有无增强;观察引流瓶内的长管是否在水面下3～4cm,管道是否通畅。

（3）张力性气胸:立即用粗针头在患侧锁骨中线第二肋间插入,可排出胸腔内积气,降低胸腔内压力,转运时用活瓣排气法。协助医生进行胸腔穿刺闭式引流术,必要时可采取负压吸引,加快胸腔内气体排出,促进肺的恢复(图 15-7)。

4. 血胸患者的护理　小量血胸可自然吸收,不需穿刺抽吸;积血多时,应尽早进行胸腔穿刺,抽吸积血,促使肺膨胀;如有大量出血引起休克,应及时补液和输血,必要时进行开胸探查,并止血。

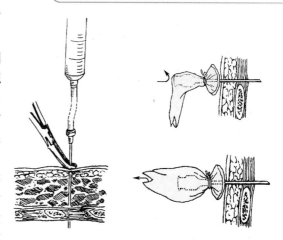

图 15-7　活瓣式排气减压示意图

护考链接

损伤性血胸患者胸腔内积血不凝固的原因是

A. 出血量太大　　　　　　B. 胸腔内存在抗凝物质　　　C. 凝血因子减少

D. 肺及膈肌运动起到去纤维蛋白作用　　E. 胸腔内渗出液的稀释作用

分析:呼吸运动所致的脏层胸膜与壁层胸膜之间的机械运动有去纤维蛋白的作用,故血液不凝固。

链接

## 胸膜腔闭式引流的护理

1. 保持引流管道的密闭　使用前仔细检查引流装置的密闭性能,注意引流管及接管处有无裂缝,引流瓶有无破损,各衔接处是否密封。水封瓶的长玻璃管应没入水中3～4cm,始终保持直立位。

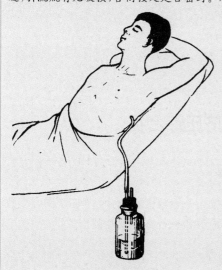

图 15-8　胸膜腔闭式引流

搬运患者时,需用止血钳双重夹闭引流管。引流管皮肤入口处周围用油纱布包盖严密。若引流管从胸膜腔内脱落,应立即用手捏闭伤口处皮肤,消毒处理后用凡士林纱布封闭伤口。若更换引流瓶时,务必双重夹闭引流管,以防气体进入胸膜腔(图 15-8)。

2. 严格无菌操作,防止逆行感染　引流装置应保持无菌,按规定时间更换引流瓶和引流接管。引流瓶应低于胸壁引流口平面60～100cm,任何情况下引流瓶都不得高于患者的胸膜腔平面,以免引流瓶内液体进入胸膜腔引起感染。保持胸壁引流口处敷料的清洁干燥,一旦湿透应立即更换。

3. 保持引流管通畅　引流时水封瓶要始终低于患者胸部,依靠重力保持引流顺利进行。安置引流管后,初期每30～60分钟向水封瓶方向挤压引流管一次,要注意防止引流管打折、受压、扭曲、阻塞。鼓励患者做深呼吸、咳嗽和变换体位,以利于胸膜腔内的气体、液体排出。

4. 观察和记录　观察引流的量、颜色、性状,并准确记录。注意观察长玻璃管中的水柱波动,正常水柱上下波动约 4～6cm。若长玻璃管中的水柱无波动,可有两种情况:一是患者无胸闷、气促、气管向健侧移位症状,说明引流完毕,肺已完全复张;二是患者出现上述症状,应考虑引流管系统堵塞,需挤压或间断抽吸,使其通畅。开胸术后胸膜腔引流出的液体,第一个 24 小时内不超过 500ml,且引流量逐渐减少、颜色逐渐变淡。若每小时引出血性液体超过 200ml,且连续 2～3 个小时以上,因考虑胸腔内有活动性出血。

5. 妥善固定引流管　引流管长约 100cm,应妥善固定于床旁。引流管引出伤口后,用缝合伤口的丝线打结系在引出的引流管上,防止引流管脱出。引流管从引出到固定于床旁这一段要有足够的长度,防止患者翻身时管被牵拉脱出。运送患者时用两把止血钳双重钳夹引流管,水封瓶置于床上患者双下肢之间,防止滑脱。

6. 体位与活动　患者最好采用半卧位,有利于呼吸和引流。如患者躺向插管侧,可在引流管两旁置砂袋或折叠的毛巾,以免压迫引流管。鼓励患者进行深呼吸、用力咳嗽,有利于积液排出,尽快恢复胸膜腔负压。

7. 拔管指征和方法　胸膜腔引流后,临床观察无气体逸出,或引流的液体量明显减少且颜色变浅,即 24 小时引流液<50ml,脓液<10ml,经 X 线检查示肺膨胀良好,患者无呼吸困难,即可拔除引流管。拔管时先嘱患者深吸气后屏气,迅速拔除引流管并同时立即用凡士林纱布紧紧盖住引流伤口,随后作好局部包扎和固定,或收紧、结扎已放置在引流切口的缝线。拔管后要注意患者有无胸闷、呼吸困难、切口漏气、渗液、出血、皮下气肿等,如发现异常应立即通知医师处理。

5. 心脏压塞患者的救护　抽出心包积液,解除对心脏扩张的限制。可采取心包穿刺减压术或切开心包引流术。严密观察患者的脉搏、血压、呼吸、神志,检查患者的颈静脉充盈度,必要时可进行中心静脉压测定,及时了解体循环淤血的程度,可采取心电监护,监测血气分析、电解质、肝肾功能;给予吸氧,遵照医嘱进行补液或预防脑水肿。

## 五、护 理 评 价

1. 患者生命征是否稳定。
2. 创伤有无得到正确的处理。
3. 有无呼吸衰竭等并发症的出现。

# 第4节　腹部创伤和挤压综合征

## 腹 部 创 伤

腹部创伤包括腹壁损伤和腹腔脏器损伤。单纯腹壁伤一般较轻,伴有腹内脏器伤大多数为严重创伤。其病情的严重程度取决于所涉及的腹腔内脏和是否有多发性损伤。

## 一、病因及分类

由于不同的致伤原因,腹部创伤可分为开放性损伤和闭合性损伤。

1. 腹部开放性损伤　刀、枪弹、弹片等锐器损伤后多导致腹部开放性损伤。腹部穿透性损伤的伤口内有血液或胃肠道内容物外溢,或有某一内脏脱出。枪弹、弹片等投射物造成腹部穿透伤时亦可因有无出口而分为贯通伤和非贯通伤。

2. 腹部闭合性损伤　撞击、挤压、坠落、钝性暴力打击等多造成腹部闭合行损伤。闭合性损伤根据致伤因素的强度、速度、硬度等造成腹壁及腹腔内脏损伤。

## 二、伤　情　评　估

1. 受伤史　询问伤者或现场目击者及护送人员,详细询问患者受伤时间、地点,暴力强度、速度、着力部位;评估受伤时空腔脏器充盈情况,如饱餐后的胃、未排空的膀胱较易破裂;了解患者受伤至就诊期间病情有无变化,以及所采取的急救措施。

2. 主要表现　腹部损伤患者由于致伤原因及伤情不同,其表现有很大差异:

(1) 单纯性腹壁损伤:患者受伤部位疼痛,有压痛,局部腹壁肿胀可见皮下淤斑。腹内脏器如为挫伤,有腹痛或无明显临床表现。

(2) 合并腹腔内脏器损伤:

1) 腹部开放性损伤患者,伤口有渗血,或渗出胆汁、肠液、粪便、尿液等,甚至有内脏脱出;闭合性损伤患者,体表无伤口,应注意观察有无内脏损伤。

2) 实质性脏器破裂:如肝、脾、胰、肾等,以腹腔内出血为主要表现,患者面色苍白、脉率加快、血压不稳,甚至休克。腹痛呈持续性,一般不剧烈,腹膜刺激征也不明显;出血量大时,有腹胀和移动性浊音。若伴有胆汁或胰液溢入腹腔,出现明显的腹痛和腹膜刺激征。

3) 空腔脏器破裂:如胃、肠、胆囊、膀胱等,以弥漫性腹膜炎为主要表现。患者有剧烈腹痛、恶心、呕吐、便血、呕血等;腹膜刺激征明显,肝浊音界缩小,肠鸣音减弱或消失;稍后还出现全身中毒症状,严重者发生感染性休克。

3. 辅助检查

(1) 实验室检查:定时测定血象,对比观察红细胞、血红蛋白和血细胞比容是否下降,白细胞是否上升。

(2) X线检查:空腔脏器破裂,腹部X线平片显示膈下新月形阴影,提示有膈下游离气体;腰大肌阴影消失提示为腹膜后血肿。

(3) 诊断性腹腔穿刺术和腹腔灌洗术:对诊断有无腹腔内脏损伤和何类脏器损伤可

> 护考链接
>
> 空腔脏器破裂最主要的临床表现是
> A. 创伤性休克　　　B. 急性腹膜炎
> C. 急性肠梗阻　　　D. 急性内出血
> E. 膈下游离气体
> 分析:腹部脏器损伤,实质性脏器破裂失血表现为"失血性休克",空腔脏器损伤,其内容物流入腹腔导致"急性腹膜炎"。

有较大的帮助。腹腔穿刺术其准确性可达90%以上,腹腔灌洗达98.5%以上。如果抽出的血液不凝固,提示实质性器官破裂出血,因腹膜的脱纤维作用而使血液不凝;穿刺液中若淀粉酶含量增高,提示胰腺损伤。灌洗液检测符合下列标准之一为阳性结果:①肉眼所见,灌洗液为血液,含胆汁、胃肠内容物、尿液。②显微镜下,红细胞计数超过 $100 \times 10^9$/L 或白细胞计数超过 $0.5 \times 10^9$/L。③淀粉酶超过 100 Somogyi 单位。④涂片发现细菌。

(4) 其他辅助检查:腹部B超对实质性脏器损伤和腹腔积液的诊断意义较大。CT检查可判断实质性脏器有无损伤及其损伤程度,有助于判断腹腔内出血量及腹膜后损伤情况。

## 三、护　理　诊　断

1. 疼痛　与腹部损伤及手术切口有关。

2. 潜在并发症　失血性休克,腹腔感染。

153

## 四、预 期 目 标

患者疼痛消失,未发生并发症。

## 五、急 救 护 理

1. 现场急救

(1)腹部损伤常合并多发伤或复合伤,抢救时须迅速判断危及生命的情况,如有心跳呼吸骤停、窒息、开放性气胸、大出血等,应首先处理,立即保持呼吸道通畅、止血、输液、抗休克等。

(2)对已发生休克的患者,应迅速建立静脉通道,快速输液,必要时输血。

(3)开放性腹部损伤者,应妥善处理伤口,及量止血,包扎伤口;伴有腹腔内脏脱出情况,不能将脱出物强行回纳,以免加重腹腔污染,可用清毒碗覆盖保护。若有大量肠管脱出,肠系膜受牵拉引起或加重休克,应先将其还纳入腹腔,暂行包扎。

2. 一般护理

(1)体位:患者绝对卧床休息,病情稳定者可取半卧位,如有休克,则采用平卧位,明确诊断者,可根据病情选用舒适的体位。

(2)饮食:应禁食、禁饮,持续胃肠减压。禁食期间应充分补液,防止水、电解质失衡。

(3)病情观察:每15～30分钟测定呼吸、脉搏和血压1次,注意有无腹膜炎体征及其程度和范围的变化;观察期间不宜随便搬动患者,以免加重伤情;诊断明确前禁用镇痛剂,以免掩盖伤情;疑有结肠破裂者禁忌灌肠。有下列情况之一,考虑有腹腔内脏损伤:①短时间出现明显的失血性休克表现。②腹部有持续性剧烈疼痛,进行性加重伴恶心、呕吐。③腹膜刺激征明显加重。④肝浊音界缩小或消失,有气腹表现。⑤腹部有移动性浊音。⑥有呕血、便血或尿血。⑦直肠指检盆腔,触痛明显、波动感或指套染血。

(4)遵医嘱应用广谱抗生素防止腹腔感染,注射破伤风抗毒素。

(5)术前准备:除常规准备外,还要留置胃管、尿管、备血,血容量严重不足的患者必须迅速补充血容量。

3. 术后护理

(1)术后体位:无休克者宜采用半卧位。半卧位有利于改善呼吸、循环;减轻腹痛、腹胀;有利腹腔渗液流入盆腔,便于局限、吸收、引流,控制感染。

(2)生命体征的观察:术后即刻测量脉搏、呼吸、血压1次。以后定时连续观察,直到麻醉作用基本消失或病情稳定。体温是反映术后有无感染的1个较敏感的指标。创伤反应一般在术后3天仅有轻度发热;若术后体温逐渐升高或持续高热不退或体温下降数日后又升高,说明感染未控制或有继发性感染。

(3)观察出血、肠瘘、胆瘘情况:观察伤口及各种引流管有无出血及瘘现象。伤口敷料被浸湿应及时更换,若持续多量出血,应考虑手术所致的出血并发症,应及时处理。

(4)观察肠蠕动恢复情况:术后禁食,待肠蠕动恢复、肛门排气后,可开始进流食。肠蠕动恢复需24～72小时。患者有腹胀的感觉,可听肠鸣音了解肠蠕动情况。术后生命体征稳定后,应指导患者早期下床活动,促进肠蠕动恢复。

(5)注意保持静脉输液通畅,根据需要调节速度,维持营养及水、电解质平衡。并观察记录出入量。

(6)引流的监护:①术后患者有各种引流管道连接引流装置,要妥善固定,防止滑脱、扭曲折叠,保持引流通畅;②观察各种引流物的量、性质、颜色,及时记录;③保持引流伤口清洁,更换引流袋或冲洗时,注意无菌操作;④术后持续胃肠减压 3～4 天,肛门排气后方可拔除胃管;⑤其他单纯引流腹腔渗液的引流管,一般 24～48 小时拔除;⑥各种造瘘的引流管,视情况择时拔除。

（7）镇静止痛:适当应用止痛药;采用镇痛泵止痛效果亦好。

（8）预防感染:协助其翻身叩背,鼓励和帮助患者咳嗽、排痰、预防肺部感染,加强口腔护理,保持床铺清洁平整、舒适,预防褥疮发生。

（9）密切观察伤员全身情况,注意保护肝肾功能和机体防御机制,防治并发症。

# 六、护　理　评　价

1. 患者生命征是否稳定。
2. 创伤有无得到正确的处理。
3. 疼痛是否缓解或消失。
4. 有无休克和腹膜炎等并发症的出现。

---

**护考链接**

患者,男,35 岁,因车祸致腹部开放性损伤,伴少量肠管脱出,正确的紧急处理措施是

A. 敞开伤口,急诊手术　　　　　　 B. 用消毒棉垫加压包扎
C. 迅速将肠管还纳入腹腔　　　　　 D. 用凡士林纱布覆盖,腹带加压包扎
E. 用消毒碗覆盖脱出物,初步包扎伤口后

分析:脱出的肠管用消毒或清洁器皿或用温开水浸湿的纱布覆盖保护适当包扎后送医院抢救,切忌将脱出的器官强行回纳腹腔,以免加重腹腔感染。

---

# 挤压综合征

挤压伤及挤压综合征是指由于人体肌肉丰富的部位受挤压,局部血液循环受阻,导致受压部位的肌肉缺血、缺氧、变性坏死,从而出现全身症状,包括有酸中毒、高血钾、肌红蛋白尿、休克和急性肾衰竭。

# 一、伤　情　评　估

1. **致伤因素**　应详细询问患者或知情者,什么致伤因素作用于患者,性质如何,作用时间多长,当时周围环境的情况如何,患者近期内有无使用过抗休克裤。

2. **主要表现**　应详细询问和检查患者的受压部位,有无肿胀,有无水疱,皮肤颜色有无异常,有无出现皮肤脱落,患者的受累肢体有无感觉异常,进行肢体运动时有无疼痛,周围脉搏是否能扪及,有无出现尿液颜色的改变,有无出现尿量的减少,测量血压有无降低,观察患者是否出现呼吸的改变。

（1）局部表现:压力解除后,在挤压伤的基础上逐渐发展为筋膜间隙综合征,进而为挤压综合征。受累肢体大体经历三个阶段:第一阶段主要为疼痛、麻木、肿胀;第二阶段主要为神经、血管功能减退,肌肉无力或瘫痪,脉搏搏动减弱或消失;第三阶段为肌肉进行性坏死。

（2）全身表现:主要表现为:①低血容量性休克:由血浆大量渗出引起,由于组织分解毒素而加剧,容易发展为 DIC。②急性肾衰竭(肾小管坏死型)挤压综合征除具急性肾衰竭的一般特征外,尚有以下特点需加以注意。①肌红蛋白血症与肌红蛋白尿;②高钾血症;③氮质血症;

④代谢性酸中毒。以上症状互为因果,恶性循环,加重了挤压综合征的临床症状和体征。

3. 辅助检查 可选择血液电解质检查,了解有无高血钾,血气分析可提示患者有无存在酸中毒,血清尿素氮、肌酐测定可协助判断有无肾功能损害。

## 二、护理诊断

1. 组织灌流量不足 与筋膜间隙压力增高造成缺血性损害有关。

2. 潜在的并发症 急性肾衰竭、休克。

## 三、预期目标

患者受损肢体血循环正常,皮肤颜色恢复正常。

## 四、急救护理

1. 要求患者卧床休息,受损肢体避免受压。

2. 严密监测病情 定期检查患者的血压、脉搏、呼吸和体温,意识状态,受损肢体的情况,尿液颜色和量,必要时进行血电解质,尿素氮、肌酐、血气分析等实验室检查,以帮助及时判断病情。

3. 协助医生进行抢救 医生一旦诊断明确筋膜间隙压力增高后,应尽早施行筋膜切开术,伤口用生理盐水纱布覆盖,每日换药2~3次,如有坏死组织,应予清除,如肢体完全坏死,应考虑截肢。遵医嘱给予输液,以纠正血容量不足、酸中毒和高血钾。如有严重的肌红蛋白尿,应及时给予口服碳酸氢钠、呋塞米等药物以碱化尿液和利尿,加强肌红蛋白的排出,防止肾功能的损害,如采取上述治疗无效者,可进行透析治疗。

## 五、护理评价

1. 患者生命征是否稳定。

2. 创伤有无得到正确的处理。

3. 有无急性肾衰竭和休克等并发症的出现。

### 小结

　　创伤是各种致伤因子作用下造成的人体组织损伤和功能障碍。其致伤因子多样,对人体造成的损害因致伤因子的不同而有不同的临床表现,严重的创伤可造成心、脑、肺、肾、脊髓等重要组织器官的功能损害,甚至引起死亡,护理评估时应注意详细询问致伤因子的性质、作用时间、作用部位以及患者受伤后的症状和体征,并结合相应的辅助检查,及时正确做出护理诊断。并针对不同类型的创伤,快速、准确地选择和实施急救护理措施,特别是现场救护,及时控制患者的病情,这是减轻患者并发症和降低病死率的关键。

### 自测题

A₁ 型题

1. 对严重挤压伤患者,护理时严密观察生命体征,应特别注意尿量和尿色,这种患者血电解质报

告最可能为(　　)

A. 高钠血症　　　　B. 低钠血症

C. 高钾血症　　　　D. 低钾血症

E. 高氯血症

2. 患者,女,21 岁,因大面积完全性头皮撕脱伤而需急诊转院,现场急救时应防止发生(　　)

   A. 颅内压增高　　　　B. 脑疝

   C. 寒战　　　　　　　D. 休克

   E. 感染

3. 颅底骨折首选的护理问题是(　　)

   A. 疼痛　　　　　　　B. 焦虑

   C. 潜在并发症:休克　D. 营养失调

   E. 潜在并发症:颅内感染

4. 患者,男,25 岁,因车祸致颅脑损伤入院,CT 检查提示急性硬脑膜外血肿,其伤后的临床表现最典型的是(　　)

   A. 持续昏迷　　　　　B. 昏迷进行性加重

   C. 颅内压增高　　　　D. 中间清醒期

   E. 脑疝

5. 患者,男,25 岁,胸部损伤后右侧第 6、7 肋骨骨折并发气胸,呼吸极度困难,发绀。出汗。查体:血压 140/90mmHg,气管左移,右胸饱满,叩诊为鼓音,呼吸音消失,颈胸部有广泛的皮下气肿。采取胸膜腔闭式引流治疗。造成患者极度呼吸困难、发绀的原因是(　　)

   A. 伤侧肺受压

   B. 纵隔向健侧移位

   C. 静脉血液回流受阻

   D. 伤侧胸腔压力不断升高

   E. 广泛皮下气肿

6. 患者,男,25 岁,因车祸致胸部损伤,诊断开放性气胸,行胸膜腔闭式引流术,对该患者闭式胸膜腔引流护理中,促使胸内气体排出的措施是(　　)

   A. 取半卧位

   B. 水封瓶低于引流口 60cm

   C. 保持长玻璃管口在水面下 3cm

   D. 鼓励患者咳嗽和深呼吸

   E. 定时挤捏引流管

7. 多根多处肋骨骨折急救要点主要是(　　)

   A. 输血补液,防止休克

   B. 控制反常呼吸,保持呼吸道通畅

   C. 立即开胸探查术

   D. 加压给氧

   E. 镇静、镇痛

8. 哪一种腹腔内脏器损伤检查时腹膜刺激征不明显(　　)

   A. 肝破裂　　　B. 脾破裂　　　C. 胰破裂

   D. 肠穿孔　　　E. 胃穿孔

9. 闭合性腹部损伤后患者未明确诊断前,护理要点是(　　)

   A. 给氧　　　　　　　B. 输液,补充营养

   C. 多活动　　　　　　D. 严密观察病情变化

   E. 禁食

10. 患者,男,28 岁,骑摩托车不慎摔倒,左上腹疼痛,当时血压 90/60mmHg,脉搏 110 次/分钟。体温 38.5℃,腹腔穿刺抽出不凝血,同时伴腹膜刺激征。该患者首先应考虑的诊断是(　　)

   A. 脾破裂　　　B. 肝破裂　　　C. 肾破裂

   D. 胃破裂　　　E. 胆囊破裂

(余尚昆)

# 第16章

# 急性中毒的护理

大量的影视作品中有角色中毒的场景:中毒者腹痛难忍,七窍流血,生命短时间内就结束了。现实生活中,中毒也是这样吗? 在同学们身边或者医院急诊科见到这样的情景:患者头痛、头晕、恶心、呕吐、乏力、疲倦甚至休克、昏迷;身上带有特殊气味,身边留有药瓶;又或者口角、面颊部、皮肤留有腐蚀的痕迹,你首先会想到什么,又该怎样去紧急救治? 这就是本章我们要解决的问题。

有毒化学物质进入人体,在效应部位积累到中毒量而产生损害的全身性疾病称为中毒。引起中毒的化学物质称为毒物。毒物可经皮肤黏膜、呼吸道、消化道等途径进入机体。毒物在短时间内大量进入机体,迅速出现中毒症状甚至危及生命称急性中毒。急性中毒发病急骤、症状严重、变化迅速,如不及时救治,可危及生命。常由于意外事故、违反操作规程以及误服、自服等引起。

急性中毒的处理原则:①立即终止接触毒物;②加速毒物的清除和排出;③应用解毒药物;④对毒物造成的危害进行对症支持治疗。护理人员必须掌握常见急性中毒的机制和解救措施,配合医生参与抢救和监护,以挽救患者的生命。

## 第1节　急性有机磷农药中毒患者的护理

### 案例16-1

患者,女,32岁,因邻居看到其恶心呕吐,口唇青紫,流涎,神志模糊,躺在床上打滚,同时发现床边有一只农药瓶,急送其入院。体格检查:意识模糊,脉搏呼吸增快,血压升高。

问题:1. 案例中有哪些信息是重要的,该如何进一步收集疾病资料?

2. 应采取哪些急救措施?

3. 分析患者存在的护理问题,并列出护理诊断。

有机磷农药是一类含有有机磷酸酯或硫代硫酸酯化学结构的有机化合物,简称有机磷。主要用于农业杀虫,亦可作为家庭杀虫剂,对人畜均有毒性。

### 链接

#### 有机磷农药分类

有机磷农药是一类含有有机磷酸酯或硫代硫酸酯化学结构的有机化合物,简称有机磷。按其毒性大小可分为:(1)剧毒类:$LD_{50} < 10mg/kg$,如内吸磷(1059)、对硫磷(1605)、甲拌磷(3911);(2)高毒类:$LD_{50}$ 10~100mg/kg,甲基对硫磷、甲胺磷、氧化乐果、敌敌畏;(3)中等毒类:$LD_{50}$ 100~1000mg/kg,如敌百虫、乐果、乙硫磷、倍硫磷;(4)低毒类:$LD_{50} < 1000~5000mg/kg$,如马拉硫磷等。绝大多数有机磷为淡黄色或棕色油状液体(敌百虫为白色结晶),具有大蒜样臭味和一定的挥发性,可通过呼吸道吸入中毒。注:$LD_{50}$:半数致死量,是指能杀死一半试验总体的有害物质、有毒物质或游离辐射的剂量。

158

# 一、病因及中毒机制

## （一）病因

1. **职业性中毒** 接触史常较明显，多由于生产、运输、使用过程中不遵守操作规程或不重视个人防护，经皮肤或呼吸道途径吸收中毒。

2. **非职业性中毒** 多由于误服、自服或食用近日内喷洒过农药的瓜果蔬菜所致，常以口服途径中毒为主。

## （二）中毒机制

有机磷农药经消化道、呼吸道或皮肤黏膜等途径进入人体，其有机磷酸酯迅速与胆碱酯酶结合形成稳定的磷酰化胆碱酯酶，从而抑制了该酶活性，使其失去分解乙酰胆碱的能力，引起组织中乙酰胆碱过量蓄积，产生胆碱能神经功能紊乱，出现毒蕈碱样、烟碱样和中枢神经系统症状，严重者可因呼吸衰竭而死亡。

# 二、临 床 表 现

根据中毒程度不同临床表现症状体征有所区别：①轻度中毒：出汗、无力、瞳孔缩小、呼气有大蒜味；②中度中毒：除上述体征外还有肌纤维颤动、瞳孔缩小、轻度呼吸困难、流涎、腹痛、意识清楚（图 16-1）；③重度中毒：除上述体征外，可有昏迷、抽搐、两肺布满湿啰音、呼吸肌麻痹、脑水肿。敌敌畏、敌百虫、对硫磷、内吸磷接触皮肤后可引起过敏性皮炎，并可出现水疱和脱皮。

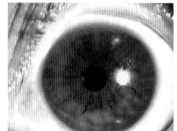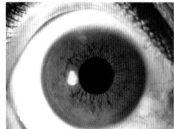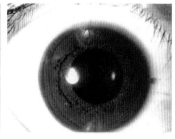

图 16-1 瞳孔大小的变化

急性有机磷农药中毒时，其症状和程度取决于有机磷种类、数量、机体状况与毒物的侵入途径。发病愈早病情愈重，敌敌畏中毒发病最快，乐果中毒发病较慢，有时可延至 2～3 天。临床表现根据部位不同分三类（表 16-1）。

表 16-1 有机磷农药中毒主要表现

| 项目 | 毒蕈碱样作用 | 烟碱样作用 | 中枢神经系统 |
|---|---|---|---|
| 侵袭部位 | 副交感神经节前及节后纤维（支配脏器平滑肌腺体、虹膜括约肌）部分交感神经节后纤维（支配汗腺及血管平滑肌） | 交感神经节前纤维（包括支配肾上腺髓质交感神经）支配横纹肌运动神经末梢 | 中枢神经系统的突触 |
| 临床表现 | 头晕、头痛、多汗、流涎、食欲不振、恶心、呕吐、腹痛、腹泻、视力模糊、瞳孔缩小、呼吸困难、支气管分泌物增多，严重者出现肺水肿 | 肌纤维颤动、全身紧束感、肌力减退，甚至呼吸肌麻痹引起周围性呼吸衰竭、脉搏加快、血压升高、心率失常等 | 头晕、头痛、乏力、共济失调、烦躁不安、抽搐、意识不清、语言障碍、大小便失禁、昏迷等 |
| 胆碱酯酶活力 | 50%～60% | 30%～50% | <30% |
| 中毒程度 | 见于轻度以上中毒 | 见于中度以上中毒 | 见于重度中毒 |

**考点：**毒蕈碱样作用、烟碱样作用的临床表现

# 三、护理评估

## （一）健康史

应详细询问毒物侵入时间、途径、剂量。经皮肤吸收潜伏期长，症状常在2～6小时出现；口服中毒潜伏期短，尤其是空腹口服发病急骤，并迅速出现胃肠道症状。自呼吸道吸入亦可在几分钟内出现症状。

若为自杀性中毒往往隐瞒服毒史，给了解病情带来一定困难，需要询问陪送人员，重点了解近来情绪、生活、工作情况，以及发病现场有无空瓶、呕吐物等资料。

## （二）身体状况

1. 症状　观察患者是否出现头晕、头痛、乏力、呕吐、腹痛、腹泻等情况。

2. 体征　通过嗅诊检查患者呼气、呕吐物有无大蒜味，注意主要体征包括腺体分泌亢进、瞳孔缩小、呼吸急促、腹部压痛、肌纤维颤动、意识障碍等。听诊注意两肺湿啰音情况。

## （三）心理状况

误服误用患者，因突然发病而导致精神紧张，恐惧感或愤怒怨恨的心理，并为是否留有后遗症而担忧。蓄意服毒患者往往心理素质脆弱，缺乏自我调节能力，当遇到各种挫折易出现激动、愤怒或抑郁的情绪反应；从昏迷中苏醒后，对待医护人员的抢救产生矛盾心理，既想解脱身心痛苦，又交织悔恨、羞耻等复杂心理，产生自卑感，抑郁，不愿亲友同事探访。个别患者悲观情绪严重，有再自杀的可能。

考点：血胆碱酯酶活性

### 护 考 链 接

患者，女，45岁，以"有机磷农药中毒"住院，表现为轻度呼吸困难、大汗、肺水肿，偶有惊厥、昏迷及呼吸麻痹，考虑为重度有机磷中毒。血胆碱酯酶活性是

A. 70%～50%　　B. 50%～30%

C. 50%～30%　　D. 30%

E. <35%

分析：血胆碱酯酶活性是有机磷中毒检查中的重要指标。

## （四）实验室及辅助检查

1. 全血胆碱酯酶活力测定　是诊断有机磷农药中毒、判断中毒程度、观察疗效和估计预后的重要指标。正常人血胆碱酯酶活力值为100%，活力值70%～50%为轻度中毒；活力值50%～30%为中度中毒；活力值30%以下为重度中毒。

2. 尿中有机磷分解产物测定　对硫磷和甲基对硫磷中毒可出现氧化分解产物硝基酚；敌百虫中毒时尿中出现三氯乙醇。

3. 血、胃内容物和大便中有机磷检测。

# 四、护理诊断

1. 气体交换受损　与毒物引起呼吸道分泌增多、支气管痉挛、肺水肿及呼吸肌麻痹有关。

2. 急性意识障碍　与有机磷作用于神经系统以及脑水肿有关。

3. 情境性自我贬低　与学业、事业、家庭、婚姻等受到挫折失去生活信心有关。

4. 潜在并发症　阿托品中毒。

# 五、护理目标

1. 患者呼吸困难程度减轻或消失。

2. 患者意识障碍程度减轻或意识恢复正常。

3. 患者能说出个人经历的危机、绝望、痛苦程度减轻,重新树立生活信心。

4. 患者不出现药物毒副作用、并发症。

# 六、护 理 措 施

## （一）迅速清除毒物

1. 吸入性毒物　迅速将患者撤离中毒环境,并解开上衣领口,呼吸新鲜空气。

2. 皮肤黏膜接触中毒者　脱去污染的衣服,用流水及碱性溶液(敌百虫污染除外)彻底冲洗被农药污染的皮肤、指甲、毛发。忌用热水及乙醇擦洗,眼部污染者用 2‰碳酸氢钠溶液或生理盐水反复冲洗。

3. 口服中毒者　应立即彻底洗胃,洗胃时宜用粗胃管,先将胃内容物尽量抽完,再注入温清水或 2%～4%碳酸氢钠溶液反复洗胃,每次 200～300ml,直至洗出液清晰无农药气味为止。敌百虫中毒禁用碱性溶液洗胃,因其在碱性溶液中变为毒性更大的敌敌畏。对硫磷中毒禁用高锰酸钾溶液洗胃。洗胃应尽早进行,一般在服毒后 6h 内洗胃效果较好,但在 6h 以上鉴于部分毒物仍可留于胃内,多数仍有洗胃的必要。洗胃后要保留胃管 12 小时,反复冲洗,以防洗胃不彻底而发生并发症,洗胃后,可从胃管内注入 500g/L 磷酸钠 30～50ml 导泻,不宜用硫酸镁,禁用油类导泻剂(表 16-2)。 **考点:**洗胃的注意事项

表 16-2　常用洗胃溶液

| 中毒药物 | 灌洗溶液 | 禁忌药物 |
| --- | --- | --- |
| 酸性药 | 镁乳、蛋清水、牛奶 | 强酸药物 |
| 碱性药 | 5%醋酸、白醋、蛋清水、牛奶 | 强碱药物 |
| 氰化物 | 饮 3%过氧化氢溶液后引吐,1：5000～1：20000 高锰酸钾洗胃 | |
| 敌敌畏 | 2%～4%碳酸氢钠、1%盐水,1：5000～1：20000 高锰酸钾洗胃 | |
| 1605、1059 | 2%～4%碳酸氢钠洗胃 | 高锰酸钾 |
| 4049(乐果) | 2%～4%碳酸氢钠洗胃 | 高锰酸钾 |
| 敌百虫 | 1%盐水或清水洗胃,1：5000～1：20000 高锰酸钾洗胃 | 碱性药物 |
| DDT、666 | 温开水或生理盐水洗胃,50%硫酸镁导泻 | 油性药物 |
| 巴比妥类(安眠药) | 1：5000～1：20000 高锰酸钾洗胃 | 硫酸镁导泻 |
| 灭鼠药 | 1：5000～1：20000 高锰酸钾、0.5%硫酸铜洗胃 | 鸡蛋、牛奶及其他 |
| (磷化锌) | 0.5%～1%硫酸铜溶液每次 10ml 口服,配合用压舌板等刺激舌根引吐 | 油类食物 |

## （二）维持呼吸功能,保持呼吸道通畅

患者平卧、头偏向一侧,意识不清的患者肩下垫高、颈部伸直,防止舌后坠发生窒息。勤吸痰,保持呼吸道通畅。

## （三）预防并发症

急性有机磷中毒,病情危急,常因肺水肿、脑水肿、呼吸衰竭三大并发症而死亡。在抢救治疗中要密切观察病情变化,每 15 分钟测呼吸、心率、脉搏、血压一次。注意意识状态及尿量的变化。应专人守护,特别记录,床旁交接班,确保抢救成功。在患者神志清醒后的 24～48 小时内禁饮食,以防病情反跳。急性有机磷农药中毒后 24 小时和中毒后 2～7 天是死亡的两个高峰。如出现心慌、胸闷、乏力、气短、食欲不振、唾液明显增多等,为中间综合征先兆,应立

即进行抢救。

### （四）配合治疗

1. 口服中毒者,迅速建立静脉通路,以便抢救用药。尽快输液,加速毒物从小便中排出和保持水、电解质和酸碱平衡,但不宜输入过多的葡萄糖,以免胆碱酯酶活性降低,导致体内乙酰胆碱合成增加。

2. 遵医嘱给予抗胆碱药,如阿托品;胆碱酯酶复能剂,如解磷定、氯磷啶等。

**考点:** 阿托品化

3. 用药过程中须密切观察和警惕阿托品过量中毒。由于阿托品化与阿托品中毒时差距较小,过量应用时也会引起抽搐、昏迷,因此,应密切观察用药反应,以正确判断阿托品化、阿托品中毒或剂量不足即有机磷中毒表现(表16-3)。

表16-3 阿托品中毒、阿托品化与有机磷中毒的主要区别

| 主要影响 | 阿托品中毒体征 | 阿托品化体征 | 有机磷中毒体征 |
|---|---|---|---|
| 神经系统 | 谵妄、幻觉、抽搐、昏迷或抽搐 | 意识开始清醒 | 表情淡漠、昏迷 |
| 皮肤 | 颜面绯红、干燥 | 颜面潮红、干燥 | 苍白、潮湿 |
| 瞳孔 | 极度放大时扩大 | 由小扩大后不再缩小 | 缩小、直至濒死 |
| 体温 | 高热39℃以上 | 无高热(37℃~38℃) | 无高热 |
| 心率 | 心动过速 | 90~100次/分 | 心率慢 |

**链接**

### 阿托品的药理作用与用药方法

阿托品为抗乙酰胆碱药,能解除平滑肌痉挛,抑制腺体分泌,保持呼吸道通畅,清除和减轻毒蕈碱样症状。阿托品静注后14分钟开始发挥作用,8分钟作用达高峰。阿托品的应用以早期、足量和维持足够的时间为原则。

（1）轻度中毒:阿托品1mg皮下注射或口服,每1~2小时1次。"阿托品化"后每4~6小时0.5mg皮下注射,或0.3~0.6mg口服。

（2）中度中毒:阿托品2~4mg静脉注射,以后每10~30分钟重复1次。"阿托品化"后改为2~4小时0.5~1mg静脉注射。

（3）重度中毒:阿托品5~10mg静脉注射,以后每10~30分钟重复1次。"阿托品化"后,改为1~2小时0.5~2mg静脉注射。

### （五）心理护理

了解其发生中毒的具体原因,根据不同的心理反应给予耐心疏导和心理支持。如为自杀所致,护理人员应态度耐心,去除厌烦情绪,诚恳地为患者提供情感上的帮助,向患者解释厌世轻生对社会、家庭及个人带来的危害,使其认识到自身价值,鼓起生活的勇气。认真做好家属及亲友的却说工作,为患者创造良好和谐的生活环境,协助医护人员打消再次自杀的念头,提高患者心理适应能力,使其出院后能以饱满的热情投入工作、学习和生活中。

### （六）健康教育

1. **加强防毒宣教工作** 对农药接触人员讲解防护知识,严格执行安全操作规程。

2. **喷洒农药应注意** ①佩戴个人防护用具,避免皮肤和农药接触;②施药前后禁止饮酒,操作过程中不能吸烟或进饮食;③施药时需顺风向行进,隔行喷洒,衣服被污染时更换并清洗皮肤;④施药后凡接触农药的用具、衣物及防护品均需用清水冲洗,盛过农药的容器不能

存放食品;⑤喷洒农药过程中出现头晕、胸闷、流涎、恶心、呕吐等症状时,应立即到当地医院就诊。生产有机磷农药工厂的生产设备须密闭化并经常进行检修,防止毒物、毒气泄露,定时监测工作环境毒物浓度,定期体检测定全血胆碱酯酶活力,活性在 60% 以下时不宜从事农药生产工作。

3. 出院时告知患者应在家休息 2～3 周,按时服药。不可单独外出,防止发生迟发性神经损害。

## 七、护理评价

1. 患者的中毒症状减轻或消失,无脑水肿、肺水肿、呼吸衰竭等严重并发症发生。
2. 患者能正确认识中毒,懂得防毒、有自我防护、保健意识。

# 第 2 节　急性镇静安眠药中毒患者的护理

镇静安眠药是中枢神经系统抑制药,具有镇静、催眠作用,过多剂量可麻醉全身,包括延髓中枢,长期滥用可引起耐药性和依赖性而导致慢性中毒。因自杀或误服大剂量镇静安眠药引起的中毒称为急性镇静安眠药中毒。

巴比妥类药物为应用较普遍的安眠药物,按其作用时间分为长效、中效、短效三大类。一般口服 2～5 倍催眠剂量的巴比妥类药物即发生轻度中毒。一次用药为催眠剂量的 5～9 倍以上可引起中等程度中毒。15～20 倍时引起重度中毒,有生命危险。

**常用镇静安眠药分类**

1950 年以前常用的镇静安眠药是巴比妥类。20 世纪 50 年代以后开始使用非巴比妥类药,但缺点也不少。1960 年开始用抗焦虑药物苯二氮䓬类,目前此类药物几乎取代了大部分其他镇静催眠药。镇静安眠药可分为以下几类:

1. 苯二氮䓬类
(1) 长效类(半衰期>30 小时)氯氮䓬、地西泮、氟西泮。
(2) 中效类(半衰期 6～30 小时)阿普唑仑、奥沙西泮替马西泮。
(3) 短效类三唑仑。
2. 巴比妥钠类
(1) 长效类 巴比妥、苯巴比妥。
(2) 中效类 戊巴比妥、异戊巴比妥、布他比妥。
(3) 短效类 司可巴比妥、硫喷妥钠类。
3. 吩噻嗪类(抗精神病药)
抗精神病药是指能治疗各类精神病及各种精神症状的药物,又称强安定剂或神经阻断剂。按化学结构分为五大类,其中吩噻嗪类药物按侧链结构的不同,可分为三类:①脂肪族:例如氯丙嗪;②哌啶类:如硫利达嗪(甲硫达嗪);③哌嗪类:如奋乃静、氟奋乃静、三氟拉嗪。

## 一、中毒机制

1. 中枢神经系统毒性作用　巴比妥类药物抑制丙酮氧化系统,从而降低神经细胞的兴奋性,阻断脑干网状结构的上行激活系统的传导,抑制大脑皮质及下丘脑,使反射功能消失。

2. 呼吸系统毒性作用　巴比妥类药物是影响呼吸驱动及呼吸运动节律的抑制剂。大剂量可直接抑制延髓脑呼吸中枢,导致呼吸衰竭。

3. 心血管系统的毒性作用　急性高血浓度巴比妥类药物中毒,对心肌及血管床有直接抑制作用,使心肌收缩力减低,心排血量减少。药物抑制血管运动中枢,导致容量血管扩张、有效血容量减少,回心血量进一步降低,使血压下降,导致休克、心电图异常等。

4. 低温　巴比妥类药物直接抑制体温调节中枢。

5. 胃肠道的毒性作用　巴比妥类药物中毒后胃肠道张力及运动降低。患者昏迷及肠鸣音消失可认为是严重中毒。

## 二、临床表现

1. 症状

(1) 轻度中毒:嗜睡或深睡,推动可以叫醒。反应迟钝,言语不清,判断及定向力障碍。

(2) 中度中毒:沉睡或进入昏迷状态,强烈刺激虽然能唤醒,但不能言语,随即消失,但无呼吸、循环障碍。

(3) 重度中毒:深昏迷,出现呼吸、循环衰竭。严重发生休克、少尿、皮肤水疱。

2. 查体　昏迷早期四肢强直,腱反射亢进,锥体束征阳性;后期则全身迟缓。各种反射消失,瞳孔缩小、对光反射消失。

## 三、护理评估

### (一) 健康史

应详细了解是否有应用中毒量安眠镇静药史,问明药名、剂量及服用的时间和是否经常服用该药。若为自杀中毒往往隐瞒服毒史,要询问陪送人员,重点收集近来情绪、生活、工作情况,以及发病现场有无空瓶、呕吐物等资料。并询问既往健康状况及性格特点,应注意与脑血管意外、一氧化碳中毒鉴别,尽快排除其他疾病所致的昏迷。

### (二) 身体状况

主要临床表现:①苯二氮草类中毒:主要呈嗜睡,头昏,言语含糊不清,意识模糊,共济失调。②巴比妥类中毒:轻度呈嗜睡,注意力不集中,记忆力减退,共济失调,眼球震颤等;重度出现昏迷,呼吸浅而慢至呼吸停止,血压下降甚至休克,体温降低等。

### (三) 心理状况

误服者多为年幼的小孩,因病发突然而恐惧、哭闹,家长产生紧张、恐惧感,愤怒、怨恨的心理,并为是否留有后遗症而担心。蓄意服毒者对待医护人员的抢救产生矛盾心理,既想解脱身心痛苦,又交织悔恨、羞耻等复杂情绪,并不愿亲友同事探访。

### (四) 辅助检查

1. 血液、尿液、胃液中药物浓度测定　对诊断有参考意义。血清苯二氮草类浓度测定对诊断帮助不大,因活性代谢产物半衰期及个人药物排出速度不同。

2. 血液生化检查　血糖、尿素氮、肌酐、电解质等。

3. 动脉血气分析。

## 四、护理诊断

1. 清除呼吸道无效　与药物对呼吸中枢抑制、咳嗽反射减弱或消失有关。

2. 急性意识障碍　与镇静安眠药对中枢神经系统的抑制有关。

3. 情境性自我贬低　与学业、事业、家庭、婚姻等受到挫折失去生活信心有关。

4. 潜在并发症　呼吸衰竭、休克、感染、肺水肿、脑水肿、急性肾衰竭。

## 五、护 理 目 标

1. 患者呼吸平稳能有效排痰,呼吸道通畅。

2. 意识障碍程度减轻或意识恢复。

3. 患者能说出个人经历的危机,绝望、痛苦程度减轻,鼓起生活的勇气。

4. 患者不出现并发症。

## 六、护 理 措 施

### (一)防止中毒药物的进一步吸收

1. 洗胃　口服中毒者早期用 1:5000 高锰酸钾溶液或清水或淡盐水洗胃,服药量大者,超过 6 小时仍需洗胃。

2. 活性碳及泻剂的应用　首先活性碳剂量为 50～100g,用 2 倍水制成悬浮液口服或胃管内注入。应用活性碳治疗同时要给予盐类泻剂,防止便秘,有利于药物的排除,常用硫酸钠 250mg/kg,一般不用硫酸镁,因镁离子在体内可增加对中枢神经抑制作用。

### (二)加速已吸收药物的清除

遵医嘱强力利尿,碱化尿液,腹膜透析、血液透析、血液灌流。

### (三)加强观察、记录,预防并发症

1. 密切观察病情,注意呼吸、血压、体温、脉搏的变化,及早预报呼吸或休克征兆。

2. 准确记录病情变化、出入量,防止酸碱及水、电解质失衡。

3. 患者低温时,应注意保暖。

4. 躁动患者要防坠床和外伤。

**护考链接**

巴比妥类药物安眠药中毒时,使用的解毒药是

A. 纳洛酮　　B. 高压氧　　C. 阿托品

D. 亚甲蓝　　E. 碘解磷定

分析:纳洛酮是阿片受体拮抗剂,对麻醉镇痛药引起的呼吸抑制有特异的拮抗作用,用于各种镇静、催眠药如地西泮等中毒,对急性乙醇中毒有催醒作用。

5. 清醒者鼓励咳嗽,并拍打背部,以促进有效排痰,昏迷患者痰多者给予电动吸痰。

### (四)配合治疗

纠正致死性症状,急性巴比妥类药物中毒主要并发症和致死原因是呼吸和循环衰竭。重点在于维持有效的气体交换及血容量。必要时气管插管、正压辅助呼吸。尽快纠正低氧血症和酸中毒,有利于心血管功能的恢复,快速建立静脉通道,碱化尿液,维持尿量 250ml/h。

### (五)心理护理

对意识清醒者做好心理护理,表现出高度同情心,做好解释工作,安慰和鼓励患者积极配合治疗,增强康复信心。了解患者近期生活中的压力,给予必要的支持与帮助,使其树立生活的勇气与信心。

### (六)健康教育

对于误服和滥用者,应进行药物保管和使用知识的教育;对于蓄意服毒者,讲解毒药对脑功能及神经系统的影响,使其走出自杀的阴影。

## 七、护 理 评 价

1. 患者的中毒症状减轻或消失;无脑水肿、呼吸衰竭、急性肾衰竭等严重并发症发生。
2. 患者能正确认识镇静安眠药的作用,具备自我保健知识。

# 第3节 急性一氧化碳中毒患者的护理

**案例16-2**

患者,女,70岁,独居。一天在自家烧开水时,因睡着,水烧干,煤气散出。其儿子及时发现并将其送医院急救。入院时患者处于昏迷状态,体格检查:皮肤口唇呈樱桃红色、呼吸浅快、脉搏细弱、血压下降。对疼痛刺激有反应,瞳孔对光反射和角膜反射迟钝。

**问题:** 1. 根据收集的资料,初步确定该患者昏迷的原因。

2. 应继续收集哪些资料? 列出护理诊断。

3. 对该患者采取哪些护理措施?

急性一氧化碳中毒,是指人体短期内吸入过量一氧化碳(CO)所造成的脑及全身组织的缺氧性疾病,最终可导致脑水肿和中毒性脑病。CO俗称煤气,是一种无色、无味、无刺激性的窒息性气体。在生产和日常生活中由于不注意煤气管道的密闭和环境的通风或含碳物质燃烧不完全时都会产生CO。

**链接**

### 为什么家用煤气有气味?

煤气里的主要成分一氧化碳、甲烷或者氢气,都是无色无臭的气体。可能的后果就是:一旦发生煤气泄露,人们无法快速做出反应来防止发生爆炸、火灾或中毒事故。所以,科学家找到硫醇来担当"臭味报警"的角色。硫醇是一类奇臭难闻的物质,人们的嗅觉对此臭味非常敏感。因此,生产煤气的工厂特意在燃料气里掺进一点点这种臭得出奇的硫醇,以便闻到这种臭味时,可以及早发觉有煤气,赶快采取措施。

## 一、病因及中毒机制

### (一)工业性接触

工业生产煤气、炼铁、炼焦、烧窑、矿井作业、矿山爆破及化工部门因设备障碍或违反操作规程,均可产生大量CO气体,吸入后产生急性中毒。

### (二)生活接触

家庭使用的煤炉排烟不良,煤气灶、燃气热水器漏气,再加门窗紧闭,就可引起CO中毒,也可见于失火现场或利用煤气自杀。

CO经呼吸道进入血液后,主要与血红蛋白(Hb)结合成稳定的碳氧血红蛋白(COHb)。由于CO与Hb的亲和力比氧与Hb的亲和力大200倍,而碳氧血红蛋白的解离度却比氧合血红蛋白慢3600倍,故CO一经吸入与Hb的结合,形成不易解离的COHb,血液中的Hb就失去携氧能力造成低氧血症,引起组织缺氧。CO浓度过高时,还可与细胞色素氧化酶的铁结合,直接抑制组织细胞内呼吸,阻碍其对氧的作用,造成细胞内窒息,是CO中毒的重要机制。

CO 中毒时,体内对缺氧最敏感的器官——脑和心脏最易遭受损害。脑内小血管迅速麻痹扩张,脑内三磷腺苷(ATP)在无氧情况下迅速耗尽,钠泵运转不灵,钠离子蓄积于细胞内而诱发脑水肿。缺氧使脑内酸性代谢产物蓄积,血管通透性增加而产生细胞间质水肿,血管内皮细胞发生肿胀而造成脑血管循环障碍,可造成血栓形成、缺血性坏死以及广泛的脱髓鞘病变。严重中毒可引起脑水肿、肺水肿、心肌损害,并可因缺氧窒息造成死亡。

# 二、临 床 表 现

1. 轻度中毒　表现为头痛、头晕、耳鸣、眼花、四肢无力、恶心呕吐、心悸以及感觉迟钝、表情淡漠、嗜睡、意识模糊等症状。如能及时脱离有毒环境,吸入新鲜空气,症状可较快消失。

2. 中度中毒　除以上症状加重外,常出现浅昏迷,瞳孔对光反应和角膜反射迟钝,腱反射迟钝,呼吸和脉搏增快,皮肤多汗、颜面潮红、口唇呈樱桃红色(图 16-2)。经积极治疗后很快清醒,数日可康复,一般无明显并发症及后遗症。

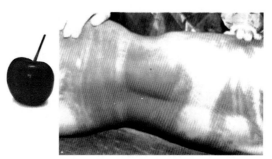

考点:CO 中毒口唇呈樱桃红色

图 16-2　CO 尸体上的樱桃红斑

**护考链接**

患者,男,58 岁,因煤气中毒 1 天入院。深昏迷,休克,尿少,血 COHb 60%,血压 80/50mmHg。根据其病情属哪一种中毒

A. 重度中毒　　B. 中度中毒

C. 轻度中毒　　D. 慢性中毒

E. 极度中毒

分析:碳氧血红蛋白测定反应中毒程度。

3. 重度中毒　患者迅速陷入深昏迷,各种反射消失、呼吸困难、脉搏微弱、血压下降、四肢厥冷、大小便失禁。常并发脑水肿、肺水肿、中枢性高热、肺炎、心肌损害及心律失常,部分患者背部和肢体受压处出现水疱和红肿,最后可因呼吸循环衰竭而死亡。抢救后存活者常留有去大脑皮质状态、震颤麻痹、瘫痪等神经系统后遗症。

# 三、护 理 评 估

## (一)健康史

询问患者有无参与相关工作生产,生产环境是否存在安全隐患,或在生活过程中有 CO 接触,以及既往健康情况。

急性 CO 中毒的轻重程度,除与吸入 CO 的浓度及时间成正比外,还与人体的健康状况及对一氧化碳的敏感性有关系。如妊娠、嗜酒、贫血、营养不良、慢性心血管疾病以及劳动强度过大等因素,均可加重一氧化碳中毒的程度。

## (二)身体状况

1. 症状　询问患者或家属患者主要表现是什么? 什么时候开始? 症状有无进展或者减轻? 有无头晕或者心悸?

2. 体格检查　主要观察患者:①神志:有无感觉迟钝、表情淡漠、嗜睡、意识模糊。②脉搏:了解患者的脉搏频率。③生理反射:瞳孔对光反应和角膜反射迟钝,腱反射迟钝。④皮肤和黏膜:观察患者有无颜面潮红、口唇呈樱桃红色。

### （三）心理状态

一氧化碳中毒常意外发生,短期内病情严重,患者及家属由于毫无思想准备,往往应对能力低下而表现慌乱、措手不及,对缺乏安全措施发生的意外感到懊悔,对病情的变化而表现出焦虑不安,迫切希望医务人员不惜一切代价抢救患者。重度中毒患者度过危险期后,因迟发性脑病而出现悲观失望、自卑厌世的心理。

### （四）实验室及辅助检查

**考点:CO中毒分度**

1. 血液碳氧血红蛋白测定　轻度中毒时为 10%～20%,中度中毒时为 30%～40%,重度中毒时在 50% 以上。

2. 心电图检查　重度中毒患者可因心肌缺氧性损害出现 ST 段及 T 波改变、心律失常。

3. 脑电图检查　中、重度中毒患者可见低幅慢波增多,与缺氧性脑损害进展相平行。

4. 头部 CT 检查　可见脑部有病理性密度减低区。

## 四、护 理 诊 断

1. 气体交换受损　与血红蛋白变性失去携氧能力有关。

2. 急性意识障碍　与脑细胞严重缺氧、脑水肿颅内压增高有关。

3. 皮肤完整性受损　与肢体受压及皮肤缺氧性损害有关。

4. 焦虑　与突然发病、症状危重、担心预后有关。

5. 潜在并发症　脑水肿。

## 五、护 理 目 标

1. 患者呼吸平稳,缺氧状态纠正,重要脏器未发生严重损害。

2. 患者意识清醒,颅内压恢复正常。

3. 患者皮肤破损处得到有效的处理,未发生感染和组织坏死。

4. 患者病情明显好转,情绪稳定。

## 六、护 理 措 施

### （一）及时纠正脑组织缺氧,促进细胞代谢

1. 立即将患者转移至通风良好处,取平卧位,松解衣服,呼吸新鲜空气,促进一氧化碳排出,但需注意保暖。

**考点:CO中毒纠正缺氧、吸气流量**

2. 评估患者一氧化碳中毒程度,纠正缺氧。轻、中度患者可采用面罩或鼻导管高流量吸氧(5～10L/min);严重中毒患者应尽快采用高压氧治疗。清醒后可给予间歇吸氧。氧疗过程中注意随时清除口鼻腔及气道分泌物、呕吐物,保持呼吸道通畅,以提高氧疗效果,头偏向一侧,防止发生窒息。

3. 观察呼吸的频率、节律、幅度,若发现患者呼吸不规则,浅表呼吸或呼吸困难,应立即报告医师并做好气管插管、气管切开及使用呼吸机辅助呼吸的准备工作。呼吸停止时,应及早进行人工呼吸,或用自动人工呼吸器维持呼吸。危重患者可考虑换血疗法。

4. 配合治疗遵医嘱给予促进脑细胞功能恢复的药物。如三磷腺苷、细胞色素 C、辅酶 A、大剂量维生素 C、葡萄糖等。

### （二）降低颅内压,消除脑水肿

1. 严重一氧化碳中毒后 24～48 小时为脑水肿发展的高峰并可持续数日。因此,患者应

绝对卧床休息,保持病室安静清洁,床头宜抬高 $15°\sim30°$。

2. 严密观察患者有无喷射性呕吐、头痛等脑水肿征象,每小时测生命体征一次,并记录,监测并记录 24 小时液体出入量。观察患者的神志、意识、瞳孔的变化,一旦发现瞳孔不等大、呼吸不规则、抽搐等可能为脑疝的早期表现,及时报告医师,协助抢救。

3. 高热者采用物理降温,头部戴冰帽,体表放置冰袋,使体温保持在 32℃ 左右,头部置冰袋可增加脑组织对缺氧的耐受性并降低颅内压。

4. 配合治疗严重中毒后,脑水肿可在 24~48 小时发展到高峰。遵医嘱给予 200g/L 甘露醇快速静脉滴注,待 2~3 天后颅内压增高现象好转,可减量。也可注射呋塞米或依他尼酸脱水。地塞米松和肾上腺糖皮质激素、三磷腺苷等也有助于缓解脑水肿。如有频繁抽搐,可用镇静剂如地西泮、水合氯醛等控制,以免耗氧过多而加重脑水肿。在进行脱水疗法期间应注意水和电解质平衡,适当补充钾盐。

### （三）保持皮肤黏膜完整性

1. 对皮肤出现水疱和水肿的患者,应及时评估受损的部位、范围和程度,向患者家属做好解释工作,该处皮肤应避免搔抓,并将肢体抬高,内衣要柔软、宽大等。

2. 皮肤局部水疱可用无菌注射器将水疱内液体抽出,消毒后用无菌敷料包扎,定期换药,严格执行无菌操作,防止感染。

3. 昏迷患者应定时翻身,四肢皮肤易磨损或受压部位要铺以棉垫或气垫,以预防褥疮。意识障碍患者忌用热水袋取暖,以防皮肤烫伤。

### （四）预防并发症

1. 对昏迷患者宜取平卧位,头偏向一侧,以防误吸呕吐物引起吸入性肺炎。注意保暖,预防继发感染。注意鼻饲营养。患者如出现呼吸困难加重,咳多量白色或粉红色泡沫痰,两肺布满干湿性啰音,应考虑中毒性肺水肿,应立即高压给氧并协助医师进行抢救。

2. 有心肌损害或心律失常患者应给予心电监护,发现严重心律失常征兆及时报告医师给予紧急处理。

3. 严重中毒患者清醒后仍应继续高氧治疗,并绝对卧床休息,密切监护 2~3 周,直至脑电图恢复正常为止,积极预防迟发性脑病。

### （五）心理护理

对意识清醒者,应做好心理护理,表现出高度的同情心,安慰患者安心治疗,增强康复信心,积极配合治疗和功能锻炼。

### （六）健康指导

1. 急性一氧化碳中毒的预防最重要,应大力加强中毒防护措施的宣传,介绍一氧化碳中毒的基本知识和防护措施。

2. 寒冷季节室内使用煤炉、煤气灶或煤气热水器要安装烟囱或排气扇,并定期开窗通风,保持空气流通。装有煤气管道的房间不能作卧室。切勿将煤气热水器安装在浴室内。

3. 有可能接触一氧化碳的人一旦出现头晕、头痛,应立即离开所在环境,吸入新鲜空气,严重者须及时就医治疗。

4. 出院时留有后遗症,应鼓励患者继续治疗,如有智力丧失或低下时,应嘱其家属细心照料。加强对患者进行语言训练和肢体功能锻炼。

## 七、护 理 评 价

1. 患者缺氧、脑水肿、昏迷及皮肤病变的症状减轻或恢复;无肺炎、肺水肿、心肌损害和迟发型脑病的发生。

2. 患者是否了解一氧化碳中毒的致病因素，能否自行采取相应的预防措施。

# 第4节 强酸强碱中毒患者的护理

**案例16-3**

患儿，女，4岁，误服装在饮料瓶子里面的硫酸入急诊室。出现口腔黏膜、咽部及食管灼痛及溃烂，剧烈腹痛、呕吐，呕吐物带血。

**问题：**1. 应首先进行什么急救处理？

2. 应注意可能出现哪些后遗症？护理诊断是什么？

强酸主要指硫酸、硝酸和盐酸，都具有强烈的刺激和腐蚀作用。强碱包括氢氧化钠、氢氧化钾、氧化钠、氧化钾。碳酸钠、碳酸钾、氢氧化钙、氢氧化铵属于作用较弱的碱。

## 一、病因及中毒机制

中毒多为直接溅洒于皮肤、黏膜、眼所致的刺激与强腐蚀、灼伤，误服也可中毒。强酸类毒物及其气体可经皮肤、消化道、呼吸道进入人体内，经血循环分布到身体各器官组织，造成中毒损害，尤以肝、肾损害明显。酸在体内除中和解毒外，可由肾排出。其主要毒害作用是使蛋白质凝固，造成凝固性坏死。在酸进入的局部可发生充血、水肿、坏死和溃疡。肝、肾常有脂肪变性和坏死。强碱类毒物接触皮肤或进入消化道，可与组织蛋白结合形成可溶性、胶样脂肪变性和坏死。

## 二、临床表现

皮肤接触强酸类毒物后即发生灼伤、腐蚀、溃疡和坏死，不同的酸引起的损害不一。如硫酸引起的皮肤溃疡界限清楚，周围微红，溃疡较深，溃疡面上覆以灰白色或棕黑色痂皮，局部疼痛难忍（图16-3）。接触50％～60％硝酸后局部呈黄褐色，并有结痂，经1～2周后脱落。皮肤黏膜受强碱类毒物损伤后，发生充血、水肿、糜烂，局部先为白色，后变为红色和棕色，并形成溃疡。严重碱灼伤可引起体液丢失而发生休克。

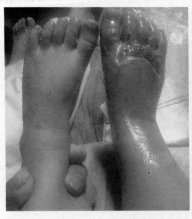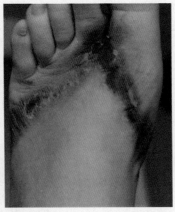

图 16-3 化学性灼伤

　　眼部接触强酸类烟雾或蒸汽后,可发生眼睑水肿、结膜炎症和水肿,角膜混浊甚至穿孔,严重可发生全眼炎甚至失明。眼部接触强碱类毒物后,可发生严重角膜炎和角膜溃疡。

　　口服强酸类毒物后,口腔黏膜糜烂,局部形成不同色泽痂皮。患者口、咽、食管、胃均有剧烈灼痛,反复恶心、呕吐,呕吐物中含有血液和黏膜碎片。食管和胃黏膜呈腐蚀性炎症,组织收缩变脆,可在1～2周内发生穿孔。大量强酸吸收入血后,可发生酸中毒和肝、肾损害。病程后期可出现食管、幽门和肠狭窄性梗阻。口入强碱后,可发生口腔、咽喉和胃的严重灼伤,常有强烈的灼痛、绞痛,反复呕吐,呕吐物中有血性液体,常有腹泻和便血。严重者发生急性肾衰竭。

　　强酸烟雾吸入后,患者发生呛咳、胸闷、呼吸加快。鼻腔和咽喉黏膜严重充血、水肿,有浆液性分泌物。如短期内吸入高浓度烟雾,可引起肺水肿和喉头痉挛,可迅速因呼吸困难而窒息死亡。氢氧化氨可释放出氨,吸入氨后可引起呼吸道刺激症状,可咳出大量痰和坏死组织,并可发生肺水肿。少数病例可因反射性声门痉挛而呼吸骤停。

**小儿强酸强碱中毒怎么办?**

　　日常生活中,有些家长常将强酸(硫酸、盐酸、硝酸、草酸)或强碱(氢氧化钠、氢氧化钾)拿回家里,不注意存放地点。小儿见到后以为好吃而误服,造成中毒。

　　小儿误服强酸应立即灌肥皂水、石灰水、牛乳或蛋清,以中和强酸,保护消化道少受损伤。误服强碱应灌服稀释醋、橘子汁、牛乳或蛋清,以中和强碱,保护消化道黏膜。要绝对禁食,以免食管穿破或胃穿孔。要速送病儿往医院观察和治疗。

## 三、护 理 评 估

### (一)健康史

　　询问有无强酸强碱类毒物接触史或误服史。也可根据现场残留空瓶、皮肤、口腔灼伤、腐蚀、溃疡情况初步判断。

### (二)身体状况

　　服强酸或强碱后,患者立刻感到疼痛难忍,口唇有烧伤痕迹,口腔、食管、胃水肿,有时呕吐或大便带血,声音嘶哑和吞咽困难。重者发生食道、胃穿孔、休克等。强酸被吸收入血后,发生酸中毒,出现气急、呼吸困难、惊厥、昏迷等。强碱被吸收后,发生碱中毒,出现头痛、头晕、手足抽搐等。

### (三)心理状况

　　患者多因症状严重,并严重影响外观,常自卑、悔恨、无地自容,不愿与人交流,甚至拒绝治疗。自杀未遂者常再度自杀。

## 四、护 理 诊 断

　　1. 疼痛　与皮肤、黏膜受强酸强碱腐蚀有关。

　　2. 自我形象紊乱　与皮肤组织完整性受损有关。

　　3. 体液平衡失调　与不能进食、电解质紊乱有关。

　　4. 绝望　与腐蚀食管致狭窄不能进食有关。

　　5. 有感染的危险　与皮肤损害暴露有关。

6. 有窒息的危险　与吸入浓酸烟雾有关。

## 五、护理目标

1. 患者疼痛缓解。

2. 皮肤、组织损伤降低。

3. 未发生电解质紊乱。

4. 无感染的发生。

5. 患者情绪稳定。

## 六、护理措施

### （一）排除毒物

1. 立即脱离现场。

2. 清除毒物

（1）强酸皮肤灼伤后，立即用大量流水冲洗，然后局部给予 2%～5%碳酸氢钠溶液、1%氨水溶液或肥皂水以中和酸，然后再用水冲洗。强碱皮肤灼伤后立即用大量流水冲洗，然后涂以 1%醋酸溶液以中和剩余碱，切忌在冲洗前应用中和剂导致产生中和热而加重灼伤。

（2）口服中毒者，严禁洗胃。口服强酸者可给予 2.5%氧化镁溶液、牛奶、豆浆、蛋清法、花生油口服，禁用硫酸钠溶液洗胃或口服，以免产生二氧化碳而促发胃穿孔。口服强碱后，可迅速口服食醋、3%～5%的醋酸溶液或 5%的稀盐酸溶液以中和，然后给予橄榄油。如吞咽困难发生早，可先放置并保留胃管。早期应用 1～2 周的肾上腺皮质激素，可减少食管瘢痕狭窄的发生。

考点：口服强酸强碱中毒者严禁洗胃

（3）强酸、强碱类使眼部受到损害，应立即用大量清水或 0.9%氯化钠溶液彻底冲洗，然后给予可的松及抗生素眼药水交替滴眼，疼痛明显时可滴入 0.5%丁卡因溶液。

### （二）保持呼吸道通畅

吸氧，必要时气管切开，并争取对喉头痉挛和肺水肿给予必要的处理。

### （三）配合治疗

遵医嘱补液，维持体液平衡，应用保肝药物及解毒药物，预防并发症，防止休克。

### （四）心理护理

做好说服及解释工作，消除患者紧张、恐惧心理，稳定患者情绪，重新建立生活信心。

### （五）健康教育

1. 从事接触强酸、强碱类毒物的工作人员应注意劳动保护，工作时穿防护服、戴防护眼罩、口罩、手套。皮肤接触后立即用清水冲洗。

2. 对误服者，教育其生活中要小心、谨慎，装过强酸、强碱类毒物的瓶子不能用于装水和食品。

## 七、护理评价

1. 患者的中毒症状减轻，无严重并发症发生。

2. 患者能正确认识强酸强碱的毒性作用，有自我保护意识。

# 第 5 节　急性酒精中毒患者的护理

**案例16-4**

　　患者,男,48 岁,患有高血压病 3 年,嗜烟酒 20 余年。因参加宴席饮高度白酒约 300ml,呕吐胃内容物 4～5 次,昏迷 0.5h 急诊入院。入院查体: T 37.8℃, P 116 次/min, R 26 次/min, Bp 162/94mmHg,呈昏睡状态,颈软无抵抗,瞳孔等大等圆,对光反射存在,口角无歪斜,肢体无偏瘫,巴彬氏征阴性。

　　问题:1. 对该患者采取哪些护理措施?
　　　　　2. 初步确定该患者昏迷的原因。
　　　　　3. 列出护理诊断。

　　急性酒精(乙醇)中毒,俗称醉酒,系由一次饮入过量的酒精或酒类饮料引起的中枢神经系统由兴奋转为抑制的状态。酒精中毒是一种常见的疾病,主要与饮酒过量有关,可以损伤机体的多种脏器,在神经系统中可出现神经、精神症状和神经系统的损害,严重的中毒可引起死亡。

## 一、病因及中毒机制

　　酒精自消化道吸收后,随血液循环进入各内脏和组织,尤其是作用于中枢神经系统。先致大脑皮质兴奋,继之皮层下中枢和小脑活动受累,最后使延髓血管运动中枢和呼吸中枢受抑制,出现一系列精神及神经系统表现。酒精还能使周围小血管扩张,容易散发机体的热量。由于酒精吸收量及个体耐受不同,中毒程度差异很大,通常引起中毒症状的酒精饮用量 75～80g,而致死量则为 250～500g。

**链接**

### 乙醇的体内代谢

　　经过消化道黏膜吸收后,很快进入肝脏。通过肝脏的乙醇脱氢酶转化为乙醛,然后又在乙醛脱氢酶作用下转化为乙酸,乙酸再进一步分解为无毒的二氧化碳和水排出体外。有的人一喝酒就脸红,主要是因为体内含有丰富的乙醇脱氢酶,能迅速把乙醇氧化为乙醛,而乙醛有扩张血管的作用。但乙醛脱氢酶的含量却不多,乙醛就只能先积累在体内靠细胞色素 P450 酶慢慢一点一点氧化排出体外。过量饮酒时,体内的乙醛来不及转变就会出现醉酒或酒精中毒。

## 二、临床表现

### (一)兴奋期

　　血中乙醇浓度达到 11mmol/L。酒精中毒早期,大脑皮质处于兴奋状态,表现兴奋、易冲动、言语过多、缺乏抑制、行为异常,同时伴有头晕、面色潮红、眼结膜及皮肤充血,少数呈现苍白。

### (二)共济失调期

　　血中乙醇浓度达到 33mmol/L。兴奋状态消失后,即出现动作失调、步态不稳、言语含糊或语无伦次、恶心、呕吐、心率加快。

**考点:** 急性酒精中毒临床分期

## （三）昏迷期

如果酒精量继续增加,血中乙醇浓度达到 54mmol/L,患者即转入昏睡状态,呼吸深而慢,口唇微绀,瞳孔散大或正常,脉搏细弱,心率加快,体温偏低,重者转为昏迷,昏迷 10h 以上者预后差。多因延脑呼吸与血管运动中枢衰竭而死亡。

**护考链接**

患者,男,28 岁,参加同事聚会饮酒后被送入医院。表现为呼吸有鼾音,伴有呕吐,心率快,132 次/分,血压 80/50mmHg,血液乙醇超过 87mmol/L。目前患者处于

A. 深昏迷    B. 浅昏迷    C. 嗜睡    D. 兴奋期    E. 共济失调期

分析:酒精中毒的临床表现,判断分期是重点考核的内容。

# 三、护理评估

## （一）健康史

询问患者有无长期慢性饮酒史,有无药物、酒精过敏,近期是否有心情不畅、情绪郁闷等家庭、社会、心理问题,患者近期是否出现突然大量饮酒的习惯。长期慢性的饮酒有可能造成肝脏严重损害,询问健康史时需要对此情况特别的关注。

## （二）身体状况

1. 症状　询问患者或者家属饮酒时间,主要表现是什么? 症状有无变化? 观察患者是否出现头晕、恶心、言语过多、步态不稳等情况?

2. 体征　主要观察患者①神志:有无兴奋、意识模糊、昏睡或者昏迷。②脉搏:了解患者的脉搏频率,强弱变化。③体温:有无体温偏低。④皮肤和黏膜:观察患者有无颜面潮红、眼结膜充血。

## （三）心理状态

过量饮酒的患者常因心理原因自控能力变差,借酒消愁甚至自杀倾向。因此,护士应尽量避免一切对病患的激惹因素。患者清醒后,应与家属共同协助,进行健康教育,尽量减轻患者的工作和生活压力,予以心理支持,树立生活信心。因此,心理护理更为重要。

## （四）辅助检查

1. 血清乙醇浓度　急性中毒时呼气中乙醇浓度与血清乙醇浓度相当。

2. 血清电解质浓度　急慢性酒精中毒时可见低血钾、低血镁和低血钙。

3. 血清葡萄糖浓度　急性酒精中毒时可见低血糖症。

4. 肝功能检查　慢性肝病时可见肝功能异常。

5. 心电图检查　可见心律失常如心肌损害。

# 四、护理诊断

1. 急性意识障碍、昏迷　与神经系统受抑制有关。

2. 有窒息的危险　与呕吐物吸入呼吸道有关。

3. 有并发心脑血管意外危险　与饮酒影响脂类、维生素代谢紊乱有关。

4. 相关知识缺乏。

# 五、护理目标

1. 患者意识障碍减轻至清醒。

2. 无并发症及意外伤害发生。

## 六、护理措施

### （一）减少酒精吸收、保持呼吸道通畅

入院确诊后立即予以催吐,必要时用 1‰ 碳酸氢钠溶液洗胃。其间要预防吸入性肺炎发生,对烦躁不安或过度兴奋者,可用小剂量安定,避免用吗啡、氯丙嗪、苯巴比妥类镇静药,严重中毒时可用腹膜透析或血液透析,促使乙醇排出。保持呼吸道通畅,防止气道阻塞,应给予适时的雾化吸入、气道吸引、翻身叩背,头偏向一侧。密切监测血气指标,保持患者的正常呼吸。

### （二）安全护理

1. 有专人陪护,并做好陪护人员和患者的宣教,防止患者出现摔伤、碰伤以及走失的危险。

2. 当患者出现幻觉或精神错乱、行为失常时,应注意做好相应的保护措施,防止出现护理意外。

3. 当出现震颤、癫痫持续状态时,应密切观察患者的意识、瞳孔、面色、呼吸、血压、脉搏变化,详细记录发作的情况,如抽搐部位、顺序、性质以及有无大、小便失禁、呕吐、外伤等。

### （三）心理支持

1. 急性中毒患者应了解中毒的原因,如果因患者的家庭、生活、婚姻而导致心情郁闷时,应做好劝解工作,鼓励患者诉说内心的痛苦与矛盾。

2. 减轻患者与家属的恐惧心理,可以与患者进行沟通,讲解有关中毒知识。

### （四）保证营养的供给

1. 可给予足够的营养,如高蛋白、高维生素饮食,尤其应补充大量 B 族维生素类食品,并给予营养神经-肌肉的药物。

2. 注意水、电解质平衡,尤其对震颤及抽搐患者,应准确记录出入量、热量,防止出现电解质紊乱而引起酸中毒。

3. 当患者出现恶心、呕吐、无力甚至昏迷、意识障碍时,应注意补充输液量,必要时给予鼻饲保证营养的供给。

### （五）配合治疗

1. 急性中毒轻者不需要特殊治疗,只需卧床休息,防止受凉,数小时后可自行恢复。严重者常有酸中毒、低血糖、低血压,给予 50% 葡萄糖溶液 100ml 静滴,胰岛素 8~12U 皮下注射,维生素 $B_1$ 100mg 肌内注射,以加速酒精氧化。给予高蛋白、高维生素饮食。

2. 患者在兴奋期应慎用镇静药物。如果躁狂必须应用时可用地西泮 10mg 肌注,但应密切监测呼吸情况,昏迷患者慎用。

**考点:**醉酒患者镇静药选用及注意事项

## 七、护理评价

1. 患者中毒症状减轻;无严重并发症发生。

2. 患者了解酒精对身体的危害,并能控制饮酒量,做到自我保健。

## 小结

有机磷农药中毒多见于农村地区,常因管理、使用不当,误用或者自杀造成。及时消除毒药非常关键,其中应注意的问题就是洗液的选用。注意保持呼吸道通畅,合理规范使用阿托品,准确掌握阿托品化及中毒表现。另外,针对自杀人群,需要特别注意心理健康教育,确保患者的生命安全。

镇静安眠药中毒症状由轻到重可表现为神志模糊、嗜睡、感觉迟钝、语言不清、判断力下降,进而对疼痛刺激无反应,深昏迷,各种反射消失,严重时呼吸、循环功能衰竭而危及生命。纳洛酮可以逆转巴比妥类药物所致的中枢神经系统和呼吸系统的抑制,可首选应用。深昏迷反射消失时,可用中枢兴奋剂贝美格(美解眠),但近年来其使用存在争议。

急性一氧化碳中毒是冬季北方多发的一种急症,产要是生活中使用取暖不合理所致,其特征性的临床表现是口唇呈樱桃红色。纠正脑组织缺氧的速度对愈后起决定性的作用。保证呼吸道畅通,防止并发症也是护理工作中需要注意的。另外,此类患者应做好口腔护理,给予高热量、高维生素饮食。

强酸、强碱中毒虽然放在一节课内讲述,但多数情况下应分开考虑。强酸中毒是指硫酸、盐酸、硝酸等经呼吸道、皮肤或消化道进入人体,引起局部烧伤及全身中毒,急救时应用富含蛋白质的液体对抗酸;强碱所致消化道烧伤应立即口服食醋、柠檬汁、1%醋酸溶液等。严禁催吐或洗胃,以免发生消化道穿孔。

急性酒精中毒对中枢神经系统产生先兴奋后抑制作用,重度中毒可使呼吸、心搏抑制而死亡。临床表现分兴奋期、共济失调期和昏睡期,急救时应应密切监测呼吸情况,注意其可能发生窒息以及心脑血管的危险。护理人员就对饮酒者进行身心健康教育,更应对酗酒者说明慢性酒精中毒对身体更为严重的损害。

# 自测题

A₁ 型题

1. 口服大量乐果后,需立即洗胃,应选用哪种洗胃溶液(    )
   A. 蛋清水
   B. 1:15000~1:20000 高锰酸钾溶液
   C. 2%～4%碳酸氢钠溶液
   D. 0.1%硫酸铜溶液
   E. 牛奶

2. 误服巴比妥类药物中毒,急送医院,宜选择下列哪种洗胃溶液(    )
   A. 2%～4%碳酸氢钠溶液
   B. 1:15000~1:20000 高锰酸钾溶液
   C. 5%醋酸溶液
   D. 0.1%硫酸铜溶液
   E. 2.5%醋酸溶液

3. 皮肤接触强酸,立即用下列哪种液体冲洗(    )
   A. 肥皂水　　　　B. 2%～5%碳酸氢钠溶液
   C. 1%氨水溶液　　D. 清水

E. 1%醋酸溶液

4. 急性有机磷农药中毒最主要的死因是(    )
   A. 中毒性休克　　B. 急性肾衰竭
   C. 呼吸衰竭　　　D. 中毒性心肌炎
   E. 脑水肿

5. 患者,男,46岁,饮酒近20年,昨天与同事一起饮白酒近400ml,出现明显的烦躁不安、过度兴奋状。针对目前患者的情况,可选用的镇静药物是(    )
   A. 小剂量地西泮　B. 吗啡
   C. 氯丙嗪　　　　D. 苯巴比妥类
   E. 水合氯醛

6. 下列说法哪项是错误的(    )
   A. 一氧化碳与血红蛋白的亲和力要比氧与血红蛋白的亲和力大200～300 倍
   B. 短期内大量有机磷农药进入人体,抑制了胆碱酯酶的活性,造成组织乙酰胆碱聚集,出现全身中毒症状

C. 大剂量的巴比妥类药物可直接抑制延脑呼吸中枢,导致呼吸衰竭

D. 碳氧血红蛋白解离度比氧合血红蛋白快3 600倍

E. 强碱类毒物接触皮肤或进入消化道后,可与组织蛋白结合成可溶性、胶样碱性蛋白盐,并能皂化脂肪,使组织脱水

7. 有关安眠药中毒的护理诊断哪项是错误的(　　)

A. 清除呼吸道无效,与药物对呼吸中枢抑制、

咳嗽反射减弱或消失有关

B. 组织灌注量改变,与急性中毒致血管扩张有关性

C. 皮肤完整性受损,与肢体受压及皮肤缺氧损害有关

D. 情境性自我贬低,与学业、事业、家庭、婚姻等受到挫折失去生活信心有关

E. 有皮肤完整性受损的危险,与皮肤水疱、意识障碍有关

(王立星)

# 第17章

# 淹溺、触电及中暑护理

炎炎夏日,是中暑最易发生的时节,很多人都选择游泳以消除炎热。也正因如此,溺水频频出现,加之急救知识的缺乏,经常导致悲剧的发生。在我国,溺死是 0～14 岁年龄组儿童的第 1 位死因。中暑、淹溺和触电这三种急诊是常见的物理性损伤,严重时可危及生命,需要医护人员准确、熟练的实施紧急救护,以抢救生命。在本章,我们主要学习这方面的知识。

## 第1节 淹 溺

**案例17-1**

患者,女,30岁,2 小时前被人自水塘中救出。被救出后头痛、激烈咳嗽、胸痛、呼吸困难。查体:皮肤发绀,球结膜充血,口鼻充斥泡沫、淤污,烦躁不安、抽搐,呼吸短促,单肺闻及干湿性啰音。

**问题:** 应做哪些急救处理? 主要的诊疗措施是什么? 还应进一步做哪些检查?

**护考链接**

**与洪涝灾害争夺生命**

我国是世界上洪涝灾害较严重的国家之一。洪涝灾害可能在较短时间内使大片田舍被淹,来不及躲避者可能被洪水卷走而溺水死亡,尤其是老人和儿童更容易受害。

人淹没于水或其他液体中,由于液体充塞呼吸道及肺泡或反射性引起喉痉挛发生窒息和缺氧,并处于临床死亡状态称为淹溺(drowning)。从水中救出后暂时性窒息,尚有大动脉搏动者称为近乎淹溺(neardrowning)。淹溺后窒息合并心脏停搏者称为溺死(drown)。

## 一、病因与发病机制

无自救能力的落水者,或不熟悉水流和地形的河流池塘而误入险区,是发生淹溺的常见原因。另外,在水中因体力不支、肌肉抽搐或者心脑血管疾病或投水自杀均可致淹溺。

根据发生机制,淹溺可分两类,干性淹溺和湿性淹溺。干性淹溺是指人入水后,因受强烈刺激(惊慌、恐惧、骤然寒冷等),引起喉痉挛导致窒息,呼吸道和肺泡很少或无水吸入,约占淹溺者的 10%。湿性淹溺是指人入水后,喉部肌肉松弛,吸入大量水分充塞呼吸道和肺泡发生窒息,患者数秒钟后神志丧失,继之发生呼吸停止和心室颤动,约占淹溺者的 90%。

根据发生水域不同,淹溺又可分为淡水淹溺和海水淹溺。

**考点:淡水淹溺血容量表现**

### (一)淡水淹溺

淡水包括江、河、湖泊、池、井水等,一般属低渗液体,大量水经肺毛细血管可迅速进入血循环,血液被稀释,几分钟后血液总量可增加一倍;另外,水可损伤气管、支气管和肺泡壁的上皮细胞,使细胞表面活性物质减少而出现肺泡塌陷,从而进一步阻碍了气体交换。

### （二）海水淹溺

海水含 3.5％的氯化钠和大量钙盐和镁盐，系高渗性液体，海水进入肺泡后，大量血浆蛋白及水分由血管内向肺泡腔和肺间质渗出而引起急性肺水肿；另外，高渗液体对呼吸道和肺泡有化学性刺激和损伤作用。

## 二、临床表现

淹溺患者表现为神志丧失、呼吸停止及大动脉搏动消失，处于临床死亡状态。近乎淹溺患者的临床表现个体差异较大，与溺水持续时间长短、吸入水量多少、吸入水的性质及器官损害范围有关。

1. 症状　近乎淹溺者可有头痛或视觉障碍、剧烈咳嗽、胸痛、呼吸困难、咳粉红色泡沫痰。海水淹溺者口渴感明显，最初数小时可有寒战、发热。

2. 体征　皮肤发绀，颜面肿胀，球结膜充血，口鼻充满泡沫和泥污。常出现精神状态改变，烦躁不安、抽搐、昏睡、昏迷和肌张力增加。呼吸表浅、急促或停止。肺部可闻及干、湿啰音。偶有喘鸣音，心律失常，心音微弱或消失。腹部膨隆，四肢厥冷。

## 三、护理评估

### （一）淹溺史

典型的事故描述可以是一个没被照看到落水的学步儿童、一个游泳的青少年或者一个跳水者入水后再没有浮上来。应向淹溺者的陪同人员详细了解淹溺发生的时间、地点和水源性质，以指导急救。有确切的淹溺史和（或）伴有下列症状，如面部肿胀、青紫、四肢厥冷、呼吸和心跳微弱或停止；口、鼻充满泡沫或污泥；腹部膨胀，胃内充满水而呈胃扩张，即可诊断为淹溺。

### （二）身体状况

1. 症状　观察淹溺患者有无头痛或视觉障碍、呼吸困难、咳嗽、胸痛，有无神志丧失、呼吸停止及大动脉搏动消失。

2. 体征　有无皮肤发绀、颜面肿胀及烦躁不安、昏睡、昏迷、精神状态改变和肌张力增加。注意肺部干、湿啰音，喘鸣音，有无心律失常，心音微弱或消失。

### （三）辅助检查

1. 实验室检查血液常规检查　白细胞总数和中性粒细胞增多，红细胞和血红蛋白因血液浓缩或稀释情况不同而变化不同。海水淹溺者血钠、血氯增高，血钾变化不明显，血中尿素增高。淡水淹溺者血钾增高，血钠、血氯下降。

2. 影像学检查　胸部 X 线检查常显示斑片状浸润，有时出现典型肺水肿征象。约有 20％的病例 X 线胸片无异常发现。

## 四、护理措施

救护原则为迅速将患者救离出水，立即恢复有效通气，实施心肺复苏，根据病情对症处理。

### （一）现场救护

1. 迅速将淹溺者救出水面　救护者应镇静，尽可能脱去衣裤，尤其要脱去鞋靴，迅速游到淹溺者附近。抢救者在淹溺者后面，一手托着他的头或颈，将面部托出水面，或抓住腋窝仰游,将淹溺者救上岸。

2. 保持呼吸道通畅　立即清除口、鼻中的污泥、杂草,有义齿者取出义齿,并将舌拉出,对牙关紧闭者,可先捏住两侧颊肌然后再用力将口启开,松解领口和紧裹的内衣、胸罩和腰带,确保呼吸道通畅。

3. 倒水处理　如尚有呼吸、心搏,而有明显的呼吸道阻塞,可选用下列方法迅速倒出淹溺者呼吸道和胃内积水:①膝顶法,急救者取半蹲位,一腿跪地,另一腿屈膝,将淹溺者腹部横置于救护着屈膝的大腿上,使头部下垂,并用手按压其背部,使呼吸道及消化道内的水倒出(图 17-1A)。②肩顶法,急救者抱住淹溺者的双腿,将其腹部放在急救者的肩部,使淹溺者头胸下垂,急救者快步奔跑,使积水倒出(图 17-1B)。③抱腹法,急救者从溺水者背后双手抱住其腰腹部,使淹溺者背部在上,头胸部下垂,摇晃淹溺者,以利倒水(图 17-1C)。

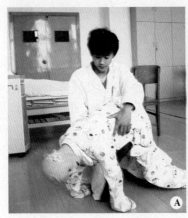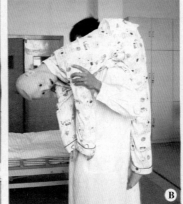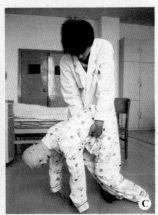

图 17-1　淹溺倒水方法
A. 膝顶法;B. 肩顶法;C. 抱腹法

4. 心肺复苏　如心跳、呼吸停止者,应迅速进行心肺复苏。因气体进入肺内阻力较大,故口对口人工呼吸时吹气量要大。

5. 现场急救后,如呼吸、心搏恢复,应立即转送至医院继续救治。尽量维持呼吸,并给氧气吸入。

### (二) 医院内救护

1. 迅速将患者安置于抢救室内,换下湿衣裤,注意保暖。

2. 维持呼吸功能　给予高流量吸氧,对行人工呼吸无效者应行气管内插管予正压给氧,同时将40％～50％的乙醇置于湿化瓶内,可促进塌陷的肺泡复张、改善气体交换、纠正缺氧和迅速改善肺水肿。必要时给予气管切开,机械辅助呼吸。静脉注射呼吸兴奋剂,尼可刹米等。

3. 维持循环功能　患者心跳恢复后,常有血压不稳定或低血压状态,应注意监测有无低血容量,掌握输液的量和速度,有条件者行 CVP 监测,结合 CVP、动脉压和尿量,分析、指导输液治疗。

4. 对症处理

（1）纠正低血容量：对淡水淹溺而血液稀释者，静脉滴注3％氯化钠溶液500ml，必要时可重复一次。对海水淹溺者，可予5％葡萄糖溶液或低分子右旋糖酐。

（2）防治脑水肿：使用大剂量肾上腺皮质激素和脱水剂防治脑水肿。

（3）防治肺部感染：由于淹溺时易发生肺部感染，应给予抗生素预防或治疗。对污染水域淹溺者，除进行常规抢救外，应尽早实施经支气管镜下灌洗。

（4）防治急性肾衰竭。

（5）纠正水、电解质和酸碱失衡。

**（三）护理要点**

1. 密切观察病情变化

（1）严密观察患者的神志，呼吸频率、深度，判断呼吸困难程度。观察有无咳痰，痰的颜色、性质，听诊肺部啰音及心率、心律情况，测量血压、脉搏。

（2）注意监测尿的颜色、量、性质，准确记录尿量。

2. 输液护理　对淡水淹溺者应严格控制输液速度，从小剂量、低速度开始，避免短时间内大量液体输入，加重血液稀释程度。对海水淹溺者出现血液浓缩症状的应及时保证5％葡萄糖液和血浆液体等的输入，切忌输入生理盐水。

**考点：**海水淹溺补液要求

3. 复温护理　对于淹溺者，水温越低，人体的代谢需要越小，存活机会越大。某些淹溺者在冷水中心脏停搏30分钟后仍可复苏。但是低温亦是淹溺者死亡的常见原因，在冷水中超过1小时复苏很难成功，特别是海水淹溺者。因此，及时复温对患者的预后

> **护考链接**
>
> 治疗海水淹溺者不能输入的药物是
> A. 5％葡萄糖溶液　　B. 血浆液体
> C. 生理盐水　　　　D. 地塞米松
> **分析：**海水淹溺患者的补液要求。

非常重要。患者心跳呼吸恢复以后，应脱去湿冷的衣物，以干爽的毛毯包裹全身予以复温。其他复温方法尚有热水浴法、温热林格液灌肠法等。注意复温时速度不能过快，使患者体温恢复到30～32℃，并尽快送至医院，在医院内条件下进行复温。

4. 做好心理护理　消除患者焦虑与恐惧心理，对于自杀淹溺的患者应尊重患者的隐私权，注意引导其正确对待人生、事业、他人。保持心理反应的适度，防止心理反应的失常，从而配合治疗。同时做好其家属的思想工作，以协助护理人员使患者消除自杀念头。

# 第2节　触　　电

> **案例17-2**
>
> 患者，男，25岁，因雷雨时误触电线而昏倒在地，后入院抢救。体检：全身衣着湿透，皮肤青紫，四肢厥冷，呼吸心跳停止，瞳孔散大，对光反射消失。右大腿内侧见2cm×3cm的烧灼面。ECG示室颤波。立即施行人工呼吸，胸外心脏按压，氧气吸入，行电击除颤后恢复窦性心律，并出现自主呼吸。进入医院ICU治疗7天后痊愈出院。
>
> **问题：**1. 电击伤对人体最严重的损伤是什么？
>
> 　　　2. 对触电者如何进行复苏？

触电是指一定量的电流或电能量(静电)通过人体,引起组织不同程度损伤或器官功能障碍甚至死亡。

# 一、病因及发病机制

触电常见的原因是人体直接接触电源,或在高压电和超高压电场中,电流或静电电荷经空气或其他介质电击人体。触电常发生于违反用电操作规程者,风暴、地震、火灾使电线断裂也可使人体意外触电,雷击常见于农村旷野。

电流对人体的伤害包括电流本身以及电流转换为电能后的热和光效应两个方面的作用。电流击伤对人的致命作用:一是引起心室颤动,导致心脏停搏,此常为低电压触电死亡原因;二是对延髓呼吸中枢的损害,引起呼吸中枢抑制、麻痹,导致呼吸停止,此常为高压触电死亡原因。电流转换为热和光效应则多见于高压电流对人的损害,造成人体的电烧伤,轻者仅烧伤局部皮肤和浅层肌肉,重者则可烧伤肌肉深层,甚至骨髓。电流对机体的伤害和引起的病理改变极为复杂,但其主要的发病机制是组织缺氧。

**考点:** 触电致死的主要原因

## (一)触电方式

1. 单相触电 也称单线触电。人体接触一根电线,电流通过人体,经皮肤与地面接触后由大地返回,形成电流环形通路。此种触电是日常生活中最常见的电击方式。

2. 二相触电 人体不同的两处部位同时接触同一电路上的两根电线,电流从电位高的一根,经人体传导流向电位低的一根电线,形成环形通路而触电。

3. 间接接触触电 主要是跨步电压触电,跨步电压差也可引起电损伤。当电线断裂落地,以落地点为中心的 20m 以内地区形成很多同心圆,各圆周的电压不同。电压由中心点向外周逐渐降低。如有人走近 10m 以内的区域,两脚迈开 0.8m,两脚之间即形成电压差,称为跨步电压,电流从电压高的一只脚进入,从电压低的一只脚流出,引起肌肉痉挛,使人触电。如果人跌倒,电流可流经心脏,会造成更大损伤。

## (二)影响触电损伤严重程度的因素

1. 电流类型 电流分交流电和直流电两种,人体对两种电流的耐受程度各异。交流电低频对人体的危害比高频大,高频电流对人体的危害相对要小,当电流频率超过 20 000Hz 时,损害明显减轻。通常情况下,对人体而言,交流电较直流电危险。但当电压过高时,直流电更危险,因其可导致肌肉强直性收缩,引起心脏骤停,致死率高。

2. 电流强度 一般来说,1~2mA 的电流可以引起刺痛感;15~20mA 的电流可以使肌肉出现强直性收缩,但可摆脱电流;20~25mA 的电流可使手的屈肌发生收缩,不能摆脱电源而造成手烧伤,呼吸肌收缩产生呼吸困难;50mA 以上的电流,如通过心脏,可引起心室颤动或心脏骤停,另外还可以引起呼吸肌痉挛而致呼吸停止;100mA 以上的电流通过脑部,可造成意识丧失。因此,电流强度是决定人体组织损伤程度的因素之一。

3. 电压高低 皮肤干燥时,24V 以下为安全电压。电压越高,产生电流就越大,对人体的损害也越重。直流电压在 380V 以下极少引起伤亡事故;而交流电在 65V 以上即会造成触电危险。

4. 电阻大小 电阻越小,通过的电流越大,组织损害越严重。身体不同组织所含的水分和电解质含量不同,电阻大小也不同。电阻依次增多的组织为神经、血管、肌肉、内脏、皮肤、肌腱、脂肪和骨骼。

5. 电流通过途径 触电时,电流通过人体的途径不同,对组织器官的损害危险程度也不同。电流从上肢或头顶进入体内,经心脏由下肢流出,可引起心室颤动甚至心脏骤停。如电流从一脚进入,通过腹部由另一脚流出,则危害性较小。凡电流流经心脏、脑干或脊髓者,均可导致严重后果。

6. 电流接触时间　电流对人体的损害程度与接触电流的时间成正比。电流通过人体时间越长,机体受损越严重。

## 二、临床表现

轻者仅有瞬间感觉异常,重者可致死亡。

1. 全身表现　头痛、头晕、心悸等。高压触电,特别是雷击时,常发生意识丧失、心脏、呼吸骤停,如复苏不及时可致死亡。幸存者可有定向力丧失和癫痫发作。部分病例有心肌和心脏传导系统损害,心电图出现心房颤动、心肌梗死和非特异性 ST 段降低。组织损伤区或体表烧伤处丢失大量液体时可出现低血容量性休克。肾脏直接损伤和坏死肌肉组织产生肌球蛋白尿、溶血后血红蛋白损伤,肾小管,可发生急性肾衰竭,脱水和血容量不足亦加速急性肾衰竭的发生。

2. 局部表现　低压电引起的损伤伤口较小,一般不损伤内脏。高压电引起的损伤常见于电流进出部位,烧伤部位组织炭化或坏死成洞,组织解剖结构清楚(图 17-2)。电击周围部位,烧伤较轻。如有衣服点燃,可出现与触电部位无关的大面积烧伤。高压电流损伤时常发生前臂腔隙综合征,因肌肉组织损伤、水肿和坏死,使肌肉筋膜下组织压力增加,出现神经血管受压体征,表现为脉搏减弱,浅感觉及痛觉消失,常需行筋膜切开术。由于触电后人肌群强直性收缩,可发生脊椎压缩性骨折或肩关节脱位。

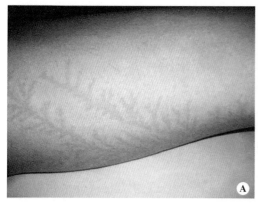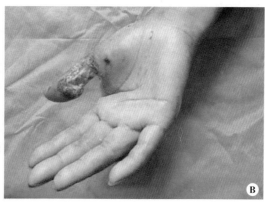

图 17-2　普通电击后皮肤表现(A);电击伤并感染(B)

3. 并发症　可有短期精神异常、心律失常、肢体瘫痪、继发性出血或血供障碍、局部组织坏死继发感染、高钾血症、酸中毒、急性肾功能衰竭、周围神经病、永久性失明或耳聋、内脏破裂或穿孔等。

## 三、护 理 评 估

1. 触电史　向触电者或陪同就诊人员详细了解触电经过,包括时间、地点、电源情况等,以指导抢救。

2. 临床表现　观察轻症者有无惊吓、心悸、面色苍白、头晕、乏力,电击部位有无皮肤的电灼伤、焦化或炭化。重者是否出现昏迷、强直性肌肉收缩、休克、心律失常、心跳及呼吸极微弱呈假死状态或心脏骤停、呼吸停止、发绀。

3. 辅助检查　早期可有肌酸磷酸激酶(CPK)、同工酶(CK-MB)、LDH、谷草转氨酶(GOT)的活性增高。尿中查见血红蛋白或肌红蛋白尿。

# 四、护 理 措 施

救护原则为迅速脱离电源,分秒必争的实施有效心肺复苏或心电监护。

## (一)现场救护

1. 迅速脱离电源　即刻切断电源,或用不导电的物体拨离电源。救护者切不可直接用手推拉患者,以保证自身安全。根据触电现场情况,采用最安全、最迅速的办法,使触电者脱离电源。具体方法包括:关闭电开闸,挑开电线,切断电线,拉开触电者等。

2. 轻型触电者　就地观察及休息1～2小时,以减轻心脏负荷,促进恢复。

3. 重型触电者　对心脏停搏或呼吸停止者立即进行心肺复苏,以减少并发症和后遗症迅速转送医院,途中不中断抢救。

**考点:触电者的救护措施**

## (二)医院内救护

1. 维持有效呼吸　重症患者尽早做气管插管,给予呼吸机正压吸氧。注意清除气道内分泌物。

2. 心电监护和纠正心律失常　在触电过程中,由于电压、电流、频率的直接影响和组织损伤后产生的高钾血症及缺氧等因素,均可引起心肌损害和发生心律失常。故应进行心电监护,及时发现心律失常,最严重的心律失常是心室颤动。常用的除颤方法有电除颤和药物除颤。胸外电除颤效果确实可靠,药物除颤效果稍差。常用药物包括:①盐酸肾上腺素,一般采用1～5mg静脉注射或气管内滴入,如无效可每5分钟注射一次。②利多卡因,对异位心律有效,触电后发生心室颤动,如使用胸外电除颤无效,可继续做心肺复苏,并同时静脉给予利多卡因和加大电能量除颤,常有较好疗效。常用剂量:室颤时首次用量1mg/kg,稀释后静脉缓慢注射,必要时10分钟后再注射0.5mg/kg,总量不超过3mg/kg。

3. 创面处理　局部电烧伤的处理与烧伤处理相同。在现场应保护好电烧伤创面,防止感染。在医院应用消毒无菌液冲洗后以无菌敷料包扎。局部坏死组织如与周围健康组织分界清楚,应在伤后3～6天及时切除焦痂。如皮肤缺损较大,则需植皮治疗。必要时应用抗生素和TAT预防破伤风的发生。

4. 筋膜松解术和截肢　肢体受高压电热灼伤,大块软组织灼伤引起的局部水肿和小血管内血栓形成,可使电热灼伤远端肢体发生缺血性坏死。因而需要进行筋膜松解术,减轻灼伤部位周围压力,改善肢体远端血液循环。必要时做截肢手术。

5. 其他对症处理　预防感染,纠正水和电解质紊乱,防治肺水肿和急性肾衰竭。

## (三)护理要点

1. 严密观察病情变化　①定时监测生命体征:测量呼吸、脉搏、血压及体温。注意呼吸频率,判断有无呼吸抑制及窒息发生;注意患者神志变化,对清醒患者应给予心理安慰,消除其恐惧心理,同时注意患者出现电击后精神兴奋症状,应说服患者休息。②心律失常的监测:复苏后患者尤其应仔细检查心率和心律,每次心脏听诊应保持5分钟以上,判断有无心律失常。③肾功能的监测:观察尿的颜色和量的变化,对严重肾功能损害或脑水肿损害使用利尿剂和脱水剂者,应准确记录尿量。

2. 合并伤的护理　注意触电者有无其他合并伤存在,因患者触电后弹离电源或自高空跌下,常伴有颅脑损伤、气胸、血胸、内脏破裂、四肢骨折、骨盆骨折等,应配合医生做好抢救。

3. 加强基础护理　病情严重者注意口腔护理、皮肤护理,预防口腔炎和褥疮的发生。保持患者局部伤口敷料的清洁、干燥、防止脱落。

# 第3节　中　　暑

**案例17-3**

患者,女,39岁,于今年7月下旬持续高温1周后突感头晕、头胀、头痛、恶心。休息片刻后觉发热、面红、气急、心悸、全身乏力,但仍擦桌、扫地,实在坚持不住,便躺下睡觉。晚上7时左右,女儿回家发现患者颜面潮红,呼之能醒,但反应迟钝,即送医院。体检:体温41℃,脉率122次/分,呼吸28次/分,血压130/80mmHg。意识模糊,查体不合作,颜面潮红,瞳孔稍大,对光反应迟钝,全身皮肤干燥无汗,颈软;两肺呼吸音粗;心率122次/分,律齐,无病理性杂音;神经系统检查各项反射存在,但减弱。辅助检查:血、尿、粪常规无异常,血糖5.4mmol/L。

问题:1. 该患者可能发生了什么情况?

2. 中暑有哪些主要表现?

3. 中暑者应如何急救处理?

中暑是指在高温和烈日暴晒下的长时间作用下,机体体温调节障碍,水、电解质代谢紊乱及神经系统功能损害的一组临床症候群。以高热、皮肤干燥无汗及中枢神经系统症状为特征。重症中暑一般分为热痉挛、热衰竭、热射病。

## 一、病因与发病机制

正常人体在体温调节中枢的控制下,产热和散热处于动态平衡,维持体温在37℃左右。当人在劳作、运动时,机体代谢加速,产热增加,人体借助于皮肤血管扩张、血流加速、汗腺分泌增加以及呼吸加快等,将体内产生的热量送达体表,通过辐射、传导、对流及蒸发等方式散热,以保持体温在正常范围内。当大气温度过高(>32℃)或空气湿度过高(>60%)通风又不良时,机体内的热难于通过辐射、传导、蒸发,对流等方式散发,甚至还会从外界环境中吸收热,造成体内热量贮积从而引起中暑。而对高温环境适应能力不足的人,就有可能中暑。而造成中暑的常见非气象因素有:①劳动强度越大,劳动时间越长,代谢产热越多,又无足够的防暑降温措施;②老年、体弱、疲劳、肥胖、饮酒者;③高血压、冠心病、肺心病、糖尿病、甲亢、先天性汗腺缺乏患者;④服用阿托品等抗胆碱能药物影响汗腺分泌者。

## 二、临床表现

### (一)先兆中暑

高温环境下一定时间后,患者有全身乏力、头晕、胸闷、口渴、大汗、注意力不集中和动作不协调等症状。

### (二)轻度中暑

除以上症状外,还有面色潮红、皮肤灼热、体温升高到38℃以上,脉搏增快、呼吸急促和血压下降等脱水表现,休息后3～4小时可缓解。

### (三)重度中暑

除上述表现后,可伴有晕厥、昏迷、痉挛或者高热,但常混合出现。

1. 热痉挛 多见于青年人。剧烈运动大量出汗后,氯化钠丧失,活动停止后常发生肌肉痉挛,主要累及骨骼肌,持续约数分钟后缓解,无明显体温升高。热痉挛也可为热射病的早期表现。

2. 热衰竭 常发生于老年人、儿童和慢性疾病患者。指高温引起大量汗液分泌和血管扩张引起循环容量不足所致。表现为多汗、疲乏、无力、头晕、头痛、恶心、呕吐和肌痉挛,可有明显脱水征,如心动过速、直立性低血压或晕厥。体温轻度升高,无明显中枢神经系统损伤表现。热衰竭可以是热痉挛和热射病的中介过程,治疗不及时,可发展为热射病。

**考点:**高热、无汗、意识障碍为热射病"三联征"

3. 热射病 是最严重的一种中暑,主要表现为高热(>40℃)和皮肤无汗,神志障碍。发热前常有大汗,至高热时出汗已停止,有"皮肤干热"的特征。本病最突出的表现是神经系统症状:头痛、剧烈呕吐、烦躁不安,严重者昏迷、惊厥,可因急性肾衰竭及多器官功能衰竭而死亡。

## 三、护理评估

1. 致病的因素 温度过高、湿度太大、通风不良的环境下持续时间较久或剧烈运动、劳动强度过大等,是导致中暑的基本原因;年老体弱,孕产妇,或存在贫血、甲亢、糖尿病、心脏病等慢性疾病患者对高温的适应能力较差,易发生中暑。睡眠不足,饮酒过量,出汗过多而未及时补充水和盐等,则为中暑的诱发因素。

2. 身体状况 热衰竭:最常见,由于大量出汗,导致失水、失钠、血液浓缩、血容量不足而出现周围循环衰竭的表现,体温基本正常;热痉挛:多见于青少年,由于大量出汗、口渴而饮水较多,但补盐不足,使血钠氯化物降低而引起四肢肌肉的痉挛、疼痛,以腓肠肌痉挛最常见;热射病常见于年老体弱或原有慢性疾病者,特征性表现为高热、无汗、意识障碍、严重者可因休克、心力衰竭、脑水肿、肝肾功能损害、DIC等并发症而死亡;日射病是在烈日下较长时间暴晒头部而无防护时,引起脑组织充血和水肿,表现为剧烈头痛、头昏、眼花、耳鸣、呕吐、烦躁不安、严重者发生惊厥和昏迷。

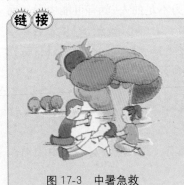
## 四、急救护理措施

1. 一般护理措施 卧床休息,保持环境通风凉爽,保持呼吸道通畅。昏迷者按昏迷护理常规护理,譬如头偏向一侧,做好口腔,皮肤清洁,预防感染。

2. 病情观察　严密监测生命体征如体温、脉搏、呼吸、心律、血压、尿量、神志；重症进行心电监护，注意防止 DIC，此为中暑最严重的并发症，通常在第 2～3 天出现，表现为高热、休克、出血。

3. 体温监护及降温　严密观察生命体征，降温过程中每 10～15 分钟测体温一次，热衰竭者每 15～30 分测血压一次。高热者可物理降温，冰水或酒精全身擦浴，同时按摩四肢、躯干皮肤，使之发红充血以促进散热，大血管处可放置冰袋。

4. 输液护理　静脉液体输入不宜过快，防止发生肺水肿。老年人降温宜缓慢，不宜冰浴，以防心衰。重症患者尽快建立两条有效静脉通路，一条用于降温，防止抽搐和纠正酸中毒，另一条用于补充血容量。

5. 做好心理护理和生活护理　安抚患者和家属，确保患者和家属配合治疗和护理。

6. 健康教育　高温环境下，加强自我保健意识，注意防暑降温，做好自我防护。一旦出现中暑先兆症状，能采取有效措施自救，并注意在中暑恢复期避免再度在高温下剧烈活动和暴露在阳光下。加强年老体弱者、慢性疾病患者、孕产妇的生活保健，注意营养，补充水分，注意生活环境的通风。适当散步、做力所能及的运动有助于改善心血管系统功能。

**小结**

　　淹溺是一种严重的累及多脏器的疾病，最先累及的是呼吸及循环，可短时间内造成死亡，现场的救护直接影响预后。初期抢救成功后，在监测各脏器功能时，要特别注意呼吸功能的监测，必要时及时给予机械通气，同时保护支持其他脏器功能，防治感染，维持水电酸碱平衡等治疗措施。

　　触电的多是青壮年，加之此病的特点，及时正确地抢救成功率较高。触电的诊断结合病史及其特殊的临床表现并不困难，抢救过程中现场的正确抢救是首要环切，具体治疗时要注意结合损伤的程度给予液体复苏、处理创面及预防感染等。

　　中暑最容易出现在高温、高湿度的环境，以及年老体弱、儿童、产妇的人群。重症中暑主要以高热、皮肤干燥无汗及中枢神经系统症状为主。院前抢救对于预后有非要重要的意义，所以要熟练的掌握，并能将急救的知识广深的宣传。

## 自测题

A₁ 型题

1. 救治海水淹溺者，不能输入的液体是（　　）

　　A. 5% 葡萄糖液　　B. 血浆液体　　C. 生理盐水

　　D. 地塞米松　　E. 以上均是

2. 触电对人的致命作用是（　　）

　　A. 急性肾损伤　　　　B. 造成心肌缺血

　　C. 急性心室血流减慢　　D. 诱发心动过速

　　E. 引起心室颤动

3. 抢救触电患者应采取的第一步措施是（　　）

　　A. 立即切断电源　　B. 处理电灼伤

　　C. 吸氧　　　　　　D. 人工呼吸

E. 心肺复苏

4. 轻型触电患者心脏听诊至少连续听诊几分钟（　　）

　　A. 1 分钟　　　　B. 3 分钟　　　　C. 4 分钟

　　D. 5 分钟　　　　E. 10 分钟

5. 患者，男，38 岁，炎热夏天，在外连续工作 6 小时，出现剧烈头痛、头晕、眼花、耳鸣、呕吐、烦躁不安等症状，体温不高。下列哪项考虑最准确（　　）

　　A. 热衰竭　　　B. 热痉挛　　　C. 日射病

　　D. 热射病　　　E. 中暑

（王立星）

# 实　　训

## 实训1　中心静脉压的测量

### 一、实 训 目 的

通过该项实训,使学生了解三通管的使用方法,掌握中心静脉压测量的步骤。

### 二、实 训 内 容

1. 示教三通管的使用方法。
2. 示教中心静脉压测量的方法。

### 三、实 训 器 材

中心静脉压监测装置、三通管、输液器、输液连接管、治疗巾、5ml 注射器。

### 四、实 训 方 式

1. 示教。
2. 教师指导下,每位同学练习中心静脉压测量的操作步骤(具体操作步骤及注意事项见第3章第2节)。

### 五、作　　业

完成中心静脉压测量的实验报告。

## 实训2　呼吸机的使用

### 一、实 训 目 的

通过该项实训,使学生了解机械通气的适应证和禁忌证,熟悉使用机械通气患者的护理,掌握呼吸机的连接方法。

### 二、实 训 内 容

1. 示教呼吸机的构成。
2. 示教呼吸机的连接方法。
3. 示教呼吸机的参数调节。

### 三、实 训 器 材

简易呼吸器、听诊器、人工呼吸机、氧气装置、吸痰器、电源。

## 四、实 训 方 式

1. 示教。

2. 教师指导下,每位同学练习呼吸机的连接和呼吸机参数的调节(具体操作步骤及注意事项见第 3 章第 4 节)。

3. 教师总结。

## 五、作　　业

完成呼吸机使用的实验报告。

# 实训 3　气管内插管术

## 一、实 训 目 的

通过该项实训,使学生了解气管内插管的过程及配合;熟练掌握气管内插管术的用物准备及护理。

## 二、实 训 内 容

1. 示教气管内插管术的用物准备。

2. 示教气管内插管的过程及配合。

3. 示教气管内插管后患者的护理。

## 三、实 训 器 材

气管插管盘[喉镜:有成人、儿童、幼儿 3 种规格。镜片:有直、弯两种类型;气管导管:粗细要根据具体情况选择;导管管心:可用细金属条。另备牙垫、喷雾器(内装局麻药)、10ml 注射器及注气针头、血管钳、胶布、听诊器、吸痰管。鼻腔插管时还应备插管钳]。除气管插管盘外,还需备好呼吸器、吸引器等。

## 四、实 训 方 式

1. 示教。

2. 教师指导下,每两位同学一组练习气管内插管的操作步骤、插管配合以及插管后患者的护理(具体操作步骤及注意事项见第 3 章第 1 节)。

3. 教师总结。

## 五、作　　业

完成气管内插管术的实验报告。

# 实训 4　微量泵的使用

## 一、实 训 目 的

通过该项实训,使学生了解微量泵的适应证,熟悉微量泵的使用方法。

## 二、实 训 内 容

1. 示教微量泵的构成。

2. 示教微量泵的连接方法。

3. 示教微量泵的调节。

## 三、实 训 器 材

微量泵、注射器(不同型号的各一副)、配好待用的液体、输液连接管、电源、酒精、棉签。

## 四、实 训 方 式

1. 示教。

2. 教师指导下,每位同学练习微量泵的连接和微量泵的调节(具体操作步骤及注意事项见第3章第3节)。

3. 教师总结。

## 五、作　　业

完成微量泵使用的实验报告。

# 实训5　多参数(心电)监护仪监测技术

## 一、实 训 目 的

通过该项实训,让学生掌握心电监护仪的使用方法及注意事项;熟悉心电监护导联的连接;了解心电监护仪构造及性能。

## 二、实 训 内 容

1. 示教:心电监护仪的连接方法,包括导联的连接,血压监护袖带的连接,血氧饱和度传感器的连接。

2. 示教:心电监护仪报警范围的设置。

## 三、实 训 器 材

一次性电极片,多参数(心电)监护仪,酒精,棉签。

## 四、实 训 方 式

1. 示教。

2. 教师指导下,每位同学连接心电监护仪,并识别各项参数,学会报警参数的设置(具体操作步骤及注意事项见第3章第5节)。

3. 教师小结。

## 五、作　　业

完成多参数(心电)监护仪监测的实验报告。

# 主要参考文献

陈灏珠．2006.实用内科学．北京:人民卫生出版社

陈灏珠,林果为．2009.实用内科学．第13版．北京:人民卫生出版社

陈化美．2002.临床病人标准化护理计划实用手册．长春:吉林音像出版社

党世民．2004.外科护理学.北京:人民卫生出版社

狄树亭.2010.急救护理技术.武汉:华中科技大学出版社

傅一明.2009.急救护理技术．北京:人民卫生出版社

姜大升,王东.1998.重症病人监护治疗手册．济南:山东科学技术出版社

蒋冬梅,唐春炫．2006.护士必读.长沙:湖南科学技术出版社

李晓松.2008.护理学基础.北京:人民卫生出版社

李映兰．2003.急救护理学．长沙:湖南科学技术出版社

刘淑媛,陈永强．2006.危重症护理专业规范化培训教程．北京:人民军医出版社

刘玉莹.2006.实用急救护理学．北京:化学工业出版社

陆一鸣．2010.2010美国心脏协会心肺复苏及心血管急救指南摘要

罗先武．2011.2011护士执业资格考试轻松过.北京:人民卫生出版社

乔爱珍,苏迅．2010.外周中心静脉导管技术与管理．北京:人民军医出版社

邱海波．2007.ICU主治医师手册．南京:江苏科学技术出版社

孙菁.2004.急重症护理学.北京:人民卫生出版社

王庸晋,王克芬．2004.危重症护理学．北京:人民军医出版社

吴在德．2008.外科护理学.北京:人民卫生出版社

许红．2007.急危重症护理学．北京:人民卫生出版社

叶任高,陆再英.2004.内科学．第6版．北京:人民卫生出版社

尤黎明．2005.内科护理学．北京:人民卫生出版社

张爱珍．2002.临床营养学．北京:人民卫生出版社

张波．2006.现代内科危重病治疗学．北京:军事医学科学出版社

中华医学会．2009.临床技术操作规范(重症医学分册).北京:人民军医出版社

中华医学会．2010.临床技术操作规范(急诊医学分册).北京:人民军医出版社

周继如.2006.实用急诊急救学.北京:科学技术文献出版社

周秀华,张静．2006.急危重症护理学．第2版.北京:人民卫生出版社

周秀华.2006.急危重症护理学．北京:人民卫生出版社

周秀华.2006.急危重症护理学．第2版.北京:人民卫生出版社

邹玉莲．2007.急危重症护理．第2版．北京:科学出版社

邹玉莲．1999.急诊护理．长沙:湖南科学技术出版社

# 急危重症护理教学基本要求

## （40 学时）

### （一）课程性质和任务

急危重症护理是中高等职业技术学院护理专业的必修课程，主要内容有急危重症护理的性质、工作特点，常用的危急重症的救护基本知识及急救治疗护理技术，最基本的危急重症护理工作程序等；本课程的重要任务是使学生了解急危重症护理工作的性质和特点，掌握最基本的急危重症护理知识及技能。

### （二）课程教学目标

1. 知识教学目标

（1）了解急危重症护理工作的特点及性质。

（2）掌握急危重症护理中最常用的基本知识及护理操作技术。

（3）掌握急危重症患者的护理评估、护理诊断、抢救护理措施及健康指导。

（4）理解急危重症患者护理的工作思路。

2. 能力培养目标

（1）掌握危急重症护理的常见护理技能，能将急危重症护理的基本知识和技能在抢救措施中应用。

（2）培养急危重症急救护理工作中的应变能力。

3. 思想教育目标

（1）理解常用抢救技术在医疗卫生服务中的重要性。

（2）培养严谨求实、认真负责、不怕脏、不怕累的工作作风。

（3）培养急患者所急，想患者所想的医德医风。

### （三）教学内容和要求

本课程教学内容分基础模块、实践模块和选学模块，基础模块和实践模块是本专业的基本内容，选学模块供各校根据实际情况选择使用。具体内容见下表。

模块教学内容

| 教学内容 | 了解 | 理解 | 掌握 | 教学内容 | 了解 | 理解 | 掌握 |
|---|---|---|---|---|---|---|---|
| 第1章　绪论 | ✓ | | | 第3节　急诊护理的工作程序 | | | ✓ |
| 第1节　概述 | ✓ | | | 第3章　急危重症抢救的护理技术 | | | |
| 第2节　急危重症护理的范畴 | | ✓ | | 第1节　气管内插管术的护理 | | ✓ | |
| 第3节　学习急危重症护理的目的与方法 | | | ✓ | 第2节　气管切开、PICC置管术的护理 | | ✓ | |
| 第2章　急诊科的设置与管理 | | | | 第3节　PICC置管术、动、静脉刺术及中心静脉压的监测 | | ✓ | |
| 第1节　急诊科的布局与设置 | ✓ | | | |  | | |
| 第2节　急诊科的护理管理 | ✓ | | | 第4节　微量计算机输液泵的使用 | | ✓ | |

| 教学内容 | 了解 | 理解 | 掌握 | 教学内容 | 了解 | 理解 | 掌握 |
|---|---|---|---|---|---|---|---|
| 第5节 呼吸机的临床运用 | | | ✓ | 第14章 临床常见危象的护理 | | | |
| 第6节 心电监护 | | | ✓ | 第1节 高血压危象的护理 | | | ✓ |
| 第4章 心搏骤停和心肺复苏 | | | | 第2节 甲状腺功能亢进危象的护理 | | ✓ | |
| 第1节 概述 | ✓ | | | 第3节 超高热危象的护理 | | | ✓ |
| 第2节 心肺复苏的措施 | | ✓ | | 第15章 创伤的护理 | | | |
| 第5章 重症监护 | | | | 第1节 多发伤和复合伤 | | ✓ | |
| 第1节 重症监护病房的建立与管理 | ✓ | | | 第2节 颅脑创伤 | | ✓ | |
| 第2节 ICU患者的监护 | | ✓ | | 第3节 胸部创伤 | | ✓ | |
| 第3节 ICU护士的素质 | | | ✓ | 第4节 腹部创伤和挤压综合征 | | ✓ | |
| 第6章 危重患者的营养支持 | | ✓ | | 第16章 急性中毒的护理 | | | |
| 第7章 休克的护理 | | ✓ | | 第1节 急性有机磷农药中毒患者的护理 | | ✓ | |
| 第8章 昏迷的护理 | | ✓ | | 第2节 急性镇静安眠药中毒患者的护理 | | ✓ | |
| 第9章 急性呼吸衰竭的护理 | | ✓ | | 第3节 急性一氧化碳中毒患者的护理 | | ✓ | |
| 第10章 心脏疾病危重症的护理 | | | | 第4节 强酸强碱中毒患者的护理 | | ✓ | |
| 第1节 急性心力衰竭的监护 | | ✓ | | 第5节 酒精中毒患者的护理 | | | |
| 第2节 急性心肌梗死的护理 | | ✓ | | 第17章 淹溺、触电与中暑 | | | |
| 第11章 急性肾衰竭的护理 | | ✓ | | 第1节 淹溺 | | ✓ | |
| 第12章 中枢神经系统衰竭的护理 | | ✓ | | 第2节 触电 | | ✓ | |
| 第13章 多器官功能障碍综合征的监护 | | ✓ | | 第3节 中暑 | | ✓ | |

### （四）说明

（1）本课程教学基本要求采用模块结构表述，其中：①选学模块的学习可使用机动学时或第二课堂，也可不选学。②机动学时可用于学习选学模块中的内容，也可结合本地情况另选其他内容，或根据学生情况组织其他有益于完成、拓展本课程教学活动，提高学生的结合职业能力。

（2）本课程教学基本要求对理论知识的要求分了解、理解和掌握三个层次：①了解是能说出"是什么"，能记住学过的知识点。②理解是懂得"为什么"，能领会其中的含义，并解释知识点的内容。③掌握是知道"怎么做"，能够灵活应用知识点，达到熟练解决问题的程度。对教学实践的要求分为会、掌握两个层次：①会是在教师的指导下，能够正确进行实验操作，写出实验报告。②掌握是按照实验指导独立、正确地进行实验操作，写出正确的实验报告。

（3）学习过程应采用现代教育技术、案例分析、角色扮演和参观等，注意理论联系实际。

（4）可通过课堂提问、作业、讨论、平时测验、技能训练、护理病历书写及考试等对学生的知识认知、理解能力及学习态度进行综合评价。

（5）对在学习和应用上有创新的同学应特别给予鼓励。

## 学 时 分 配

| 章节序号 | 教学内容 | 学时数 | | |
| --- | --- | --- | --- | --- |
| | | 理论 | 实践 | 合计 |
| 1 | 绪论 | 1 | | 1 |
| 2 | 急诊科的设置与管理 | 1 | 1 | 2 |
| 3 | 急危重症抢救的护理技术 | 3 | 3 | 6 |
| 4 | 心搏骤停和心肺复苏 | 2 | 2 | 4 |
| 5 | 重症监护 | 2 | 1 | 3 |
| 6 | 危重患者的营养支持 | 2 | | 2 |
| 7 | 休克的护理 | 1 | | 1 |
| 8 | 昏迷的护理 | 1 | | 1 |
| 9 | 急性呼吸衰竭的护理 | 1 | 1 | 2 |
| 10 | 心脏疾病危重症的护理 | 1 | 1 | 2 |
| 11 | 急性肾衰竭的护理 | 1 | 1 | 2 |
| 12 | 中枢神经系统功能衰竭的护理 | 1 | 1 | 2 |
| 13 | 多器官功能障碍综合征的监护 | 1 | 1 | 2 |
| 14 | 临床常见危象的护理 | 1 | 1 | 2 |
| 15 | 创伤的护理 | 2 | | 2 |
| 16 | 急性中毒的护理 | 2 | | 2 |
| 17 | 淹溺、触电与中暑 | 2 | | 2 |
| | 机动 | | 2 | 2 |
| | 合计 | 25 | 15 | 40 |

# 自测题参考答案

第1章　1. E　2. B

第2章　1. E　2. D　3. D　4. B　5. D　6. B

第3章　1. E　2. C　3. A　4. B　5. D　6. C
　　　　7. A　8. D　9. E　10. C　11. D
　　　　12. A　13. A　14. E　15. C　16. A
　　　　17. D　18. A　19. D　20. E　21. B
　　　　22. A　23. E　24. D

第4章　1. E　2. D　3. B　4. C　5. D　6. C
　　　　7. B　8. C　9. A　10. A

第5章　1. B　2. B　3. C　4. E　5. E　6. D
　　　　7. A　8. D　9. E　10. B

第6章　1. E　2. A　3. B　4. E　5. D　6. C

第7章　1. A　2. C　3. B　4. E　5. D　6. C
　　　　7. C　8. E　9. E　10. C

第8章　1. C　2. A　3. D　4. A　5. E　6. A

　　　　7. D　8. B　9. C　10. B

第9章　1. B　2. C　3. E　4. A　5. B　6. D

第10章　1. B　2. B　3. C　4. E　5. B　6. C
　　　　7. A　8. D　9. D　10. A　11. B
　　　　12. A

第11章　1. C　2. B　3. E　4. D　5. C

第12章　1. E　2. C　3. E　4. C　5. D

第13章　1. B　2. C　3. C　4. D　5. A

第14章　1. D　2. E　3. E　4. B　5. E

第15章　1. C　2. D　3. E　4. D　5. D
　　　　6. D　7. B　8. B　9. D　10. B

第16章　1. C　2. B　3. D　4. C　5. A
　　　　6. D　7. C

第17章　1. C　2. E　3. A　4. C　5. C